小児&周産期の疾患とケア

すぐに役立つ

〜成育看護の基準として

全訂第2版

国立成育医療研究センター
看護基準手順委員会●編

中山書店

● 監修
　五十嵐　隆（理事長）
　石井由美子（看護部長）

● 編集責任者
　嶋田せつ子（副看護部長）
　加藤木玉江
　伊藤　好美

● 基準手順委員
　青木　智子
　横尾由希子
　林　　幸子
　劔持　　瞳
　國仲　朋子
　市島　美保
　山田　由佳
　大野　美絵
　藤村千鶴子
　本田恵梨奈
　東　　希実
　亀高茉理絵
　池上　　舞
　泉　　綾奈
　石田　あや
　江丸由里子
　片岡　真紀
　大島亜由美
　藤枝　良子
　松本麻友子
　高山　温子

　　他　国立成育医療研究センター看護職員

はじめに

　国立成育医療研究センターは，健全な次世代を育成することを目的として2002年3月に開院しました．『成育医療』とは，「ライフサイクルとして捉えた医療体系，すなわち，受精卵から出発し，胎児，新生児，乳児，幼児，学童，思春期を経て生殖世代となって次の世代を生み出すというサイクルにおける心身の病態を包括的・継続的に診る医療」です．従来の診療科別の枠を超え，チームとして医療を行っています．看護部では，「命をはぐくみ，子どもと家族の未来を支える看護」をめざし，一人ひとりのライフステージとライフサイクルを視野に入れて，その人らしい生き方ができるよう支援しています．

　当センター看護部の「看護基準」を冊子としてまとめ，2009年7月に出版したのが，『すぐに役立つ 小児＆周産期の疾患とケア～成育看護の基準として』です．出版から約7年が経過し，小児と周産期の疾患やケアにも少しずつ変化がみられています．

　子どもを産み，育てることが困難な時代といわれています．また"授かる"ものであった子どもは，今では"作る"ものとなったといわれます．出生前診断，遺伝子診断，不妊治療，再生医療など，新しい医療技術の開発は倫理的課題の検討や社会的な承認を待たずに進んでいます．医療の進歩により多くの子どもの生命を救うことができるようにもなりました．一方で医療ケアを受けながら家庭や地域で過ごす子どもが増えています．在宅で医療ケアを受けている子どもは全国に20万人いるといわれています．また小児期に発症した慢性健康障害をもちながら成人に移行する子どもも増え続けています．

　このような小児・周産期における医療・看護をめぐる動きのなかで，「看護基準」も全体を見直し，いくつかの疾患や領域別看護を追加する改訂を行い，この度，全訂第2版として出版させていただくこととなりました．

　妊娠や出産，子育てが豊かで幸せなものであってほしいと思います．そのための助産師・看護師のかかわりや支援は非常に重要です．また助産師・看護師には，子どもと家族の擁護者として意思決定を支えるとともに，やがては成人となる子どもの将来を見据え，一人ひとりがその人らしく生きていけるよう支援していく役割があります．本書が，子どもと家族の看護にかかわる多くの皆様のお役に立てることを願っています．

　初版時より，的確なご助言と温かなご支援で出版を後押ししてくださった中山書店編集部の皆様に深く感謝いたします．

　2016年2月

国立成育医療研究センター副院長・看護部長　石井由美子

序文

　健全な次世代を育む社会の環境には，病院や施設から地域や在宅への移行，そして小児から成人への移行など，患者ニーズの多様化に対応できる看護実践が求められています．安全で安心な医療を提供するうえで，いかに病気とともに生活をしている子どもたちや家族を理解し支えていけるのかが問われています．

　また周産期医療では不妊，不育など生殖補助医療や出生前診断など医療技術が進展するなか，人々の価値観は変化し，家族のあり方，妊娠・出産に対する考え方も人それぞれです．

　今回の改訂にあたり，新たに追加した項目は，「小児救急看護」，「成人移行期支援」，「緩和ケア」，「不妊症看護」，「遺伝看護」です．執筆するにあたり，どのような点を大切にしながら記載したのかを述べたいと思います．

　「小児救急看護」は，診療や処置介助だけではなく，小児救急医療の場を訪れる子どもと家族の特徴を踏まえ，当センターで実践してきた小児救急における看護の役割を「救急場面対応」と「育児支援」の側面より紹介しました．「成人移行期支援」では，成人移行期支援の概論を踏まえたうえで，当センターの臨床における実践・経験に基づいた看護介入のポイントを記載しました．「緩和ケア」では，子どもの緩和ケアにおいて，疾患をもつ子どものケアはもちろん，両親やきょうだいへのケアも看護師の大事な役割です．症状をうまく伝えられない子どもの苦痛を最大限取り除くことができるようにし，子どもがその子らしく生きられること，また家族とより良い時間をもてるように関わることが重要と考えます．「不妊症看護」は，現在の日本の約6組に1組のカップルが不妊症に悩んでいるといわれています．晩婚化などの社会背景もあり，不妊治療を受けるカップルは年々増加しています．不妊治療についての情報提供を行い，自己決定を支援し「治療を受けてよかった，納得して不妊治療にのぞめた」と思えるような関わりが大切だと考えます．「遺伝看護」では，日々の看護で，遺伝に関しての相談に遭遇することがありながら，難しくてよくわからないと思うことがあるかもしれません．しかし，個人情報を保護することや，カウンセリングのなかでの問題の明確化・自己決定支援などは，看護師，助産師が普段から実践していることが基礎にあります．専門者として遺伝といったデリケートな問題にかかわるときに，看護者としての注意するポイントや，取るべき姿勢などを示しました．

　病院や施設で看護に携わる看護職員だけではなく，看護職員以外の医療従事者や，保健や福祉・学校関係者ならびに看護学生・助産学生など，また，子どもと家族，さらには家族のケアに携わっている多くの方々の一助となればと願います．

　　2016年2月

国立成育医療研究センター副看護部長　嶋田せつ子

用語の定義

看護基準手順委員会

標準 ①関係する人々との間で利益または利便が公正に得られるように統一・単純化を図る目的で，物体・性能・能力・状態・動作・方法・手続き・義務・権限・考え方・概念などについて定めた取り決め．②測定に普遍性を与えるため定めた基準として用いる量や大きさを表す方法またはもの（日本規格協会）．

標準化 標準を設定し，これを活用する組織行為．
何かしらの根拠に基づいたあるべき行為の枠組み化をすることであり，単に現在ある手法を追認したり平均化したり規格化するものとは本質的に異なる．

基準 物事の基礎となる標準．

看護基準 提供する看護ケアの内容の標準を，疾患別・症状別に成文化したもの．看護ケアを行うに際して何を行うのか基準を明示したものであり，アセスメント・計画・実施の標準的な指針．

看護手順 看護ケアについてどのように行うのかを示したものであり，ケアの質の水準を維持し，安全のためにその手順を成文化したものである．病院で行われる看護業務を日常生活の援助技術，診療の補助業務，看護記録業務など，行為別に順序立てて標準化し，文章化したものであり，適宜見直しが必要なものである．

クリニカルパス 一定の疾病や疾患をもつ患者に対して，入院指導・検査・食事指導・安静度・理学療法・退院指導などをルーチンとしてスケジュール表のようにまとめてあるもの（『クリティカル・パス　わかりやすい導入と活用のヒント』〈医学書院〉より）．

※「クリニカルパス」は「クリティカルパス」とも表現されるが，「クリティカルパス」とは，もともと生産工程で使われてきた言葉で，「クリティカル」には，危機の，きわどい，危ない，などの意味がある．これに対し「クリニカル」には，臨床に，臨床の，病床の，などと医療の現場に適した意味があるため，当センターでは「クリニカルパス」と表現することをクリニカルパス委員会のなかで確認した．

CONTENTS

はじめに——iii
序文——iv
用語の定義——v

第1章 妊娠・出産と子どもの成長

成育医療とは——2
正常妊婦——4
正常分娩——6
正常褥婦（経腟分娩後〜退院まで）——9
正常新生児——13
子どもの成長と発達——15
成人移行期支援——24

第2章 疾患の理解と看護

循環器疾患

川崎病——28
循環不全——31
心筋症——32
心室中隔欠損症（VSD）——34
心内膜床欠損症（ECD）——37
心不全——40
心房中隔欠損症（ASD）——43
大動脈縮窄症（CoA）——46
単心室症——48
洞不全症候群（SSS）——51
ファロー四徴症（TOF）——53
両大血管右室起始（DORV）——55

呼吸器疾患

間質性肺炎——57
気管狭窄——58
気管支炎——59
気管支喘息——61
クループ——63
誤嚥性肺炎——64
呼吸不全——65
肺炎——70
肺嚢胞症——73

脳・神経疾患

水頭症——75
髄膜炎——79
頭蓋骨縫合早期癒合症——81
脊髄髄膜瘤——83
てんかん——84
二分脊椎——88
脳性麻痺——90

消化器疾患

胃食道逆流 —— 93
壊死性腸炎（NEC）—— 95
潰瘍性大腸炎 —— 97
肝不全 —— 99
臍ヘルニア —— 101
鎖肛（直腸肛門奇形）—— 102
食道狭窄症 —— 104
食道閉鎖症 —— 106
胆道拡張症 —— 108
胆道閉鎖症 —— 110
虫垂炎 —— 112
腸重積 —— 114
肥厚性幽門狭窄症 —— 116
ヒルシュスプルング病 —— 118

腎・泌尿器疾患

急性腎障害 —— 120
腎炎 —— 122
鼠径ヘルニア —— 124
停留精巣 —— 125
尿道下裂 —— 126
尿道狭窄症 —— 128
ネフローゼ症候群 —— 130
膀胱尿管逆流症 —— 132
慢性腎臓病・末期腎不全 —— 134

整形外科

環軸椎亜脱臼 —— 137
四肢短縮症 —— 140

若年性特発性関節炎 —— 144
斜頸（筋性斜頸）—— 145
上腕骨顆上骨折 —— 147
先天性股関節脱臼 —— 149
先天性内反足 —— 156
単純性股関節炎 —— 157

形成外科

口蓋裂 —— 159
口唇裂 —— 162
小顎症（顎骨延長法）—— 164

耳鼻咽喉科

アデノイド増殖症 —— 166
口蓋扁桃肥大 —— 168
真珠腫性中耳炎（中耳真珠腫）—— 170
滲出性中耳炎 —— 172
声帯麻痺 —— 173
先天性後鼻孔閉鎖症 —— 174
先天性耳瘻孔 —— 176

眼疾患

斜視 —— 177
白内障 —— 178
網膜剥離 —— 179
緑内障 —— 181

感染症

RSウイルス感染症 —— 182
アデノウイルス感染症 —— 184
急性胃腸炎 —— 186

水痘——188
手足口病——190
尿路感染症——191
風疹——193
ヘルペス感染症——195
麻疹——198
流行性耳下腺炎——201

アレルギー疾患

アトピー性皮膚炎——203
食物アレルギー——205

血液・腫瘍性疾患

悪性リンパ腫——207
ウィルムス腫瘍——213
肝芽腫——216
血友病——218
再生不良性貧血——220
紫斑病——222
神経芽腫——225
脳腫瘍——227
白血病——231
慢性肉芽腫症——234
網膜芽腫——235
ユーイング肉腫——236
リンパ管腫——238

内分泌・代謝性疾患

糖尿病——240

産婦人科

血液型不適合妊娠——243
産褥熱——244
子宮外妊娠（異所性妊娠）——245
子宮筋腫——247
子宮内胎児死亡（IUFD）——249
子宮内胎児発育遅延（IUGR・FGR）——251
子宮内膜症——253
自己免疫疾患合併妊娠——255
常位胎盤早期剥離——257
切迫流早産——259
前期破水（PROM）——261
前置胎盤——263
先天性嚢胞性腺腫様奇形腫（CCAM）——264
双胎間輸血症候群（TTTS）——266
胎児胸水——267
胎児貧血——268
多胎妊娠——269
乳腺炎——271
妊娠高血圧症候群（PIH）——273
妊娠糖尿病・糖尿病合併妊娠——275
播種性血管内凝固症候群（DIC）——279
不育症——281
母子感染（AIDS・HIV キャリア）——283
母子感染（B 型肝炎）——286
母子感染（C 型肝炎）——288
母子感染（成人 T 細胞白血病）——290
羊水過少——293
羊水過多——294
卵巣嚢腫——295

新生児

新生児一過性多呼吸—— 297
新生児黄疸—— 298
新生児呼吸窮迫症候群（RDS）—— 300
新生児重症仮死—— 302
胎便吸引症候群（MAS）—— 304
未熟（児）網膜症—— 306

移植

肝臓移植—— 307
腎臓移植—— 311

その他

神経性食思不振症—— 315
漏斗胸—— 317

第3章 症状別看護

頭痛—— 320
発熱—— 322
腹痛—— 324
嘔吐—— 327
下痢—— 330
痙攣—— 332
発疹—— 334
呼吸困難—— 336
意識障害—— 338

第4章 領域別看護

ICU看護—— 342
NICU看護—— 348
周産期看護—— 352
周手術期看護—— 360
小児救急看護—— 364
外来看護—— 367
不妊症看護—— 368
遺伝看護—— 369
在宅相談室（看護）—— 371
緩和ケア—— 373

参考図書—— 381

索引—— 384

第1章

妊娠・出産と子どもの成長

成育医療とは

概 念

　小児患者は，原疾患にかかわらず，成長発達がQOL（quality of life）そのものであり，医療者は，患者の家族も含めた全人的なアプローチ（total patient care）を行うことが不可欠である．そのためには，小児医療だけではなく周産期分野も含めた医療とこころとからだの発達段階に適した療養環境が必要とされ，成育医療の基盤が誕生した．

　成育医療の概念は，不妊・不育を含めた妊娠（胎児）から出産（誕生），新生児，小児，思春期，母性・父性としての成人に至る一連の生殖と成長に関するリプロダクションサイクルにかかわる身体的・精神的問題を総合的・継続的に取り扱う医療として提唱されている．下記の図にその概念を示す．合計特殊出生率はここ数年やや上昇傾向にあるものの，1.42（平成26年度厚生労働省調査）と低く，少子化日本の国家的課題は，次代を担う子どもとその父母の健康，良好な親子関係の醸成であり，成育医療とは，まさにここにかかる人々への医療の実践である．診療体制や看護の側面では，従来の診療科別の枠組みで患者をとらえるのではなく，同じ疾患であっても一人の発達課題をもった人間としてとらえ，支援する活動を行っている．

成育医療の概念

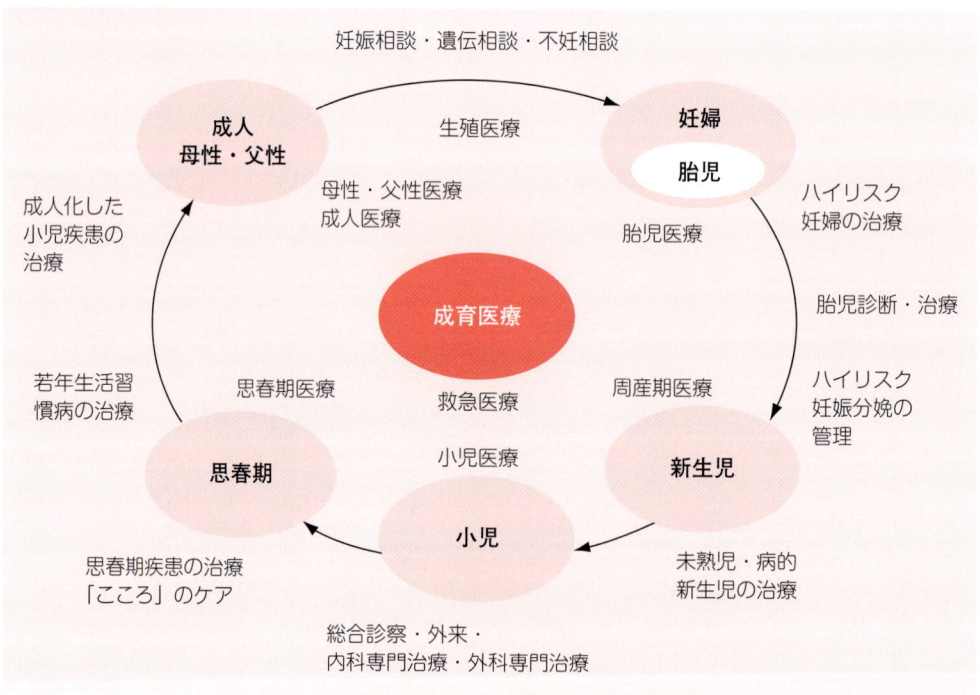

対象

　成育医療の対象は，概念にもあげたように，リプロダクションサイクルにかかわる人すべてである．

　国立成育医療研究センター（以後，当センター）について紹介する．当センターで出産する妊婦は，妊娠継続の可能性が高くなる妊娠10週ごろから胎児カルテを作成し，胎児情報は胎児カルテにも同時に記載されていくシステムをとっている．出生と同時にカルテは，母親と子どもに分離されるが，これの意味するところは，"患者の情報は，胎児にさかのぼり存在している"ということである．さまざまな小児難治性疾患に対し，胎児期からの研究が可能となり，患者とその家族に対するアプローチも可能な限り早い時期から行うことを可能にした．

　当センターは胎児外科診療チームも備えており，横隔膜ヘルニアやCCAM（先天性嚢胞性腺腫様奇形）など救命困難といわれている重篤な疾患をもつハイリスク母児（胎児）にも先駆的医療を提供し，継続した母児のフォローアップシステムを遂行している．また新生児救急医療をはじめ，小児難治性疾患，小児慢性疾患，こころのケアをはじめとした思春期疾患，若年生活習慣病，そして成人となった小児疾患患者まで，それぞれの成長発達の流れを止めることなく，その医療は展開されている．

　開院して14年が経過し，この小児期発症疾患を有する患者で成人期に向かう人たちが成長して母となり，分娩するという事例も出てきており，まさにリプロダクションサイクルを包括的に支えながらの医療の実践が行われている．

正常妊婦

妊娠の概念

卵管膨大部で受精した受精卵は，約1週間かけて細胞分裂を繰り返しながら子宮腔内に到達し，受精から10日ほどで着床が完成する．正常妊娠はこの着床に始まり，分娩によって終了する．

症状

月経停止（無月経），消化器症状（嘔気・嘔吐），神経症状（全身倦怠感，不定愁訴），泌尿器症状（頻尿，夜間尿）．

妊娠週数を経ると，腹部増大により息苦しさ，歩きにくさ，腰背部痛，こむらがえり，浮腫，静脈瘤などのマイナートラブルが出現することが多い．

検査

妊娠初期
(1) 初期検査：血液型，血算，不規則抗体スクリーニング，梅毒，C型肝炎，B型肝炎，HIV，サイトメガロウイルス，血糖値，トキソプラズマ，風疹，水痘，麻疹，耳下腺炎．
(2) 妊婦健診：14週より開始し，4週ごと．
(3) 胎児スクリーニング超音波検査．
(4) 経腟超音波検査（子宮頸管長）．

妊娠中期
(1) 中期検査：血液検査（貧血の状態，成人T細胞白血病，グルコースチャレンジテスト），心電図．
(2) 妊婦健診：28週より2週ごと．
(3) 胎児スクリーニング超音波検査．
(4) 経腟超音波検査（子宮頸管長）．

妊娠後期
(1) 後期検査：経腟超音波検査，血液検査（貧血の状態），腟内細菌検査（腟培養，クラミジアPCR）．
(2) 妊婦健診：36週より1週ごと．
(3) 胎児スクリーニング超音波検査．
(4) 内診．
(5) 36週以降：ノンストレステスト．

看 護

項目	ポイント	備考（根拠など）
観察	下記の結果を母子手帳に記載する 　尿検査（尿糖・尿蛋白），血液検査，体重，血圧，子宮底長，腹囲測定，浮腫の有無・部位・程度/胎向確認，児心音，ノンストレステスト所見/表情，言動	異常の早期発見
保健指導 （個別）	**初診もしくは妊娠初期** 　分娩予約 　妊婦健診の流れ 　母子手帳のもらい方 　流産予防 　妊娠初期における異常の早期発見と対処 　出産に向けた体作り 　正しい姿勢と骨盤ケア 　旅行について 　体重管理 　分娩費用・産科医療保障制度・手当金など 　母児同室制・母乳推進 　マタニティクラス，マタニティテキストの配布・活用方法の案内 **28週前後** 　入院準備物品 　マイナートラブル（こむらがえり，静脈瘤，腰痛，浮腫など） 　貧血予防・改善方法 　バースプラン立案方法 **32週前後** 　乳房・乳頭チェック 　母乳育児への意欲の確認 　経産婦の場合は前子の授乳方法と授乳期間 **36週前後** 　バースプランの確認 　分娩開始徴候 　入院時期と方法	ハイリスクのスクリーニング 異常の早期発見 BMIに基づいた体重管理（妊娠全期間を通しての推奨体重増加量） 　やせの場合：9〜12kg 　ふつうの場合：7〜12kg 　肥満の場合：個別対応 セルフケアができるようにする 希望時は妊娠全期間を通して，保健指導が受けられる
保健指導 （集団）	**マタニティクラス**：毎月3回開催 **妊娠初期**（妊娠初期〜28週までの妊婦対象） 　産科医師，栄養士からの話 　妊娠による体の変化，マイナートラブル，知っておきたい制度，マタニティヨガなど **妊娠中期**（妊娠28〜32週までの妊婦対象） 　新生児科医師からの話，母児同室，母乳，育児用品の紹介，マタニティヨガなど **妊娠後期**（立会いクラス：妊娠32週以降の妊婦と家族2名までを対象，月2回） 　分娩の経過と過ごし方，立会い出産，マッサージや呼吸法の練習，マタニティ体験，おむつ交換体験	

正常分娩

概念

分娩とは，胎児およびその付属物が陣痛および腹圧によって，妊娠子宮より母体外に排出される生理的現象をいう．分娩の三大要素は以下の通りである．
(1) 胎児およびその付属物：胎盤，臍帯，卵膜，羊水．
(2) 産　道：①軟産道（子宮下部・子宮頸管，腟・会陰部）
　　　　　　②骨産道（骨盤の内腔）
(3) 娩出力：①陣痛
　　　　　　②腹圧

分娩のメカニズム

分娩に際し，胎児は回旋運動をしながら産道を下降し通過する．この回旋や下降運動を「分娩機転」といい，第1～4回旋がある．これに軟産道の開大機序や胎盤などの娩出機序も含めて広義の分娩機転という．

分娩経過

分娩経過は，分娩第1期（開口期），分娩第2期（娩出期），分娩第3期（後産期），分娩第4期に分けられる．各期の経過と平均所要時間は下記の通りである．

	経過	平均所要時間
分娩第1期 （開口期）	分娩開始から子宮口全開大まで	10～12時間（初産） 4～6時間（経産）
分娩第2期 （娩出期）	子宮口全開大から児娩出まで	2～3時間（初産） 1～1.5時間（経産）
分娩第3期 （後産期）	児娩出から胎盤娩出まで	15～30分（初産） 10～20分（経産）
分娩第4期	胎盤娩出後から2時間まで	2時間

分娩所要時間とは，第1期～第3期までの時間をさす．
分娩時出血量とは，第1期～第4期までの出血量である．

妊娠・出産と子どもの成長 1

看護

●分娩第1期

項目	ポイント	備考（根拠など）
観察	バイタルサイン，一般状態（発汗の程度・表情の変化を含む） 分娩監視装置所見，内診所見，陣痛間歇および発作時間 児心音聴取部位，破水，疼痛部位の変化，肛門圧迫感，産徴（血性分泌物）の性状 食事・水分の摂取状況，睡眠状況，疲労度	胎児の状態，分娩進行が順調であるかを把握する 異常の早期発見
排泄	3〜4時間ごとに排尿を促す 分娩進行状況に応じて，排泄方法を選択する（導尿など） 状況に応じて浣腸を行う	膀胱充満や便の貯留は分娩を遷延させる可能性がある
清潔	未破水：制限なし 既破水：清拭，シャワー浴や入浴は禁止	上行性感染予防
環境	内診や処置の際は，羞恥心への配慮，プライバシーの保護に努める 室温の調整を行う 姿勢の工夫（アクティブチェアの使用，あぐらなど） アロマ芳香浴や温罨法を行うのもよい	心身のリラックスを促すことで，分娩促進を図る

●分娩第2期

項目	ポイント	備考（根拠など）
観察	バイタルサイン，一般状態 分娩監視装置所見，陣痛間歇・発作時間，児頭下降度，回旋状況 怒責の状況	異常の早期発見
指導	陣痛に合わせた呼吸法の誘導 怒責の体勢と呼吸の誘導 分娩の進行状況を説明 立会い分娩の場合は，立会い者へのサポート	立会い者が出産に参加できるようにする

●分娩第3期

項目	ポイント	備考（根拠など）
観察	バイタルサイン，一般状態 胎盤剥離徴候，子宮収縮状況，出血量，出血部位 顔色，疲労度	胎盤娩出時の子宮内反の予防 大量出血の予防
環境	出生児と対面 児の状態がよければSTSC（skin-to-skin-contact）を行う	早期の母児接触による愛着形成を図る

● 分娩第 4 期

項目	ポイント	備考（根拠など）
観察	医師による軟産道のチェック 胎盤娩出後から 1 時間後，2 時間後に下記を観察する 　バイタルサイン，全身状態，顔色，疲労度 　子宮収縮状況，出血量，出血部位，外陰の状態（浮腫，血腫）， 　縫合部の状態，疼痛の有無・部位・程度，脱肛	異常の早期発見に努め，早期対応に備える
安静	分娩後 2 時間まではベッド上で安静 分娩時総出血量，出血状況，全身状態をみて ADL (activities of daily living；日常生活動作) 拡大	分娩後 2 時間は出血量が多い 分娩後の循環血液量の変化に応じた安静度拡大をする
排泄	ADL 拡大状況に合わせた排泄方法で行う	膀胱充満は子宮の復古を妨げる可能性がある
清潔	悪露交換 清浄綿を用いて外陰部清拭 全身清拭，更衣	外陰部の保清
環境	分娩の祝福と労い STSC，初回の直接母乳を介助する 家族と児との対面	早期に母児接触を図ることにより，愛着形成が促進される

正常褥婦（経腟分娩後〜退院まで）

産褥期の概念

産褥期とは，分娩直後から妊娠・分娩による全身および性器の解剖学的，あるいは機能的変化が非妊時の状態に復する期間をいう．期間としては分娩後 4 〜 8 週間をさす．

症　状

退行性変化
生殖器の復古（子宮，子宮頸管，腟，外陰部），ホルモン動態の変化に伴う全身状態の変化・復古．

進行性変化
乳房，乳頭，乳腺，母乳分泌の変化．

検　査

当センターの産後から退院までのスケジュールは以下の通り．

経過	内容	項目
産後 1 日目	回診	一般状態の確認 子宮収縮状態，出血状態の確認 外陰部，創部の状態の確認
産後 4 日目	産後検査	血液検査（血算，CRP） 尿定性検査（尿蛋白，尿糖） 血圧，体重，浮腫
産後 5 日目	退院診察・抜糸	内診，経腟超音波検査 必要時には会陰縫合部の抜糸（抜糸は産後 4 日目でも可能）

看護

項目	ポイント	備考（根拠など）
観察	検温：産後0日目，1日目は3回，以降は1回，その他，必要時に検温する	産褥感染症（子宮内感染，尿路感染など）の早期発見・対処
	一般状態：バイタルサイン，浮腫，食欲，睡眠状況・疲労度，貧血症状	産褥期は心身ともに変動の大きい時期であり，育児心理科（一般では心療内科）の介入が必要となることもある
	表情や言動	
	生殖器復古の状況	
	子宮底の高さ・硬度，悪露の量・色調，コアグラ（血塊）排泄	子宮復古不全の徴候の早期発見・対処
	縫合部腫脹・離開	感染や血腫形成，縫合不全徴候の早期発見
	外陰部血腫，脱肛の有無・程度	
	後陣痛，縫合部痛の疼痛スケール	疼痛による睡眠の阻害は，情緒不安や育児への意欲低下，母乳分泌低下をまねくため，コントロールを図る必要がある
	排尿・排便回数，残尿感，排尿時の疼痛	
	乳房，乳頭の状況	
	乳房の形態（Ⅰ型，Ⅱa・Ⅱb型，Ⅲ型）	乳房ケアや授乳方法を検討する
	乳頭突出状況（扁平・陥没乳頭，短乳頭，巨大乳頭）	
	乳房緊満，硬結，乳房熱感，基底部可動性	母乳分泌不良や分泌過多，うっ滞や乳腺炎の早期発見・対処
	乳房の自発痛，圧痛	
	乳管開通本数，乳汁分泌量，乳頭，乳輪部伸展性	
	乳頭亀裂，発赤，腫脹，痂皮，水疱形成	乳頭トラブルの早期発見
	副乳の有無・腫脹，疼痛，熱感	
	育児状況	
	褥婦の表情・言動・睡眠状況・疲労度	
	児との接触の際の表情・言動	
	授乳技術（ポジショニング，含ませ方，はずし方，排気のさせ方，3方向からの抱き方の習得状況，授乳間隔，1回あたりの授乳時間，哺乳ビンの使用状況の確認）	不適切な授乳姿勢は乳房トラブルや哺乳量不足の原因になる．授乳技術や授乳の状況は，児の哺乳量にも影響する
	育児技術（抱っこ，おむつ交換，衣服の着脱と調整，あやし方，沐浴，臍処置・感染防止，事故防止，異常時の対応）	
	以上の項目の実践に関する褥婦の知識・言動	
	退院先の育児用品・環境の準備状態	
	退院後のサポート体制	
安静	分娩後2時間 出血量や貧血症状に応じて安静時間を延長する	
食事	2,300kcal/日	授乳婦が1日に必要な摂取量
排泄	制限なし 3～4時間ごとに排尿を促す 産後2日以上排便がなければ水分摂取を励行し，マッサージ，服薬指導，浣腸のいずれかを考慮する	膀胱・直腸の充満は子宮復古を妨げる 経腟分娩後は尿意が鈍くなることがあるため，定期的に排尿を試みるよう説明する
清潔	分娩当日は清拭，産後1日目以降はシャワー浴	

項目	ポイント	備考（根拠など）
環境	母児同室オリエンテーション後より同室を開始	育児技術の習得と母児同室時の感染・事故防止
	完全母児同室制，自律授乳 授乳室は24時間開放 安静中，疲労が強いとき，面会などの場合に新生児室で一時あずかりも可能	退院後の自立した育児技術の習得をめざす
	抑うつ状態が強いときなどは，育児心理科，ソーシャルワーカーを紹介	産後3～4日目からマタニティブルーが出現しやすく，産褥精神障害に移行することもある
指導	母児同室指導（集団・個別） 沐浴指導（個別） 退院指導（集団） 栄養指導（栄養士による） **産後クラス** 　エクササイズ編とおっぱい編：希望者または看護スタッフが必要と判断し，かつ本人に受講の希望がある褥婦が対象 **にこにこクラス** 　多胎クラス：希望者または看護スタッフが必要と判断し，かつ本人に受講の希望があり，産後2～3か月の褥婦と乳児を対象とする **母乳外来** 　退院後～卒乳までの希望者が対象	育児不安や乳房トラブルのあった褥婦の産後フォロー

褥婦用入院中スケジュール

当センターでの入院中のスケジュールは下記のようになっております
慣れないことに戸惑ったり，心配になることがあると思いますが
小さなことでも遠慮なくお聞きください
これから赤ちゃんを迎えての生活が順調にスタートできるようスタッフ一同心より応援しております

お産後のスケジュール

〜経腟分娩の方〜

出産日 (/)	1日目 (/)	2日目 (/)	3日目 (/)	4日目 (/)	5日目 (/)	6日目 (/)
	1日目診察 （シャワー許可）	足浴		産後検査	退院診察	退院 10:00頃

〜帝王切開術の方〜

出産日 (/)	1日目 (/)	2日目 (/)	3日目 (/)	4日目 (/)	5日目 (/)	6日目 (/)	7日目 (/)
ベッド 上安静	1日目 診察		足浴 シャワー			産後検査 抜鈎 退院診察	退院 10:00頃

☆（　/　）母児同室オリエンテーション：母児の状態によって出産直後からの同室も可能です
☆（　/　）退院後の生活に関するお話　　：マタニティテキストブックをお持ちの方は，ご持参ください
☆（　/　）赤ちゃんの沐浴　　　　　　　：13:00〜16:00の間で，時間を相談して行います
　　　　　　　　　　　　　　　　　　　　　ご家族2名まで見学可能です
　　　　　　　　　　　　　　　　　　　　　当日までに「赤ちゃんのお風呂」の動画をご覧ください
☆お食事は，お部屋までスタッフが配膳します
　お食事がお済みになりましたら，ナースステーション前まで下膳をお願いします
☆出産後の4日目のお昼は，祝膳です（入院時に和食か洋食を選んでいただきます）

〜赤ちゃんのスケジュール〜

☆毎日，検温・体重・黄疸のチェックがあります
☆生後4日目まではおへその消毒とお着換え，5日目以降から沐浴を行います
☆生後0〜1日目と5日目の2回，ビタミンK_2シロップを内服します
☆生後5日目に先天性代謝異常検査を行います（希望者のみ有料でポンペ病検査を行います）
☆退院の前日に退院診察を行い，1か月健診の予約をお取りします
　予約票と健診の流れ，問診票をお渡しします　必要時，新生児科の医師からお話があります
☆聴力検査は（　/　）です
　13:00〜16:00で赤ちゃんが眠っているときに，赤ちゃんの診察券を持って直接3Cへお越しください

正常新生児

新生児期の概念

妊娠・分娩の影響が消失し，母胎内での生活から母胎外の生活への適応過程が終了するまでの時期（出生から生後 28 日まで）を「新生児期」とよぶ．

新生児期は外界からの影響を受けやすく，生活はすべて他者に依存している．したがって看護師は，保温，栄養，清潔，感染予防，異常の早期発見などに努めると同時に，愛護の精神をもち細心の注意を払って観察しなければならない．

症状

生理的体重減少，生理的黄疸，落屑，臍脱の状態など．

検査

出生直後：臍帯血採血（血液ガス，血算，生化学）．
生後 1 日目より：経皮的ビリルビン測定実施．
　日齢 2 までは 1 日 2 回（4 時，13 時）．
　日齢 0 の児は生後 5 時間以降に実施．
　日齢 3 までは前回測定結果から 5mg/dL 以上の上昇で採血．
　採血結果で UB（unbound bilirubin）0.6 以上の場合は光線療法の適応．

経皮的ビリルビン値（mg/dL）

出生体重（g）		日齢 1	日齢 2	日齢 3	日齢 4	日齢 5	日齢 6	日齢 7
出生体重（g）	2,500 以上	10	12	16	17	18	18.5	19
	2,000〜2,499	10	12	13	15	16	17	17

※表内の数値以上で採血を実施する．

生後 5 日目：先天代謝異常症の検査のため採血，ポンペ病検査（任意）．
退院まで：聴力スクリーニング検査（OAE）を行う．

看 護

項目	ポイント	備考（根拠など）
観察	出生直後に四計測（身長，体重，頭囲，胸囲） バイタルサイン，呼吸状態，心雑音，筋緊張，活気，末梢冷感・チアノーゼ，皮膚の状態，臍の状態，初期嘔吐，哺乳状況，排尿・排便回数と性状 出生直後・1・2・3・6・12時間までは上記を観察し，以降は医師の指示に準ずる 体重と体重減少率：体重減少率が－10％以上は医師に報告	異常の早期発見，異常症状の重症化の予防
食事	出生直後より直接授乳 母児同室開始後より直接授乳 生後6時間より母乳の分泌や児の体重減少率，排泄状況に応じて搾乳・ミルクの追加をする 生後1日目までにビタミンK_2を投与 生後5日目に再度ビタミンK_2を投与	自律授乳をめざす 生理的体重減少からの逸脱，脱水，電解質異常の予防 新生児メレナ予防のため
排泄	排尿・排便回数を記載（母児同室中は母親が記載） 排便が1日以上ない場合や腹部膨満，哺乳意欲低下時は肛門刺激を行う 黒色・赤色・白色の便の際は医師に報告する 排尿・排便が少ないときは哺乳状況，全身状況，母乳分泌状況を考慮し，搾乳やミルクを追加する 初回排尿が24時間以上ない際は医師に報告する	異常の早期発見
清潔	生後30分以内に抗菌薬を両目に点眼する 生後4日目まではドライテクニックを行う 生後5日目以降は沐浴とする 湿疹などの皮膚トラブルのある場合は医師に報告する 臍部はアルコール綿を用いて1日1回消毒する 臍部が湿潤していたり，悪臭を伴う場合は，消毒回数を増やす	感染予防 新陳代謝を活発にし発育を促す 全身観察の機会 感染予防
環境	室温は24～26℃，湿度は50～60％ 新生児室内コットの間隔は60cm 新生児室入室時は日常的手洗い・マスクの着用 一処置二手洗いを徹底する	体温低下防止 感染予防

子どもの成長と発達

成長と発達

成長（growth）：計測が可能な形態的・量的な変化（身長や体重）．
発達（development）：全身の運動，微細運動，言語機能など，機能の巧緻性や能力の増加．

成長・発達の一般的原則

(1) 方向性・順序性がある．
(2) 連続性があるが，急速な時期と緩慢な時期が存在する．
(3) 未分化から分化へと進む．
(4) 臨界期（身体のある機能や器官の成長・発達に決定的に重要な時期）がある．
(5) 個人差がある．

運動発達の順序

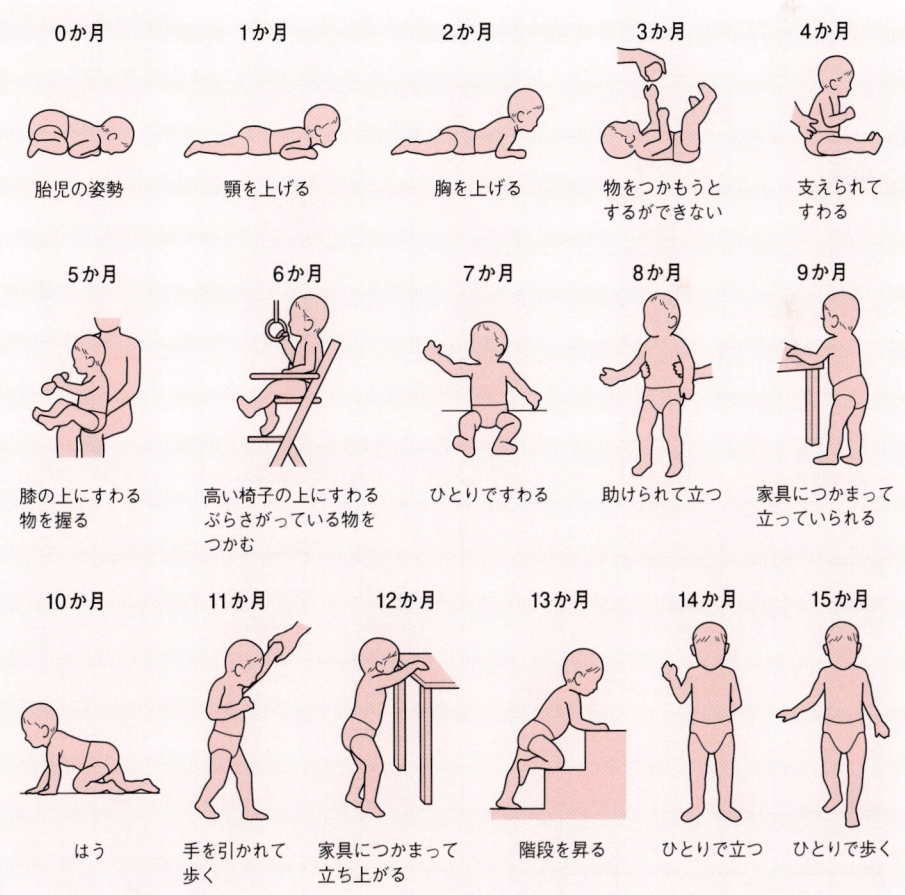

成長の評価

女子・身長

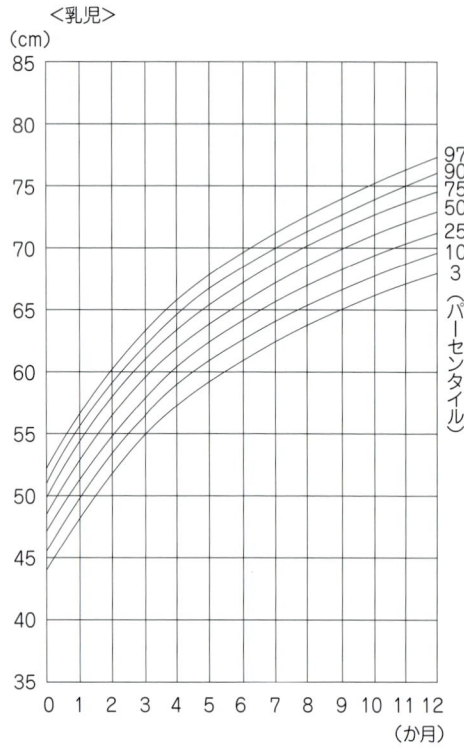
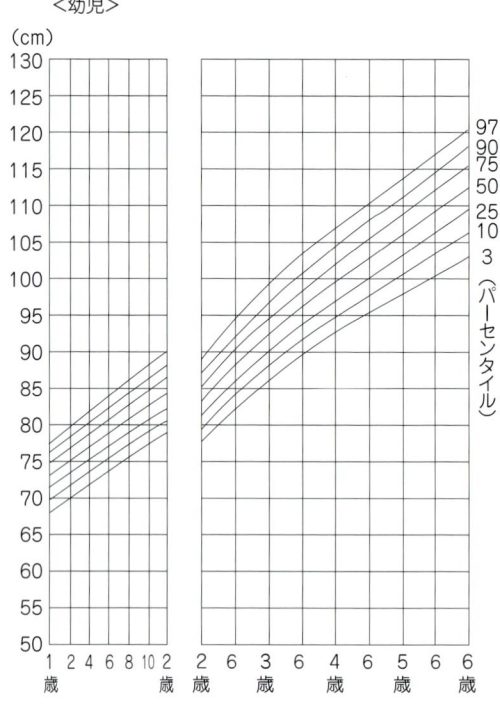

男子・身長

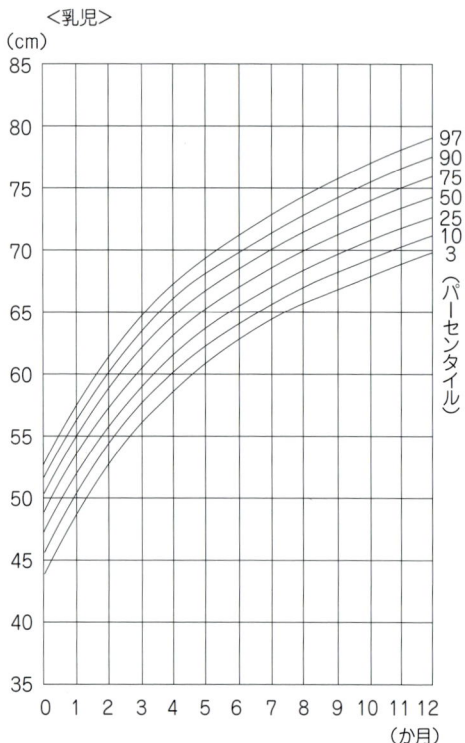
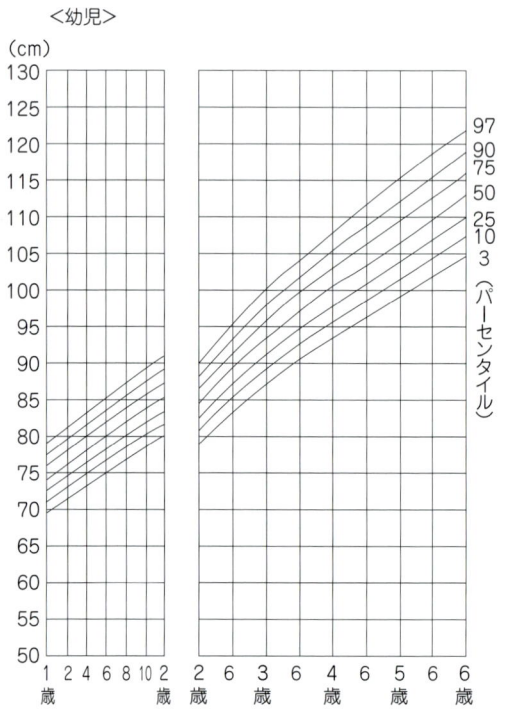

女子・体重

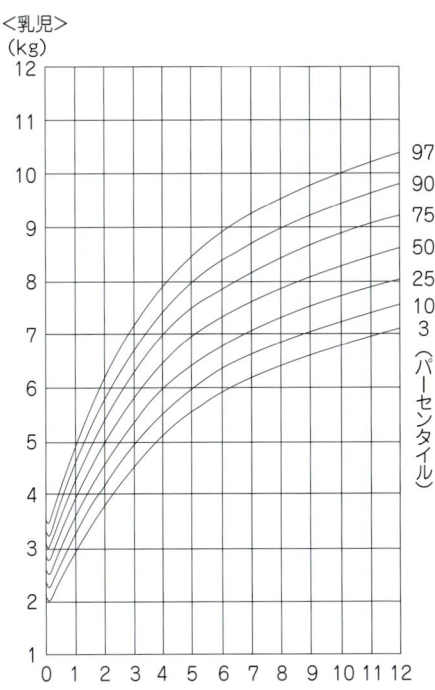
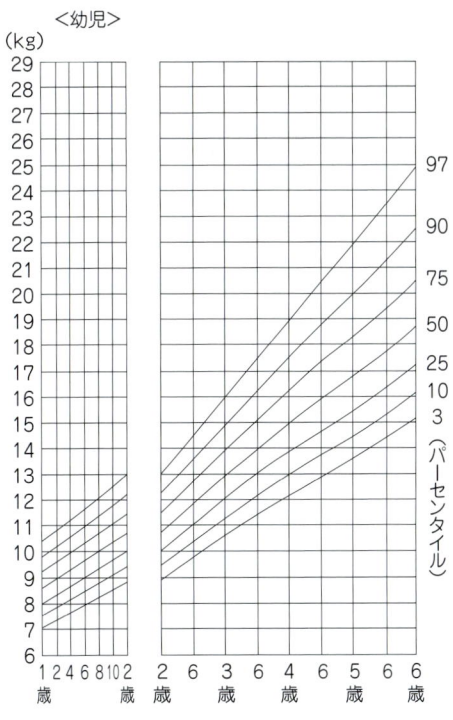

男子・体重

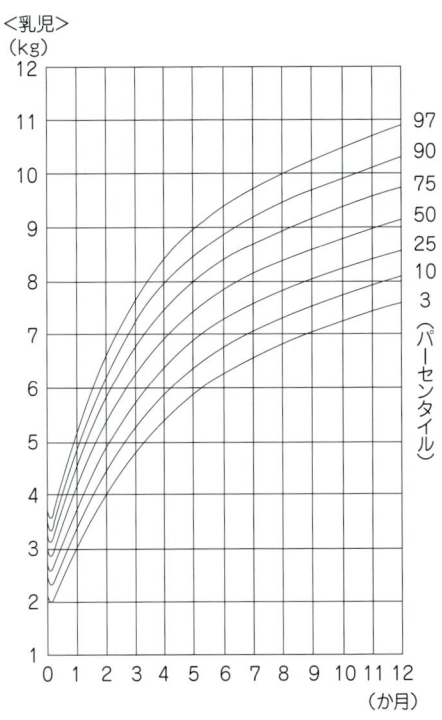
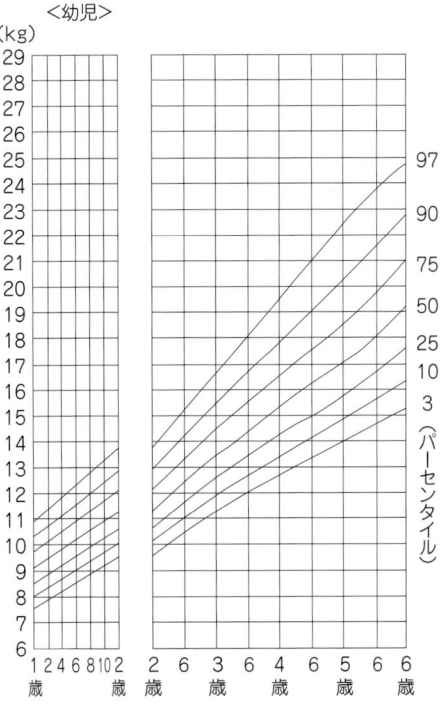

(厚生労働省雇用均等・児童家庭局：2010年 乳幼児身体発育調査報告書より)

発達の評価

DENVER II 記録票（デンバー発達判定法）

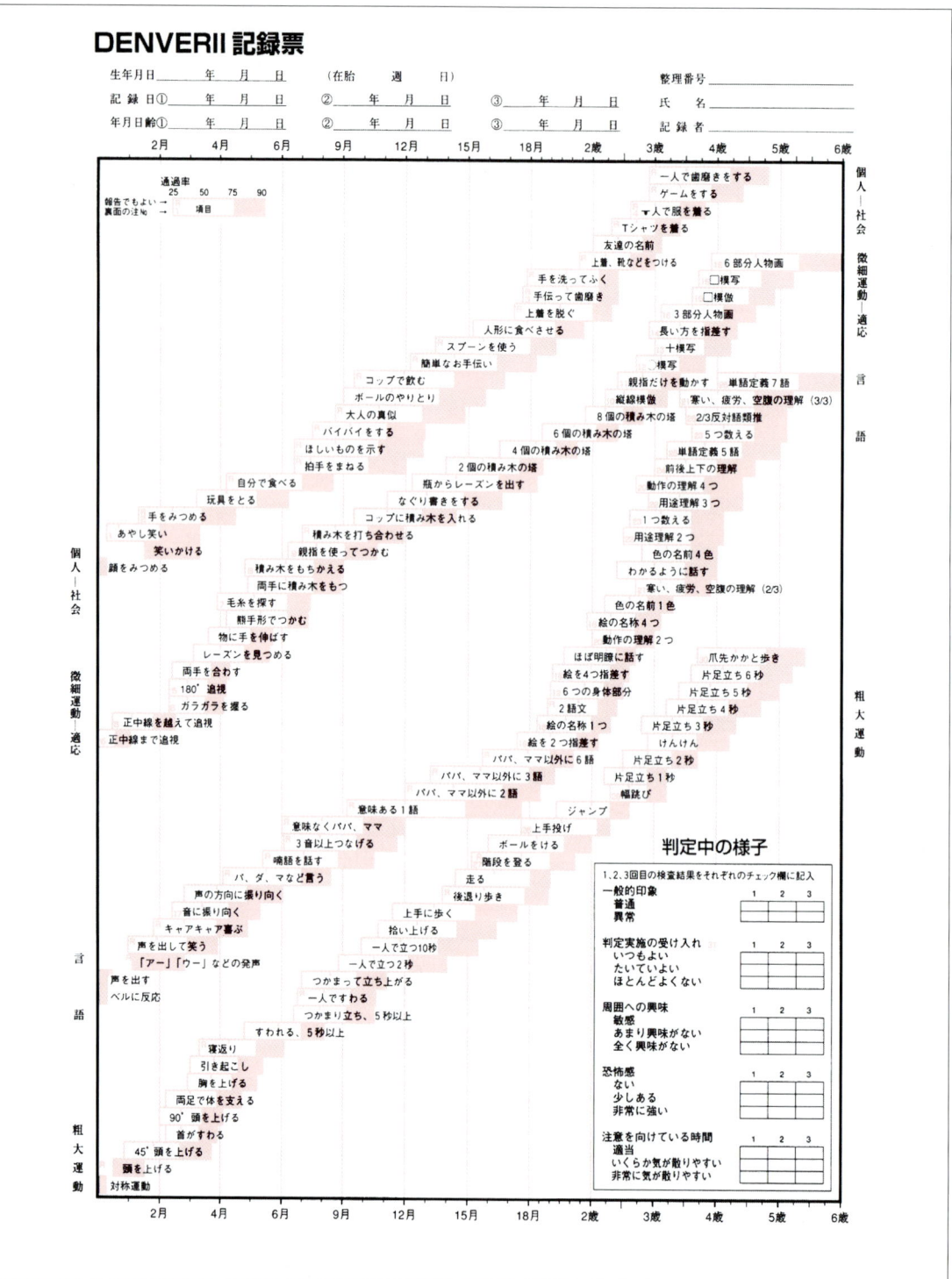

(Frankenburg WK, 日本小児保健協会：DENVERII －デンバー発達判定法－．日本小児医事出版社；2009．p.28 より)

遠城寺式・乳幼児分析的発達検査表（九州大学小児科改訂版）

氏名			男女	外来番号		検査年月日	1. 年 月 日	3. 年 月 日
				外来番号			2. 年 月 日	4. 年 月 日
	生年月日		年 月 日生	診　断				

4:8	スキップができる	紙飛行機を自分で折る	ひとりで着衣ができる	砂場で二人以上で協力して一つの山を作る	文章の復唱 (2/3)（子どもが一人ブランコに乗っています。山の上に大きな月がありました。きのうお母さんと買物に行きました）	左右がわかる
4:4	ブランコに立ちのりしてこぐ	はずむボールをつかむ	信号を見て正しく道路をわたる	ジャンケンで勝負をきめる	四数詞の復唱 (2/3) 5-2-4-9 3-6-2-5 7-3-2-8	数の概念がわかる（5まで）
4:0	片足で数歩とぶ	紙を直線にそって切る	入浴時，ある程度自分で体を洗う	母親にことわって友達の家に遊びに行く	両親の姓名，住所を言う	用途による物の指示 (5/5)（本，鉛筆，時計，いす，電灯）
3:8	幅とび（両足をそろえて前にとぶ）	十字をかく	鼻をかむ	友達と順番にものを使う（ブランコなど）	文章の復唱 (2/3)きれいな花が咲いています。飛行機は空を飛びます。じょうずに歌をうたいます。	数の概念がわかる（3まで）
3:4	でんぐりがえしをする	ボタンをはめる	顔をひとりで洗う	「こうしていい？」と許可を求める	同年齢の子どもと会話ができる	高い，低いがわかる
3:0	片足で2～3秒立つ	はさみを使って紙を切る	上着を自分で脱ぐ	ままごとで役を演じることができる	二語文の復唱 (2/3)（小さな人形，赤い風船，おいしいお菓子）	赤，青，黄，緑がわかる (4/4)
2:9	立ったままくるっとまわる	まねて○をかく	靴をひとりではく	年下の子どもの世話をやきたがる	二数詞の復唱 (2/3) 6-2 5-8 3-9	長い，短いがわかる
2:6	足を交互に出して階段をあがる	まねて直線を引く	こぼさないでひとりで食べる	友達とけんかをすると言いつけにくる	自分の姓名を言う	大きい，小さいがわかる
2:3	両足でぴょんぴょんとぶ	鉄棒などに両手でぶらさがる	ひとりでパンツを脱ぐ	電話ごっこをする	「きれいね」「おいしいね」などの表現ができる	鼻，髪，歯，舌，へそ，爪を指示する (4/6)
2:0	ボールを前にける	積木を横に二つ以上ならべる	排尿を予告する	親から離れて遊ぶ	二語文を話す（「わんわんきた」など）	「もうひとつ」「もうすこし」がわかる
1:9	ひとりで一段ごとに足をそろえながら階段を…	鉛筆でぐるぐる○をかく	ストローで飲む	友達と手をつなぐ	絵本を見て三つのものの名前を言う	目，口，耳，手，足，腹を指示する (4/…)

（中略）

0:9	ものにつかまって立っている	おもちゃのたいこをたたく	コップなどを両手で口に持っていく	おもちゃをとられると不快を示す	タ，ダ，チャなどの音声が出る	
0:8	ひとりで座って遊ぶ	親指と人さし指でつかもうとする	顔をふこうとするといやがる	鏡を見て笑いかけたり話しかけたりする	マ，バ，パなどの音声が出る	
0:7	腹ばいで体をまわす	おもちゃを一方の手から他方に持ちかえる	コップから飲む	親しみと怒った顔がわかる	おもちゃなどに向って声を出す	親の話し方で感情をききわける（禁止など）
0:6	寝がえりをする	手を出してものをつかむ	ビスケットやクッキーなどを自分で食べる	鏡に映った自分の顔に反応する	人に向って声を出す	
0:5	横向きに寝かせると寝がえりをする	ガラガラを振る	おもちゃを見ると動きが活発になる	人を見ると笑いかける	キャーキャーいう	母の声と他の人の声をききわける
0:4	首がすわる	おもちゃをつかんでいる	スプーンから飲むことができる	あやされると声を出して笑う	声を出して笑う	
0:3	あおむけにして体をおこしたとき頭を保つ	頬にふれたものを取ろうとして手を動かす	顔に布をかけられて不快を示す	人の声がする方に向く	泣かずに声を出す（アー，ウァ　など）	人の声でしずまる
0:2	腹ばいで頭をちょっとあげる	手を口に持っていってしゃぶる	満腹になると乳首をおし出したり顔をそむけたりする	人の顔をじいっと見つめる	いろいろな泣き声を出す	
0:1	あおむけでときどき左右に首の向きをかえる	手にふれたものをつかむ	空腹時に抱くと顔を乳の方に向けてほしがる	泣いているとき抱きあげるとしずまる	元気な声で泣く	大きな音に反応する
0:0 [年:月]	暦年齢 移動運動 手の運動 基本的習慣 対人関係 発語 言語理解	移動運動	手の運動	基本的習慣	対人関係	発語	言語理解
		運動		社会性		言語	

（遠城寺宗徳：遠城寺式・乳幼児分析的発達検査法〈九州大学小児科改訂新装版〉，慶應義塾大学出版会；2009 より）

WISC-IV 知能検査

- 5歳0か月～16歳11か月を対象にした児童用知能検査．
- 10の基本検査から全検査IQと言語理解，知覚推理，ワーキングメモリ，処理速度の4つの指標得点の算出が可能．

愛着の形成と発達

ボウルビィ（J Bowlby）が報告したアタッチメント理論では，アタッチメント（愛着）は「特定の人物間に形成される情愛の絆」と定義されており，特定の人物間における情緒的親和感および身体的満足感と相互接触が土台になるものであり，子どもの発達に大きな影響を与えるものであると述べられている．

愛着の発達は世代間に伝達するといわれ，乳児期には母親や父親との絶対的な信頼感が基盤となり，幼児期〜学童期には親族との愛着，青年期には特定の異性間での愛着，成人期には愛着機能がさらに成熟し，パートナーやわが子への愛着などへと伝達していく．

発達課題

エリクソン（EH Erikson）は，人生を 8 つの発達段階に分けている．8 段階のうち，成育医療の対象となる時期について表にまとめた．各段階で獲得すべき発達課題を設定し「肯定的側面　対　否定的側面」として対で表し，否定的側面を抱えながらもそれを克服し，肯定的側面を身につけることが課題の達成になる，としている．

乳児期	〈基本的信頼〉対〈不信〉 食物・衛生などの基本的欲求の充足を他者に依存している時期．乳児の世話を行う人が一貫していて，乳児の合図に応じたケアを提供するなら，信頼の感覚は乳児のなかで発達する
幼児期前期	〈自律性〉対〈恥・疑惑〉 自分の力を試しはじめ，自分の力が及ばないとその能力について疑いや恥を体験する．恥・疑惑の感覚を克服しながら自律の感覚を獲得する
幼児期後期	〈積極性〉対〈罪悪感〉 自分の行動や欲求を内在化されている基準（親の行動）と比較し罪悪感を抱き，逸脱しそうになる自分を統制しようとする．内在化されている基準に合致した行動ができれば自信を抱き，より積極的になれる
学童期	〈勤勉〉対〈劣等感〉 「知りたい」「学びたい」という思いが湧き上がる時期であり，社会的な価値を認識し達成しようとする．失敗すれば，劣等感に陥る．仲間との交流が盛んになる時期でもあり，仲間と比較して劣等感を抱くこともある．劣等感によって，現実を吟味しながら勤勉性を獲得すれば，適格意識が育っていく
青年期	〈同一性〉対〈同一性の拡散〉 さまざまな対象（例えば友だちなど）との同一化を繰り返すことによって，「〜としての自分」を形成していく時期．一方で，不安定な時期でもあるため，同一性の形成の過程で，将来進もうとする道に迷う，自分のやりたいことがわからないといったように，この時期の課題を十分に達成できず，葛藤や緊張状態に陥ることもある
成人期	〈親密性〉対〈孤独〉 親密性は自分の欲求を幾分制限しないと，相互関係が成り立たず達成できない面がある．自分にこだわり続けると孤立してしまう．自己を保持しつつ，自己を制限することで，愛する力を育てていくことができる

認知発達

ピアジェ（J Piaget）の認知発達理論

発達段階	年齢の範囲	特徴
感覚運動期	誕生〜1か月	反射的活動を行使し，外界を取り入れる
	1〜4か月	第1次循環反応（自己の身体に限った感覚運動の繰り返し），行為の協応
	4〜8か月	第2次循環反応（中にものを取り入れての繰り返し），視界から消えるとその対象を探索しようとしない
	8〜12か月	第2次循環反応の協応，隠されたものを探す．しかし，最後に隠された場所ではなく最初にあった場所を探す
	12〜18か月	第3次循環反応（循環反応を介し，外界の事物にはたらきかけ，外界に変化をもたらす．自分の動作に興味をもつ），目と手の協応動作が成立
	18〜24か月	真の心的表象の始まり，延滞模倣
前操作的段階	2〜4歳	記号的機能の発言．言葉や心的イメージの発達，自己中心的コミュニケーション
	4〜7歳	言葉や心的イメージのスキルの改善．ものや事象の変換の表現は不可能．保存問題や系列化・クラス化の問題に対し，一つの知覚的次元で反応（判断）
具体的操作期	7〜12歳	具体物を扱う限りにおいては，論理的操作が可能になる．ものや事象の静的な状態だけでなく，変換の状態も表現可能．外見に左右されず，保存問題や系列化，クラス化の問題解決が可能．科学的問題，論理的変換のようにあらゆる可能性の組み合わせを考えなければならない問題は困難
形式的操作期	12歳〜	経験的事実に基づくだけでなく，仮説による論理的操作や命題的操作，命題間の倫理的関係の理解が可能である．より抽象的で複雑な世界についての理解が進み，例えばエネルギーの保存や化学的合成に関するような抽象的概念や知識が獲得される

（JG Bremner, 渡部雅之訳：乳児の発達．ミネルヴァ書房；1999より）

遊びの発達

ピアジェは認知発達理論に基づき，遊びの発達過程を4段階に分けている．これらの段階は前の段階が発達するにつれて消えるのではなく存続しており，この前の段階の上にさらに高次の段階が積み重なっていく．

誕生〜10か月	感覚器官の発達や運動能力の発達の段階．聞いたり，見たり，触ったり，なめたりして，その感覚を楽しむ．遊びと，手足を動かして動き自体と物へのかかわりを楽しむ遊びが主である（ガラガラなど音の出るもの，鏡を見て反応する，積み木をカチカチとあわせるなど）
10〜18か月	機能的遊びの段階．物やおもちゃの仕組みや機能を理解し，それにあった遊びをする．この機能的遊びにより，模倣能力が伸びてくる．親（保護者）との情緒的な結びつきの形成が，この段階の遊びの発達に関係している（積木の物入れ，ボタン押しのおもちゃ，なぐり書きなど）
18か月〜4歳頃	象徴的遊びの段階．代わりのものを使う，見立てる，空想する．イメージの世界をつくり出す．遊びの世界を組み立て，構成するということが特徴で，象徴的能力の発達段階（積木を積む，パズルはめ，お人形さんごっこなど）

| 4～6歳頃 | 社会的遊び，ルール遊びの段階．仲間との相互性，役割を演じること，協力すること，ルールをつくり守ること，ゲーム性が特徴．この段階の遊びには，子どもの象徴能力※の発達に加えて，他者との関係のなかで自分を主張したり，我慢したりして，協調する高次脳機能発達がみられる（カードゲーム，鬼ごっこなど）
※象徴能力：ある事柄を別の事柄で表すことができる能力．代表的なものに「ごっこあそび」がある |

(及川郁子監：チームで支える！子どものプレパレーション．中山書店；2012．p.48-9 より)

「病気」という概念の発達

子ども自身の病気の理解はピアジェの認知発達理論を用いて，小畑が以下のように示している．

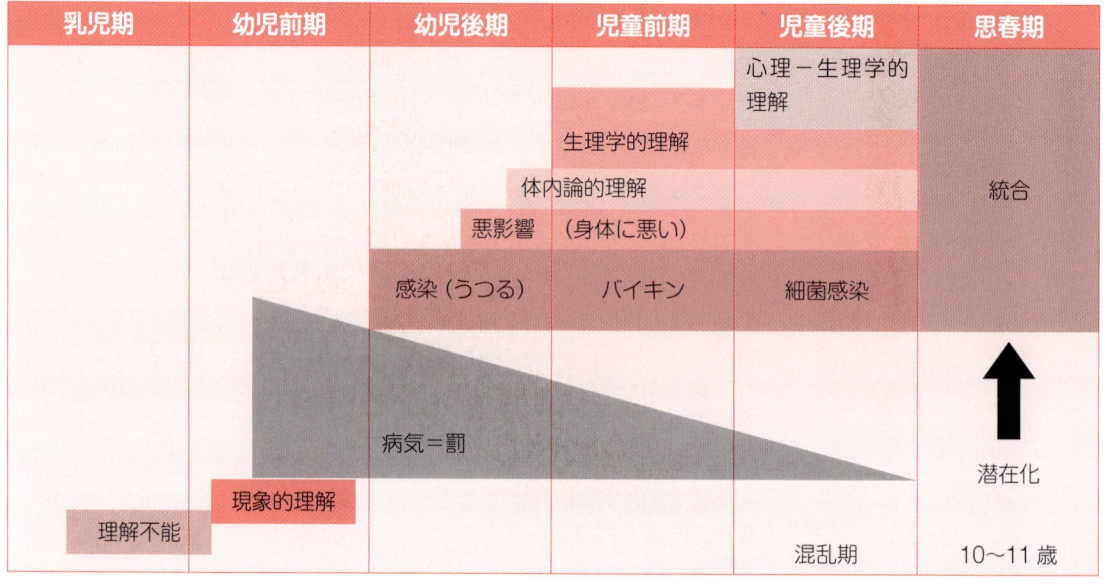

(小畑文也：子ども・病気・身体1～6．小児看護　1999；22(8)：1014-5 より)

また，ブリュースター（A Brewster）は，5～12歳までの入院児50名を対象に面接調査を実施しており，その結果として，年齢を要因として，以下の3段階を設定している．

ステージ	病気の原因	医療処置や医療者に対する認識
7歳未満頃	人の悪い行いに起因	医療行為は医療者から受ける罰
7～10歳頃	バイキンに起因	医療行為の理由はわかる 医療者は子どもの気持ちに気づけない
11歳以上	さまざまな原因がある 原因のないこともある	医療行為の理由を的確に説明できる 医療者は子どもの気持ちもわかる

情緒の発達

乳児期	新生児の興奮状態から，まず快と不快が分化し，発達に伴って，不快からは怒り，嫌悪，恐れ，嫉妬，快からは得意，大人に対する愛情，子どもに対する愛情，喜びが分化する
幼児期	愛着対象は母親から家族に広がり，親を心のなかにイメージすることで離れていても安心できるようになる．一方，環境に大きな変化があったり，親との情緒的結びつきが不安定な場合，退行現象を示すことがある
学童期	学校生活を通して，他の子どもたちと交わり，感情のコントロール，他者への配慮，道徳心，行動規範，性役割同一視，自分の技能や性格などの自己認知を高めていく．学童中期から後期にかけて，強い仲間意識をもつグループをつくり，グループ内の秘密などをつくって集団的行動をとる．この頃をギャングエイジとよび，年齢相応の欲求を集団行動で満たそうとする
青年期	身体的変化とともに，自己と他人との関係に敏感になる時期であり，自己の容姿やボディイメージに対する意識が高まる（ボディイメージの形成）．第2次性徴の発現により，男であること女であることを実感し，性差を意識した行動をするようになる（性同一性の確立）

社会性の発達

乳児期	生後2〜4か月頃には，あやすと笑う．生後6〜10か月頃には大人の相手を求めるようになり，はいはいが始まる．8か月以降は，親（保護者）への後追いが激しくなる
幼児期	1歳〜1歳半頃には他の子どもに興味を示すようになり，1歳半〜2歳頃には一緒に同じようなことをして遊ぶことができる．3〜4歳頃には一つの遊びを共同で行うようになる，けんかが少なくなる，遊びのルールや約束を理解するようになる，などがみられる．ごっこ遊びを通して，社会的常識，道徳，習慣などを身につけ，協調の精神を養い，ともに生活する喜びを経験していく．さらに運動や遊びを通して，身体の運動機能が発達していく．幼児期は自己主張が強いため，けんかが起こりやすいが，けんかにより仲よく遊ぶことを知り，社会性が養われていく
学童期	ものごとを客観的にみる能力，知的好奇心，知的吸収力など，それまで培ってきた認知能力を基礎に勉強への取り組みが始まり，仲間とのやりとりを通して，社会的な技能を習得する．学校生活は，多くの仲間と巡り会うとともに，自分を発見する場でもある．さまざまな活動に取り組み，そうした経験を通して，自分は何をしたいのか，何者になりたいのか，やりたいことに気づいていく
青年期	身体的な変化として，第2次性徴が始まり，心理的な変化としては第2反抗期とみなされている．子どもでもなく，大人でもなく中間的な段階，過渡的な段階と位置づけられ，仲間づくりも同性から異性に拡大し，大人びた言動をとりながらも，傷つきやすい一面ももちあわせる

成人移行期支援

概 念

　小児医療の進歩により小児期に疾病を発症し，その疾病を抱えながら成人に達している患者が増えている．それらの小児慢性疾患をかかえる患者が，病態・合併症の年齢変化や身体的・人格的成熟に対応して適切な医療を受けられることは重要である．しかし現状は，医療者側や，患者本人，家族の問題により，小児科医が長期にわたって小児中心の医療システムのなかで診療せざるをえないような状態にある．

　小児期から成人期への円滑な医療の移行が進められるためには，患者本人の自立性を高めること，また個々の成長発達を踏まえ，ニーズに見合った医療が受けられるように支援することが求められている．

対象患者

　小児慢性疾患患者．

成人移行の問題

医療者側

(1) 患者，家族との深い絆から，あえて成人医療提供者にバトンタッチしない．
(2) 成人医療提供者の小児専門医療水準への不安．
(3) 思春期医療や心の問題への不慣れさ．
(4) 小児専門医療や多臓器におよぶ障害の診療について詳しくない．

患者・家族側

(1) 患者の精神的未熟さやセルフケア不足．
(2) 内科医に対して冷たい印象を受ける．
(3) 医療者への依存や要求度の高さ．
(4) 子どもへの過保護．

看 護

●移行準備期（遅くとも10歳まで）

※年齢は患児の疾患の状態，心理・社会的熟成度により個別に決定する．

項目	ポイント	備考（根拠など）
疾患・治療の理解と説明	患児が生活で体験しそうな事柄を踏まえて，疾病・治療について知識を確かめ，理解できるようにする	「友達に病気のことを聞かれたらなんて答えるの？」など具体的な状況に関連させた確認と理解によりイメージがつきやすい
医療情報や健康管理の把握と教育	疾患と関連させて，検査値が示す意味を説明し，いっしょに考える 医療ケアが必要な場合は，一人でもできるように手技の獲得や環境を整えていくよう支援する 症状や検査値など健康管理で必要な情報は，自分で記録することができるよう支援する	自分にとって必要なものであることを意識させる 発達段階に応じた計画的な指導が必要となる 記録することで症状や検査値と自分の体調を結び付けられるようにする
コミュニケーションスキルの獲得	診察や面談時には，両親が同席していても両親を介せず自分の意見を言えるようなコミュニケーションがとれるように援助する	治療の主役は，両親ではなく患児自身になるように，環境を整える
社会とのかかわり・人間関係	セルフケアを行いながら地域や学校生活の中で成功経験を積み重ねられるように援助する 一緒に振り返ることを行う 実際の療養状況を確認し，これから起こる問題を自己解決できるように援助する	生活上での療養行動に自信をつけられるようにする その場の状況に応じて対応する力を獲得できるようにする
家族への援助	段階を追って，本人が技術・行動面でセルフケア能力を習得できるように両親への指導を行う 将来自立した生活を送るためには，医療行為に限らず自分で問題を解決でき状況に応じた対応能力が必要となるという認識を家族がもてるように援助する	いずれはセルフケアが必要であるという認識を家族にもってもらう

●移行期

項目	ポイント	備考（根拠など）
疾患・治療の理解と説明	疾患・治療についての理解度を確認し，周囲の人に病名告知をするか，告知する場合はどのような方法でするかいっしょに考える	状況に応じて病気の説明ができることは生活をしていくうえで必須の能力である
医療情報や健康管理の把握と教育	自分で，症状・治療・健康について記録がつけられるように支援する 診察時に自分自身の状態を医師に説明することができるようにする 自分で受診日について相談，決定ができるようにする 医療行為の手助けがない状態でも行えるようにする 治療（医療行為も含め），生活など自己流になったり逸脱しないよう把握し，支援する 成人後の医療についてどのような変更が必要となるのか，成人病院への移行をみすえた話をする 成人後の公的支援や医療保険について，情報提供を行う 妊娠による疾患への影響，避妊の方法などの説明を行う	自立した受診行動へ導く必要がある 突然の成人病院移行には不安が強まり移行に難渋する 疾患によっては計画妊娠が必要となる
コミュニケーションスキルの獲得	診察や面談は親とは別々に行う 自分で医療者に最近の体調や，家庭・学校での健康管理の様子，困っていることや希望などを直接伝え，対策が立てられるよう支援する	本人とは異なる親の意向を優先しないようにする 疾患・治療に自分で責任がもてるようになるため，自分自身で考え，伝えられることが必要である
社会とのかかわり・人間関係	学校や学校以外の生活体験や地域とのかかわりがもてるよう支援する 希望があればサポートグループの紹介をする 親の物理的・経済的支援から独立し，社会人として生活できるよう支援する	「特別扱い」をしない周囲の協力や支援的なかかわりが重要である 先輩や年上の同病患者など役割モデルとなる人との接点により，将来への希望や問題対応能力などについて考えることができる
家族への援助	失敗しても医療者がサポートすることを保障して，医療ケア，健康管理，生活などを本人が主体的に行動できるよう援助し，見守るようにすることを促す	本人の言動に対して見守る姿勢をとることが望まれる

第2章

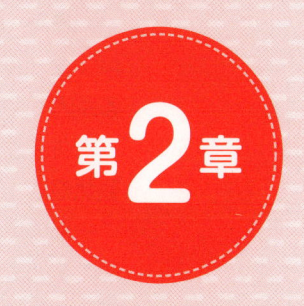

疾患の理解と看護

川崎病

循環器疾患

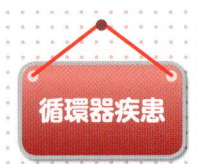

概念

　川崎病（KD：Kawasaki disease）は，小児急性熱性皮膚粘膜リンパ節症候群（MCLS：mucocutaneous lymph node syndrome）ともいい，主として4歳以下の乳幼児に好発する原因不明の疾患である．男児に多い．全身の血管炎を伴う急性熱性疾患ともいわれている．

　合併症として冠動脈炎に基づく動脈瘤，麻痺性イレウス，肝炎，関節炎などがある．冠動脈瘤は10病日過ぎに瘤が形成される．

　一部の患児に無症候の冠動脈瘤の後遺症が残ることが判明している．ほとんどは3～8週の経過で治癒するが，0.3～0.5％の症例では発症から1か月前後に心筋梗塞，心不全，動脈瘤破裂などが原因で突然死することもある．急性期を過ぎた後も後遺症の有無に注意し，長期の観察が必要である．

症状

　以下6つの主要症状のうち，5つ以上を伴うものを本症とする．ただし，主要症状のうち，4つしか認められなくても，経過中に冠動脈瘤（拡大を含む）が確認され，他疾患が除外されれば本症とする．

　(1) 5日以上続く発熱（ただし治療により5日未満で解熱する場合もある）．
　(2) 両側眼球結膜の充血．
　(3) 口唇・口腔症状：口唇紅潮，イチゴ舌，口腔咽頭粘膜のびまん性発赤．
　(4) 不定形発疹．
　(5) 四肢末端の変化：（急性期）手足の硬性浮腫，掌蹠ないしは指趾先端の紅斑．
　　　　　　　　　　（回復期）指先からの膜様落屑．
　(6) 非化膿性頸部リンパ節腫脹（急性期）．

　その他，診断の手がかりとしてBCG接種痕の紅斑，腫脹，臍や陰部の発赤，ぶどう膜炎などがある．

検査

血液検査：軽度の肝障害，好中球増加を伴う白血球増加，回復期の血小板増加，赤沈亢進，CRP陽性，貧血，血清脂質の異常，低アルブミン血症，低ナトリウム血症．
心臓超音波検査（断層心エコー），冠動脈造影：25％に冠動脈に病変がみられる．

治療

　急性期の強い炎症反応を可能な限り早期に終息させ，結果として合併症である冠動脈瘤の発生頻度を最小限にする．

内服薬：抗凝固・抗炎症作用薬　アスピリン

急性期	30～50mg/kg/日
解熱数日後	5～10mg/kg/日
CRP・血小板が正常化するまで（冠動脈瘤がない場合）	3～5mg/kg/日

※肝障害がある場合は，フルルビプロフェン（フロベン®）5mg/kg/日を内服する．

免疫グロブリン療法

原田のスコアを使用し，免疫グロブリン療法の適応を決定する．

原田のスコア

①白血球数	12,000/mL 以上
②血小板	350,000/mL 未満
③CRP	3＋以上（4.0mg/dL 以上）
④Ht	35％ 未満
⑤アルブミン	3.5g/dL 未満
⑥年齢	12か月以下（13か月未満）
⑦性	男児

※9病日以内に，左記7項目中4項目を満たす場合に免疫グロブリンを投与する．

注射薬

γグロブリン：200～400mg/kg/日を5日間点滴静注する．もしくは2,000mg/kgを単回投与する場合もある．免疫グロブリン開始後24～48時間においても反応不良や効果が不十分な場合は次の治療に移行する（フローチャート参照）．

ウリナスタチン（エストチン®）：5,000単位/kg×6回を，上記のγグロブリンと併用することがある．

※血管炎症に対する効果を期待しての投与．

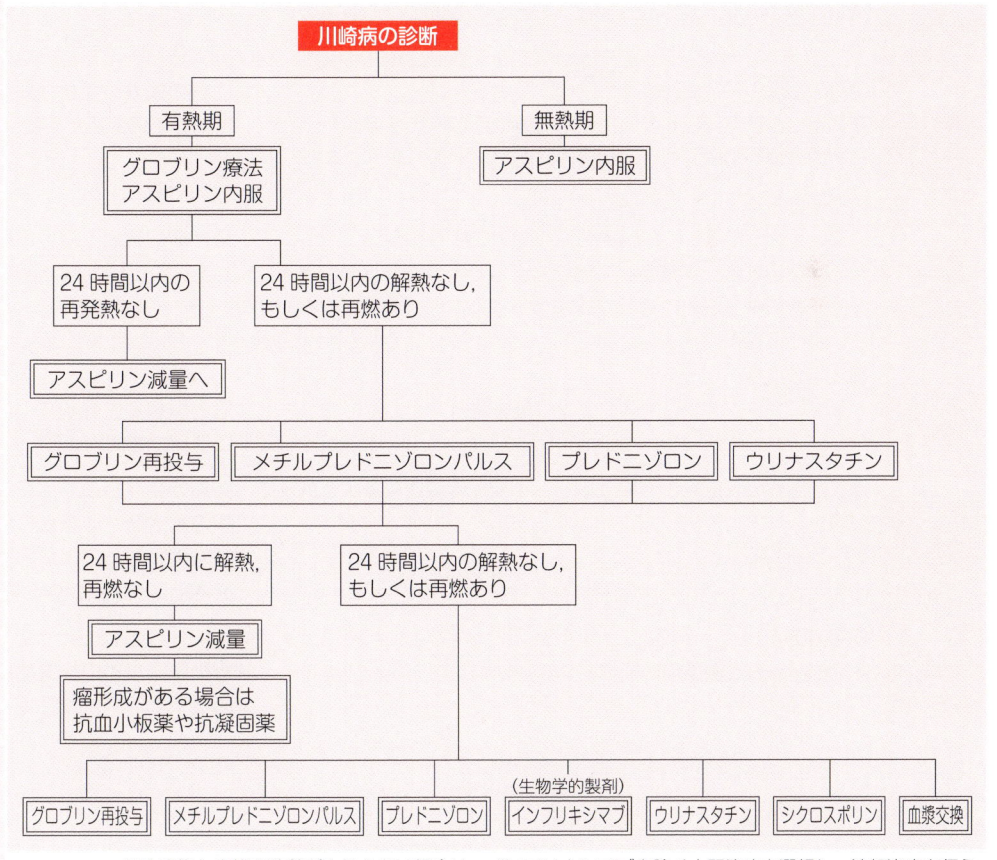

```
            川崎病の診断
           ┌──────┴──────┐
         有熱期           無熱期
    グロブリン療法      アスピリン内服
    アスピリン内服
    ┌────┴────┐
 24時間以内の   24時間以内の解熱なし，
  再発熱なし    もしくは再燃あり
 アスピリン減量へ
    ┌──────┬──────┬──────┐
 グロブリン  メチルプレド  プレドニゾロン  ウリナスタチン
  再投与    ニゾロンパルス
    ┌────┴────┐
 24時間以内に解熱，  24時間以内の解熱なし，
   再燃なし         もしくは再燃あり
  アスピリン減量
  瘤形成がある場合は
  抗血小板薬や抗凝固薬
   ┌──┬──┬──┬──┬──┬──┐
                        （生物学的製剤）
 グロブリン メチルプレド プレドニゾロン インフリキシマブ ウリナスタチン シクロスポリン 血漿交換
  再投与  ニゾロンパルス
```

※その後も症状の改善がみられない場合は，インフリキシマブを除く上記治療を選択し，追加治療を行う．

看護 ▶

項目	ポイント	備考（根拠など）
観察	バイタルサイン：血圧，脈拍，体温，脈圧の低下，頻脈，交互脈の有無，低体温，高体温 全身状態：機嫌，活気，啼泣，食欲，脱水，尿量 体温管理に留意し，必要に応じてクーリングや保温を行う γグロブリンを投与する際は，30分後，1時間後，2時間後，その後3時間ごとにバイタルサインを測定し，アレルギー反応など副作用の出現に注意する 心電図モニター（不整脈）：心房細動，心房粗動，心室頻拍，ST-T変化など 心エコーにて冠動脈の拡大 血液検査値：白血球，好中球，CRP，赤沈，血小板の上昇，AST，ALT，ビリルビンの上昇 身体症状：口唇紅潮，イチゴ舌，口腔咽頭粘膜のびまん性発赤，リンパ節の腫脹，不定形発疹，硬性浮腫，四肢末端の落屑	経時的に観察し，熱型や身体症状から治療効果を判断していく（γグロブリン投与前後の変化に注意する） 冠動脈瘤，梗塞のリスクがある γグロブリン使用の副作用出現のリスクがある 抗血栓療法による出血傾向の出現の可能性がある 川崎病に特徴的な症状である 回復期に四肢の落屑が出現する
安静	薬物療法中はベッド上で安静とする	抗凝固療法中は出血のリスクがあるため危険防止が必要である
食事	口腔内の発赤・腫脹により経口摂取・内服が思うようにできない場合があるので，食べやすい食事の形態や患児の好む食事の選択を行う	
清潔	全身の清潔の保持に努める 高体温により発汗しやすいため，必要に応じ更衣をする 口唇の乾燥や落屑に対し，軟膏の塗布や絆創膏の貼付をする	口唇の痛みや落屑の瘙痒感，痛みに対しての対応が必要
治療管理	**内服薬の投与** 　嘔吐や飲みこぼしのないように，確実に投与する 　乳幼児の場合，少量の水に溶くなどして苦痛を最小限にする．団子状に練り口の中で転がすようにするなど，患児が飲みやすいように工夫をする **静注薬の投与** 　γグロブリン，ウリナスタチンの静脈注射	急性期に炎症・血栓形成の抑制としてアスピリンの内服を行う 冠動脈病変併発予防の目的でγグロブリンを使用する
精神的ケア	家族が患児の状態を十分に理解し，不安が軽減されるよう説明を行う	突然の発症が多く，急な入院や症状の重症感，心臓に合併症を残す危険性があることから家族は混乱をきたし，不安が強い場合が多い
指導	内服方法 定期的な診察と服薬の必要性	冠動脈瘤などの後遺症にも注意が必要

循環不全

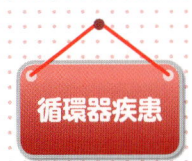

循環器疾患

概念 ▶ 循環不全とは，血液の循環がなんらかの原因で障害され，その結果，全身の臓器・組織に必要とする血液量が供給されない状態である．循環不全の主要な病態は，ショックと急性心不全である．適切な生体代償機能がはたらくか治療がなされないと，生体の重要な臓器に不可逆的変化（多臓器不全）が生じ，個体死となる．

症状 ▶ 血圧低下，頻脈，末梢脈微弱，顔面蒼白，呼吸不全（チアノーゼ，頻脈，多呼吸，浅薄呼吸など），皮膚（湿潤，冷感，冷汗），体温低下，尿量減少，意識障害（不穏，興奮，混迷，無力），四肢（湿潤，冷感，末梢色不良）．進行すると，腹水・胸水の貯留，多臓器不全となる．

検査 ▶ 血液ガス，血液検査，胸部X線（心陰影の大きさ，肺うっ血，胸水），心電図，心臓超音波検査（心拡大，左心室駆出率，弁機能，肺高血圧，シャント）．

治療 ▶ 上記の検査を行うとともに，基礎疾患の治療を行い，安静と呼吸管理，薬物療法（カテコラミン，血管拡張薬，利尿薬）を実施する．

看護 ▶

項目	ポイント	備考（根拠など）
観察	血圧，脈拍，不整脈 体温 呼吸状態：呼吸数，努力呼吸，チアノーゼ，SpO_2値 体重増加，IN-OUTバランス（水分出納のチェック），浮腫の有無と部位 意識レベル，機嫌 冷汗，皮膚湿潤，冷感	異常の早期発見と循環不全の悪化の有無を評価し，適切な対応ができるようにする
安静	急性期は鎮静薬使用による安静管理 回復期でも極力ベッド上にて安静で安楽な体位を保ち，啼泣や激しい体動は避ける 血圧低下時は下肢挙上し，心臓への静脈血の還流を助ける	啼泣や激しい体動によるエネルギー消費を避け，安静を保ち，全身の循環の安定を図る
食事	急性期は絶食とし，高カロリー輸液を行う その後，胃管によりミルク注入を行う	経口摂取による心臓への負担の増加を避ける
排泄	膀胱留置カテーテルを留置し，尿量測定を行う	心不全徴候の早期発見のために厳重なIN-OUTバランス管理が必要
清潔	急性期では，全身清拭，陰部洗浄を行い清潔を保つ 循環状態の安定を確認後，安静度に応じて部分浴，ベッド上でのシャワー浴，洗髪，沐浴を行う	清潔を保ち，感染を予防する
環境	至適室温を保ち，音や光による環境刺激を避ける	環境に起因する患児へのストレスを減らす

心筋症
しんきんしょう

循環器疾患

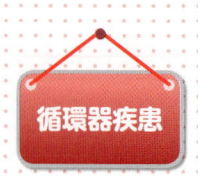

概念

心筋症とは，心機能障害を伴う心疾患と定義される．心室内腔の著明な拡張と心筋収縮機能の著しい低下のため，うっ血性心不全を呈する．

心筋症は臨床病態に基づき，糖尿病や感染症といった原因が明らかな二次性心筋症と原因不明の特発性心筋症に分類され，特発性心筋症は，肥大型心筋症（HCM：hypertrophic cardiomyopathy），拡張型心筋症（DCM：dilated cardiomyopathy），拘束型心筋症（RCM：rastrictive cardiomyopathy），不整脈源性右室心筋症と分類不能心筋症の5つに分類される．

不整脈源性右室心筋症は難治性の不整脈が続くことで引き起こされる心筋症であり，症状などは不整脈の種類により特定できないので，以下はHCM，DCM，RCMについて述べる．

症状

肥大型心筋症（HCM）
動悸，胸痛，呼吸困難，易疲労性，めまい，失神，突然死など．

拡張型心筋症（DCM）
乏尿，易疲労性，顔色不良，末梢の冷感，哺乳不良など．血圧は正常かやや低下，脈圧の減少に伴い脈拍は微弱となる．湿性ラ音や気管支攣縮に伴う喘鳴，浮腫，静脈怒張，黄疸，肝腫大，腹水貯留など．

拘束型心筋症（RCM）
軽症の場合は無症状のことがあるが，進行すると心不全，不整脈，塞栓症などが起こる．

検査

肥大型心筋症（HCM）
①心電図，②心臓超音波検査，③MRI，④心筋シンチグラフィ，⑤心血管造影，⑥心筋生検．

拡張型心筋症（DCM）・拘束型心筋症（RCM）
①胸部X線，②心電図，③心臓超音波検査，④血液検査，⑤心臓カテーテル検査および心筋生検．

治療

肥大型心筋症（HCM）・拘束型心筋症（RCM）
内科的治療，外科的治療，食事療法，安静．

拡張型心筋症（DCM）
内科的治療，外科的治療，心臓移植．

看護

項目	ポイント	備考（根拠など）
観察	**心不全症状** 　左心不全：呼吸状態（呼吸数，様式，肺ラ音，喘鳴），呼吸困難，起座呼吸，咳嗽，喀痰，SpO₂値 　右心不全：食欲不振，嘔気，腹部膨満などの消化器症状，肝腫，IN-OUTバランス，浮腫，体重増加，頸静脈の怒張 　末梢循環不全：チアノーゼ，冷汗，冷感 　心拍出量低下：易疲労感，乏尿，失見当識，不機嫌など 心電図モニター（不整脈）：心房細動，心房粗動，心室性頻拍，ST-T変化など バイタルサイン：血圧，脈拍（脈圧の低下，頻脈，交互脈），体温（低体温，高体温） 心音：Ⅲ音，奔馬調律（ギャロップリズム） 胸部X線，心臓超音波検査，血液検査，心臓カテーテル検査などのデータ	（「心不全」の看護〈p.41〉参照） 心不全の増悪状態を判断する 迅速かつ的確な判断と緊急の治療ができるようにする
安静	二重負荷，等尺性負荷，バルサルバ効果を避けた日常生活を送る	呼吸困難などの症状の出現を避け，心負荷の軽減を図る
食事	水分制限，塩分制限と口渇への援助，味つけの工夫などの指導を行う 食事内容（塩分・水分制限）についての指導を実施する 抗凝固薬内服時は納豆を食べないよう説明する	過剰な水分摂取により，心不全が悪化する可能性がある 納豆に含まれる成分（ビタミンK）により，抗凝固薬の作用が抑制される
排泄	呼吸困難，労作時の息切れがある場合は酸素吸入をしながらベッド上で排泄を行う 排便のコントロール	心不全の増悪を予防するために日常生活動作に対する理解を深める 症状が軽減したら医師の指示によりトイレでの排泄が可能となる
清潔	呼吸困難，労作時の息切れがあるときは手早く，清拭を行う 症状が軽減しているときは，脱衣室と浴室の温度差を避けてシャワー浴や入浴を行う 手洗い，含嗽の習慣を身につける	安静度に応じた援助を行い，皮膚の保護・保湿と循環の安定に努める 気温の変化による心負荷の増強を避ける 感染予防
環境	室内の空気を清潔に保つ 冷感や高温多湿をきたさないように室内環境を調整する	感染予防
治療管理	術後も，利尿薬，強心薬の内服は継続する	
精神的ケア	水分・塩分・生活制限を徹底しても，心不全症状で短期間の入退院を繰り返すようになる．患児とその家族は精神的に不安定であるのが通常であり，患児を責めるような態度は慎み，患児の闘病意欲を損なわないよう指導する	指示量を守り，満足感が得られ口渇感や空腹などのストレスが生じないように食事の工夫をする必要がある

心室中隔欠損症（VSD）

循環器疾患

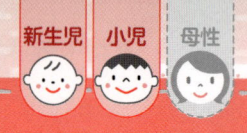

概念

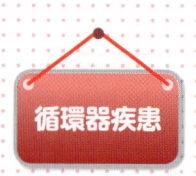

主に，胎生期に心室中隔の形成が不完全となり，欠損孔を生じた奇形であり，先天性心疾患の20〜30％を占め最も多い．乳児期死亡や自然閉鎖などがある．自然閉鎖または縮小率が高く，特に1歳までは治癒することが多いとされている．

心臓血液循環は，右房へ還流した静脈血はすべて肺動脈へ流入し，肺で動脈血となって左房へ還流する．さらに動脈血は左房から左室へ入った後，左室から大動脈へ駆出される．ここで心室中隔欠損症（VSD：ventricular septal defects）患者は心室中隔欠損孔を通して右室経由で肺動脈にも血液が流れる．短絡した血流は肺動脈血流の増加分として，肺から左房，左室へ再び流入してくるため，肺動脈，左房，左室の拡大（容量負荷）が認められる．基本的に肺血管抵抗が小さいうちは左→右短絡であるが，肺血管抵抗が上昇するにしたがって左→右短絡は減少し，ついには右→左短絡となりチアノーゼを呈するようになる．これは「アイゼンメンジャー（Eisenmenger）症候群」とよばれている．

分類としてはカークリンの分類が主に用いられる．

カークリンの分類
Ⅰ型：肺動脈弁のすぐ下方で室上稜との間にある高位の欠損．
Ⅱ型：室上稜のすぐ下で膜性部欠損を含むもので最も高率．
Ⅲ型：Ⅱ型よりも後方にあり，心内膜床欠損（ECD）型も含む．
Ⅳ型：筋性部欠損ともいわれる．

症状

欠損孔の大きさによって症状の発生時期や病状が異なる．欠損孔の小さいものは無症状に経過することが多く，心雑音を残すだけで成長する．自然閉鎖しない場合には感染性心内膜炎のリスクが持続する．欠損孔の大きなものは乳児期より多呼吸，哺乳力低下，体重増加不良，心不全，肺高血圧，呼吸不全を呈し，呼吸器感染をきたしやすい．放置した場合，乳児期の死亡率は10％を超えるといわれる．また，肺高血圧の持続からアイゼンメンジャー症候群に至る可能性がある．幼児期には軽度の運動で呼吸困難，易疲労感，反復気道感染をきたすようになる．

検査

聴診：胸骨左縁第3〜4肋間に汎収縮期雑音があり，肺血流量の増加に伴い拡張期ランブル音を生じる．中等度の短絡症例では収縮期振戦を伴うことがある．肺高血圧の進行とともにⅡ音の亢進が著明となる．大きな欠損孔では，振戦はみられなくなる．

胸部X線：軽症例では正常に近い所見を呈する．短絡量の多い例では心陰影の拡大，左第2，第3弓の突出や肺血管陰影の増強を認める．

心電図：欠損孔の大きな症例では左室肥大，左房負荷を示す．肺高血圧の程度によって，右室肥大所見を伴う．

心臓超音波検査：欠損孔の大きさ，型，短絡量・率，大動脈弁・僧帽弁の逆流を確認できる．

心臓カテーテル検査：欠損孔の部位，短絡量や短絡率，肺血管抵抗，左房・左室容量，合併奇形の有無などを確認できる．

治療 ▶ 薬物療法

心不全症状が治療の対象になる．通常，心機能低下はないので利尿薬が主体となる．
血管拡張薬は血行動態を改善することがある．ACE阻害薬が使われることが多い．

手術

手術適応は，乳児期には体重増加不良，肺合併症のある例，小児期以降では容量負荷所見が明らかで欠損孔の縮小傾向がない例，感染性心内膜炎の既往例，大動脈弁の変形・閉鎖不全例，心不全・呼吸不全を生じている例などがあげられる．ただし，アイゼンメンジャー症候群を呈している場合は原則として手術は禁忌である．

手術は人工心肺を使用して開心し直視下に閉鎖する．心室切開をしないで心房，または肺動脈から閉鎖が可能な場合が多い．

術式は，パッチ閉鎖術（patch closure）を基本とするが，欠損部位や大きさにより直接縫合閉鎖術（direct closure）を選択する場合もある．

看護 ▶ 術前

項目	ポイント	備考（根拠など）
観察	**心不全症状** 左心不全：呼吸数増加，断続性ラ音の聴取，喘鳴，呼吸困難・起座呼吸，咳嗽・喀痰排出 右心不全：食欲不振，嘔気，腹部膨満，肝腫大，浮腫，体重増加，頸静脈の怒張 末梢循環不全：チアノーゼ，冷汗，冷感，毛細血管再充満時間（CRT）の延長 **呼吸状態** 呼吸パターン，回数，呼吸音，努力呼吸，労作性呼吸困難，チアノーゼ，ばち状指 心電図モニター（不整脈）：心房細動，心房粗動，心室性頻拍，ST-T変化 胸部X線，心エコー，血液検査，心臓カテーテル検査（穴の大きさ，流速）などのデータ 吸啜力，食欲，摂取状況 IN-OUTバランス（尿量，排便量，食事量，飲水量など），体重測定	肺血流増加により肺うっ血や肺高血圧をきたし，呼吸器症状を呈することがある 肺血流量が減少し，チアノーゼが進行することがあるため，必要時は酸素投与・管理が必要となる 必要時は酸素投与を行うが，肺血管を広げ容量負荷を増加させてしまうこともあるので注意する 循環血液量の増加に伴い，肺血流量の増加や心負荷の増大につながるため，左右短絡が強いほど水分制限が必要となる
安静	啼泣を避ける 安楽な体位の工夫	呼吸負荷・心負荷を最小限にする
食事	安静が保てるよう，患児の機嫌や入眠状況を見ながら哺乳時間・量，乳首の種類などを工夫する	呼吸負荷や心不全症状の悪化により，食事摂取量の低下や，消化不良をまねくことがある
排泄	排便のコントロール 便秘時は下剤の投与を医師に相談する	水分制限や高濃度ミルクを使用する場合，便秘になりやすい

▶ 術後

項目	ポイント	備考（根拠など）
観察	尿量，排便，胸部X線・超音波検査，血液検査値，体重，吸啜力，食欲，食事摂取量 不整脈 疼痛の訴え，機嫌，表情 不整脈 飲水制限や利尿薬の使用によって循環血液量の管理を行う 呼吸状態の観察とともに，必要時は吸入，吸引，呼吸理学療法を行う 創部やドレーン・ライン類の挿入部の状態 ドレーンの排液量・性状	手術操作による心筋の損傷，血行動態の変化，人工心肺使用による影響などにより，循環動態が悪化する 術前の肺うっ血，肺高血圧，挿管の影響で気道分泌物が多くなり，無気肺を起こしやすい 術後は手術創やドレーン・ライン類の異物の挿入により感染を起こしやすい
安静	医師の指示に従い，安静度を解除していく 安静が解除となったら，徐々に活動範囲を広げていく	ドレーン類を誤って抜去しないように確実に固定する
食事	抜管後より飲水開始 医師の指示にて食事開始 水分制限がある場合は決められた量を守る 心不全症状のある場合には，摂取状況やIN-OUTバランスに注意する	
排泄	排便のコントロール 水分摂取を促す 早期離床を促す 便秘時は下剤の投与を医師に相談する	全身麻酔や術後の臥床により，腸蠕動が低下するため，術後は便秘傾向となる
清潔	全身の清潔の保持に努める 医師の指示により創部をテープ保護し，シャワー浴を開始．抜鉤後は医師の指示によりオープン管理（創部を覆わない）となる 手洗い・含嗽の習慣を身につける 齲歯予防について伝える	創部からの感染や出血を防ぐため，抜鉤前のシャワー時には，確実に創部を保護する 術後は孔にパッチ（自己心膜・ゴアテックス®などの人工布）を使用している場合があるため，感染性心内膜炎リスクが高く，齲歯など感染予防の指導が必要である
環境	環境整備，清潔保持 冷感や高温多湿にならないように室内環境を調整する	感染予防 気温の変化による心負荷の増強を防ぐ
指導	病状についての理解度の把握とサポート	

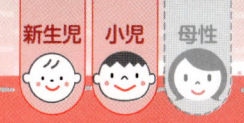

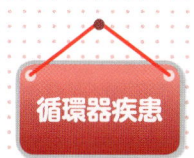

心内膜床欠損症（ECD）

循環器疾患

概念 ▶ 　心室中隔流入部の欠損と，房室弁の形態異常を特徴とする．心内膜床とは発生過程で心房中隔と心室中隔が癒合して形成される．ここで障害が発生することで心内膜床欠損症（ECD：endocardial cushion defect）が生じる．障害の程度により完全型と不完全型がある．完全型は心室中隔欠損と心臓房室弁の形成異常を伴う．不完全型とは一次孔開存である．先天性心疾患の約3%に本症がみられ，ダウン症候群で心疾患を伴う場合には約40〜50%に本症がみられる．

症状 ▶ 　一次孔開存だけの不完全型では心房中隔欠損症と大差はないが，僧帽弁閉鎖不全の程度によって心不全，頻回の気道感染，呼吸障害をきたす．完全型では特に心不全をきたすことが多く，チアノーゼを認めることもある．

検査 ▶ **聴診**：心房中隔欠損症と同様に，胸骨左縁上部に駆出性収縮期雑音を聴取し，第二心音の分裂を認める．僧帽弁閉鎖不全があれば，心尖部付近に逆流性全収縮期雑音を認める．また，胸骨左縁の下方に拡張中期雑音を聴くことが多く，これは三尖弁口を通過する血流量が増加したことを意味する．
胸部X線：右第2弓，左第2，3弓の突出を示すものが多い．完全型では肺うっ血が高度となる．また左室拡大，両室拡大，右室拡大の他，心房の拡大もみられる．
心電図：不完全右脚ブロックを示すものが多い．左軸偏位を示すものが多く，約半数にPQ時間の延長，すなわちⅠ度の房室ブロックがみられるという特徴がある．
心臓超音波検査：Mモードでは左室の流出部が狭く，僧帽弁前尖基部の低振幅，また完全型では房室弁は三尖弁と僧帽弁が連続しているのが特徴である．カラードップラー断層所見により一次孔開存部と短絡を認め，房室弁の逆流さらに心室中隔欠損の有無を検査できる．
心臓カテーテル検査：左室造影で左室流出路の狭小を示す（グースネックサイン）．僧帽弁の裂隙や左室から左房への逆流をみれば，僧帽弁閉鎖不全を確認できる．
血液検査

治療 ▶ **薬物療法**
　心不全に対して行われ，強心薬，血管拡張薬，利尿薬，鎮静薬などが用いられる．ジキタリス製剤の副作用として嘔気・嘔吐，下痢などの消化器症状，不整脈，脈拍の減少などがあげられる．薬物の副作用を知り，その早期発見に努めることが大切である．
手術
　アイゼンメンジャー（Eisenmenger）症候群を呈しているものは原則として手術は禁忌であるが，一般的には不完全型は学童期までに一次孔開存閉鎖，僧帽弁裂隙閉鎖術を行う．完全型は心不全をきたすものが多く，乳児期に根治手術が行われる．新生児期に肺動脈絞扼術（肺動脈バンディング）を行うことが多い．

看護 ▶ 術前

項目	ポイント	備考（根拠など）
観察	**心不全症状** 　左心不全：呼吸数，肺ラ音，喘鳴，呼吸困難，起座呼吸，咳嗽， 　　　　　　喀痰，SpO₂値 　右心不全：食欲不振，嘔気，腹部膨満，肝腫，IN-OUTバランス，浮腫，体重増加，頸静脈の怒張 　末梢循環不全：チアノーゼ，冷汗，冷感，ばち状指 　心拍出量低下：易疲労感，乏尿，失見当識，不機嫌 **呼吸状態** 　呼吸パターン，呼吸数，呼吸音，努力呼吸，労作性呼吸困難，チアノーゼ 　心電図モニター（不整脈）：心房細動，心房粗動，心室性頻拍， 　　　　ST-T変化 　胸部X線，心臓超音波検査，血液検査，心臓カテーテル検査などのデータ 　吸啜力，量，食欲，摂取状況 　尿量，排便量，食事量・飲水量 　体重測定	左右短絡により，右室容量負荷がかかる 肺血流の増加により肺うっ血や肺高血圧をきたし，呼吸器症状を呈することがある 肺血流量が減少し，チアノーゼが進行することもあるため，必要時は酸素投与・管理が必要となる．しかし，肺血管を広げ容量負荷を増加させてしまうこともあるので注意する 呼吸負荷増大により，食事摂取量の低下や消化不良をまねく
安静	啼泣を避ける 安楽な体位の工夫	呼吸負荷，心負荷を最小限にする
食事	水分制限のある場合は指示量を守る 安静が保てるよう，患児の機嫌や入眠状況を見ながら哺乳時間・量・乳首の種類などを工夫する	呼吸負荷や心不全症状の悪化により，食事摂取量の低下や，消化不良をまねくことがある
排泄	排便のコントロール 腹部マッサージや温罨法を適宜行う 便秘時は下剤の投与を医師に相談する	水分制限をすると，便秘になりやすい
清潔	状況に応じて，全面介助あるいは部分介助で行う 入浴が負担とならないよう入浴前に浴室の温度を調節し，湯温は40℃程度にして短時間で行う	心負荷を防ぐ 上気道感染の予防 全身の清潔保持
環境	環境整備，清潔保持 低温や高温多湿にならないように室内環境を調整する	感染予防 気温の変化による心負荷の増強を防ぐ

▶ 術後

項目	ポイント	備考（根拠など）
観察	循環動態（循環作動薬などを使用し心臓の収縮を助け，末梢血管を拡張させる）	手術操作による心筋の損傷，血行動態の変化，人工心肺使用による影響などにより，循環動態が悪化する
	飲水制限や利尿薬の使用によって循環血液量の管理を行う 呼吸状態の観察とともに，必要時は吸入，吸引，呼吸理学療法を行う	術前の肺うっ血・肺高血圧・挿管の影響で気道分泌物が多くなり，無気肺を起こしやすい
	創部やドレーン・ライン類の挿入部の状態	術後は手術創やドレーン・ライン類などの異物の挿入により感染を起こしやすい
安静	医師の指示に従い，安静度を解除していく 徐々に活動範囲を広げていく	ドレーン類を誤って抜去しないように安静を守る
食事	抜管後より飲水開始 医師の指示にて食事開始 水分制限がある場合は決められた量を守る 心不全症状がある場合には，摂取状況や IN-OUT バランスに注意する	
排泄	排便のコントロール 腹部マッサージや温罨法を適宜行う 便秘時は下剤の投与を医師に相談する	全身麻酔や術後の臥床により，腸蠕動が低下するため，術後は便秘傾向となる
清潔	全身の清潔の保持に努める 抜鈎の翌日よりシャワー浴が可能	創部からの感染や出血を防ぐため，抜鈎前のシャワー時には，確実に創部を保護する
	手洗い・含嗽の習慣を身につける 齲歯予防について伝える	術後はパッチ（自己心膜，ゴアテックス®などの人工布）を使用している場合があるため，感染性心内膜炎リスクが高く，齲歯など感染予防の指導が必要である
環境	低温や高温多湿にならないように室内環境を調整する	感染予防 気温の変化による心負荷の増強を防ぐ

心不全 しんふぜん

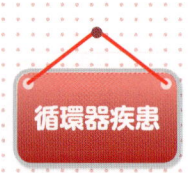

循環器疾患

概念 ▶ 身体が必要とする十分な量の血液を，心臓が体循環に送り出せないときに起こる．心不全は通常，左心不全と右心不全に分けられる．乳幼児では，先天性心奇形が原因のことが多い．

症状 ▶ **左心不全症状**
肺うっ血，呼吸困難，血圧低下，頻脈，チアノーゼ，尿量低下，末梢冷感．
両心不全・右心不全症状
静脈圧の上昇，浮腫，肝腫大，胸水，腹水．

検査 ▶ 胸部X線，心電図，動脈血液ガス分析，血液検査，心臓超音波検査，心臓カテーテル検査，心血管造影検査．
Forrester分類
心不全における重症度の評価と治療方針を決定する際に用いる．

CI（心係数）（L/分/m²） 2.2

I群：正常な血行動態	II群：循環血液量（前負荷）が過剰な状態
・肺うっ血（−） ・末梢循環不全（−） 治療 ・不整脈の管理 →鎮静薬（モルヒネ），β遮断薬	・肺うっ血（＋） ・末梢循環不全（−） 治療 ・肺うっ血がみられたら利尿薬（循環血液量↓），血管拡張薬（硝酸薬）などの使用
III群：循環血液量が減少した状態	IV群：ショック（血行動態が破綻した状態）
・肺うっ血（−） ・末梢循環不全（＋） 治療 ・補液をし，効果不十分ならカテコラミン，ペーシングが必要	・肺うっ血（＋） ・末梢循環不全（＋） 治療 ・カテコラミン，ジギタリス，血管拡張薬や利尿薬を使用し，抵抗性の場合には，大動脈バルーンパンピング（IABP）などで強力な心補助を行う

18
PCWP（肺動脈毛細管圧）（mmHg）

※基準値 CI：3.5±0.7（L/分/m²），PCWP：4〜12（mmHg）

治療 ▶ （1）安静の保持．
（2）酸素吸入，呼吸管理．
（3）水・ナトリウム制限．
（4）薬物療法（利尿薬，血管拡張薬，強心薬，β遮断薬）．

看護

項目	ポイント	備考（根拠など）
観察	**心不全症状** 左心不全：呼吸状態（呼吸数，様式，呼吸音，喘鳴），呼吸困難，起座呼吸，咳嗽，喀痰，SpO_2値，血液ガスデータ 右心不全：食欲不振，嘔気，腹部膨満など消化器症状，肝腫，IN-OUTバランス，浮腫，体重増加，頸静脈の怒張 末梢循環不全：チアノーゼ，冷汗，冷感，毛細血管再充満時間（CRT）の延長 心拍出量低下：易疲労感，乏尿，失見当識，機嫌，頻脈，血圧低下など 心電図モニター（不整脈）：心房細動，心房粗動，心室頻拍，ST-T変化など バイタルサイン：脈圧の低下，頻脈，交互脈，体温，呼吸状態 心音：Ⅲ音，奔馬調律（ギャロップリズム） 胸部X線，心電図，心臓超音波検査，血液検査，心臓カテーテル検査などのデータ	基礎疾患の有無，重症度によって症状が異なるので注意する 小児は訴えが少ないため，観察が重要なポイントとなる 心房，心室の負荷により不整脈が出現しやすい 不整脈が出現すると，循環動態が悪化する場合が多い 心筋虚血による心不全の増悪や心外膜炎の合併により，心タンポナーデが出現することがある 体温の上昇は酸素消費量を増大させ，心臓への負担を増加させる 低体温では体温を上げるための生理的な反応として筋組織の酸素消費量が多くなり，末梢血管の収縮により心臓への負担が増す 心拍出量の減少によっても低体温は生じやすい 疾患の改善，増悪，重症度，リスクを評価するうえで重要である
安静	心不全の状態によって，活動が制限される 患児が好む姿勢で安静を保つ 必要に応じて鎮静薬を使用し，酸素消費の軽減を図る 乳幼児は，啼泣を避ける 症状・年齢に応じて，腹臥位，ファーラー位，座位など安楽な体位をとってもらう	安静臥床により心臓への負担の減少，心筋酸素消費量の減少，静脈圧の軽減，腎血流の維持などが期待できる 呼吸負荷，心負荷を最小限にする ファーラー位により，静脈還流量が減少し，肺血流が制限されるため，呼吸が楽になる．重力により肺上部のうっ血が軽減し呼吸面積が増大する
食事	状態に応じて，主に塩分と水分の制限を行う 乳児では1回の哺乳量が減少するため，哺乳回数を増やす（水分量はX線所見，体重，循環動態のデータなどにより決定される） 人工栄養児で塩分制限をする場合はナトリウム含有量の少ないミルクを使用する 患児のミルク量，心不全状況によって，乳首を選択する	水分は静脈還流量を増加させ，心負荷を増加させるため制限を行う ナトリウムは水分を体内にとどめる作用があるため，患児の状態により制限される場合がある 1回の哺乳量が制限されるため，空腹時の啼泣が激しい場合は，穴の小さい乳首を使用することもある

項目	ポイント	備考（根拠など）
食事	乳児では指示された経口哺乳量を守り，状態に応じて注入を行う 食欲不振の症状がある場合は，患児の好む食物形態にするなどの工夫を行う 口渇による苦痛には，氷片や含嗽にて対処する 必要時絶飲食（中心静脈栄養）	哺乳による心負荷の軽減 口渇が増強する因子として，病室の環境（温度，湿度），食事内容，発熱，高血糖，電解質異常などがある
排泄	排便のコントロール 腹部マッサージや温罨法を適宜行う 便秘時は下剤の投与を医師に相談する	排便時の怒責で換気が抑制され，心拍出量が減少することによって酸素輸送能力の低下が生じる
清潔	状況に応じて，全面介助あるいは部分介助で行う 入浴が負担とならないよう短時間で行う 浮腫により皮膚の統合性が障害されやすいので，機械的刺激を最小限とし，皮膚の保護や循環の促進に努める 手洗い・含嗽の習慣を身につける	心負荷を最小限にする 感染予防
環境	至適室温を保つ	気温の変化による心負荷の増強を防ぐ

心房中隔欠損症（ASD）

循環器疾患

概念

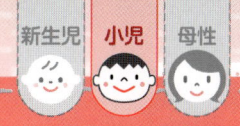

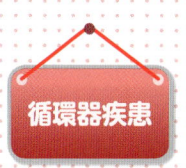

心房中隔欠損症（ASD：atrial septal defects）は成人で最も多くみられる先天性心疾患で，単純な（合併奇形のない）ASDは全先天性心疾患の7～13％を占める．男女比は1：2で女子に多くみられる．先天性心疾患患児の30～50％に，心房中隔欠損が疾患の一部として合併している．乳児期には約半数に自然閉鎖がみられるが，学童期以降の自然閉鎖はほとんどなく，成長とともに欠損孔が拡大する場合もある．

心房中隔欠損はその部位および形態から以下の3型に分類される．

二次孔欠損

ASDのなかで最も多い型で，全体の50～70％がこの型である．卵円孔部に欠損があり，一次中隔の過剰吸収ないしは二次中隔の形成異常により発生する．

一次孔欠損

心内膜床欠損の部分型で，房室弁の形成異常を伴い僧帽弁裂隙を合併する．ASDの15～30％を占める．

静脈洞型欠損

ASDの約10％を占め，多くは上大静脈の右房への結合部にみられる上位欠損であるが，まれに下大静脈付近が欠損している下位欠損もある．右肺静脈が右心系に還流する部分肺静脈還流異常をしばしば合併する．また上位欠損では洞機能障害，上室性不整脈を合併する頻度が高い．

ASDは，短絡量が少なければ乳幼児期にはほとんど自覚症状はないが，まれに心不全症状をみる例もある．しかし，ほとんどが小児期では無症状で経過するため，本人ないし家族の病識も薄く，入院や手術に際し，患児や家族に強い不安があるのが特徴的である．病気の経過，病識，年齢を把握し，本人および家族が不安を最小限にして手術を受けることができるように援助することが大切である．

心不全症状をみる例では，呼吸の状態，浮腫，体重の変化，IN-OUTバランスに注意して観察する．

症状

多くは無症状であるが，ときに体重増加不良，易疲労性，運動時の息切れや動悸，心房細動などの不整脈，頻回の呼吸器感染症，うっ血性心不全の症状を呈する．

検査

胸部X線，心電図，心臓超音波検査，血液検査，心臓カテーテル検査など．

治療

心臓手術とカテーテル治療がある．手術前に心不全症状がみられた例では心不全の治療が主となる．

心臓手術

左右短絡量の少ない場合は手術の必要はないが，Qp/Qs（肺体血流量比）が1.8以上のものは学童期までに閉鎖手術をすることが望ましい．手術は右第2肋間前側方開胸または胸骨正中切開にて心臓に達し，人工心肺を使用して右房切開し，直視下で手術をする．

多くの場合は直接縫合が行われるが，欠損孔の大きい場合では，パッチ（自己心膜，ゴアテックス®などの人工布）を用いて欠損部を閉鎖する．手術の危険性は比較的少ない．ただし，肺高血圧症でアイゼンメンジャー症候群を呈しているものの手術は禁忌である．

カテーテル治療

カテーテル治療はアンプラッツァー閉鎖術といい，2枚のかさで欠損孔をはさんで閉鎖する方法である．カテーテル治療により，患児への負担・侵襲を少なくし，安全に治療できるようになった．治療後は，血栓予防のため，アスピリンの内服が必要となる．

心臓カテーテル検査の合併症のほかに，閉鎖栓の脱落や高度の欠損閉鎖不全を生じることがあり，この場合，心臓外科手術により取り出す必要がある．

看護 ▶ 術前

項目	ポイント	備考（根拠など）
観察	**心不全症状** 左心不全：呼吸数増加，断続性ラ音の聴取，喘鳴，呼吸困難，起座呼吸，咳嗽，喀痰排出 右心不全：食欲不振，嘔気，腹部膨満，肝腫大，浮腫，体重増加，頸静脈の怒張 末梢循環不全：チアノーゼ，冷汗，冷感，毛細血管再充満時間（CRT）の延長 心電図モニター（不整脈）：心房細動，心房粗動，心室性頻拍，ST-T変化 胸部X線，心臓超音波検査，血液検査，心臓カテーテル検査（穴の大きさ，流速）などのデータ 吸啜力，食欲，摂取状況 尿量，排便量，食事量・飲水量 体重測定	左右短絡により，右房，右室に容量負荷がかかり，右心不全症状をきたす 循環血液量の増加に伴い，肺血流量の増加や心負荷の増大につながるため，左右短絡が強いほど水分制限が必要となる
安静	啼泣を避ける 安楽な体位の工夫	呼吸負荷，心負荷を最小限にする
食事	乳児の場合，指示量で満足を得られるように乳首の種類や穴の大きさを工夫する	呼吸負荷や心不全症状の悪化により，食事摂取量の低下や，消化不良をまねくことがあるため，医師の指示どおりの水分を摂取させる
排泄	排便のコントロール 乳児の場合は，肛門刺激をする 便秘時は下剤の投与を医師に相談する	水分制限や高濃度ミルクを使用する場合，便秘になりやすい

▶ 術後

項目	注意点/留意点	根拠
観察	尿量，排便，胸部X線，超音波検査，血液検査，体重，吸啜力，食欲，食事摂取量 不整脈 疼痛の訴え，機嫌，表情 飲水制限や利尿薬の使用によって循環血液量の管理を行う 呼吸状態の観察とともに，必要時は吸入，吸引，呼吸理学療法を行う 創部やドレーン・ライン類の挿入部の状態 ドレーンの排液量・性状	手術操作による心筋の損傷，血行動態の変化，人工心肺使用による影響などにより，循環動態が悪化する 術前の肺うっ血，肺高血圧，挿管の影響で気道分泌物が多く，無気肺を起こしやすい 術後は手術創やドレーン・ライン類の異物の挿入により感染を起こしやすい
安静	医師の指示に従い，安静度を解除していく 安静が解除となったら，徐々に活動範囲を広げていく	ドレーン類を誤って抜去しないよう確実に固定する
食事	抜管後より飲水開始 医師の指示により食事開始 水分制限がある場合は決められた量を守る 心不全症状のある場合には，摂取状況やIN-OUTバランスに注意する	
排泄	排便のコントロール 水分摂取を促す 早期離床を促す 便秘時は下剤の投与を医師に相談する	全身麻酔や術後の臥床により，腸蠕動が低下するため，術後は便秘傾向となる
清潔	全身の清潔の保持に努める 医師の指示により創部をテープ保護し，シャワー浴を開始．抜鉤後は医師の指示によりオープン管理（創部を覆わない）となる 手洗い・含嗽の習慣を身につける 齲歯予防について伝える	創部からの感染や出血を防ぐため，抜鉤前のシャワー時には，確実に創部を保護する 手術後はパッチを使用している場合があるため，感染性心内膜炎のリスクが高く，齲歯など感染予防の指導が必要

大動脈縮窄症（CoA）

循環器疾患

概念 ▶ 大動脈縮窄症（CoA：coarctation of the aorta）とは，大動脈峡部と下行大動脈の移行部，すなわち大動脈の動脈管接続部（心臓の左心室から出た大動脈がヘアピンカーブを描きながら首と腕に向かう大きな3本の枝を出した直後のところ：右図の色のついた部分）が狭くなっている状態である．心疾患を伴い，乳幼児期から症状をきたしやすい大動脈縮窄複合と，心疾患を伴わない単純型大動脈縮窄があり，症状や経過は異なる．大動脈縮窄複合はより重症であり，心室中隔欠損，両大血管右室起始，房室中隔欠損などを伴う．大動脈縮窄は先天性心疾患の10%と報告される．

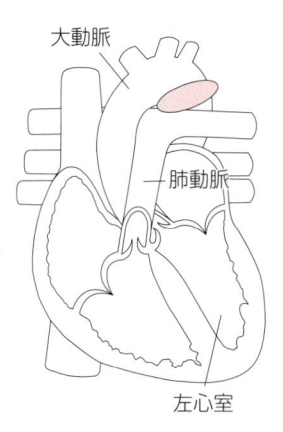

症状 ▶ 上肢と下肢の血圧差が大きく，下肢の血圧が低く，下肢の脈が触れない．
新生児期は下半身にチアノーゼがみられる．
呼吸が速い，脈が速い，ミルクの飲みが悪い，発汗・寝汗，体重増加不良，尿量の減少などといった心不全症状も伴う．
下半身の血流は動脈管によって維持されているため，動脈管が閉じかけると下行大動脈への血液は大動脈縮窄部を通る血液のみとなり，縮窄の程度が強いと急激な乏尿を引き起こす．同時に肺動脈から肺への血流量が増加し，高度の心不全，呼吸不全に陥る（動脈管ショック）．
大動脈縮窄複合の場合は，新生児期（通常3週間以内）から症状を呈することが多い．一方，単純型大動脈縮窄症は，小児期を無症状で経過することも多く，高血圧を指摘されて見つかることがある．

検査 ▶ **超音波検査**：心内奇形，縮窄部の形態やサイズ・形，心機能など心臓の動きを明らかにできる．
胸部X線：心臓のサイズと肺うっ血を診断．
心臓カテーテル検査・血管造影：縮窄部の形態，合併奇形と異常な圧差の診断．
心電図：正常もしくは，左室肥大やST-T波の異常．

治療 ▶ **プロスタグランジン製剤の投与**
新生児で大動脈縮窄複合と診断されたら，すぐに動脈管開存を維持するために，プロスタグランジン製剤の点滴投与を開始する．動脈管が開存している間は，大動脈縮窄があっても下半身の血圧は肺動脈圧と同等に維持されるが，動脈管が閉じてくると下半身の血流がなくなり血圧が低下する．
強心薬，利尿薬の投与
心不全症状が強い場合に投与する．

手術

　プロスタグランジン製剤の投与を開始しても，超音波検査で動脈管の血流が回復しない場合には緊急手術となる．人工心肺を用いて，大動脈縮窄と合併する心疾患を一度に治す場合（一期的修復術）と，大動脈縮窄だけを修復して後から心疾患を治す場合（二期的修復術）がある．

　術式には，狭窄部切除端端吻合，鎖骨下動脈フラップ法，パッチ拡大術などがある．術後の再狭窄に対しては，バルーン拡大術が行われ，学童期以降の例では再狭窄をきたしにくいステントを用いたカテーテル治療も試みられている．

看護

項目	ポイント	備考（根拠など）
観察	**心不全症状** 　左心不全：多呼吸，肺ラ音，喘鳴，呼吸困難，起座呼吸，咳嗽，喀痰，SpO_2値 　右心不全：食欲不振，嘔気，腹部膨満など消化器症状，肝腫，IN-OUTバランス，浮腫，体重増加，頸静脈怒張 　末梢循環不全：チアノーゼ，冷汗，冷感 　心拍出量低下：易疲労感，乏尿，失見当識，不機嫌 　心電図モニター（不整脈）：心房細動，心房粗動，心室頻拍，ST-T変化 　上下肢の血圧差	心不全徴候として，左心不全が出る 口唇や四肢末端にチアノーゼがみられたり，四肢末端の冷感，冷汗がみられる うっ血性心不全が進行すると尿量低下，浮腫，体重の急増なども起こる 狭窄の進行を把握するため，上下肢圧差を観察する
安静	経口哺乳は，無理しない範囲にとどめる 沐浴は短時間で済ませる 不快を除き，啼泣を避ける	心負荷の増悪を予防する
食事	水分制限，ミルクの濃度の指示がある場合には指示量を守る 心不全症状によりミルクが飲めない場合は，患児にあった乳首を選択する	水分過剰摂取により心負荷が増悪する可能性がある 必要エネルギーを維持するため，高濃度ミルクが選択されることがある
排泄	排便のコントロール 腹部マッサージや温罨法を適宜行う 便秘時は下剤の投与を医師に相談する 大動脈縮窄切除後症候群による血便	水分制限や高濃度ミルクを使用する場合，便秘になりやすい 術後，下大動脈への血流増加に伴い，大動脈縮窄切除後症候群に注意する
清潔	沐浴またはシャワー浴を手早く行う 呼吸困難や疲労の激しい場合は清拭を行う	清潔保持，感染予防 入浴による疲労を防ぐ
環境	環境整備，清潔保持 低温や高温多湿にならないように室内環境を調整する	感染予防 気温の変化による心負荷増強を防ぐ
指導	齲歯予防について伝える 手洗い・含嗽の習慣を身につける 内服方法	手術後はパッチを使用している場合があるので，感染性心内膜炎のリスクが高く，齲歯など感染予防の指導が必要

単心室症

循環器疾患

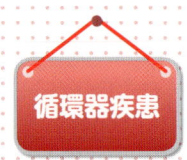

概念

単心室症とは，右室か左室のどちらかが非常に小さいか，ない場合を指す．主に左室だけで心臓ができている場合を左心室型単心室，右室だけで心臓ができている場合を右心室型単心室とよんでいる．単心室全体の約80%が左心室型単心室である．

単心室はさまざまな複雑心奇形の集合体であり疾患は多岐にわたる．共通するのは両心房からの血液が注入する主心室が存在することである．主心室のほかにもう一方の痕跡的心室が存在することも多いが，心室としての機能はない．一方の房室弁が痕跡的心室に騎乗していてもその程度が50%以下であれば単心室症と診断される．

症状

生後より全身性チアノーゼで発症するが，その程度および基本的な病態は肺血流量が減少しているか，増加しているか，すなわち肺動脈狭窄の有無によって規定される．肺血流減少型ではチアノーゼ症状が顕著に現れる．肺血流増加型では肺血管抵抗が減少すると肺血流が増大することで肺高血圧症を呈し，うっ血性心不全による呼吸困難，哺乳障害などの症状が主体となって起こるが，チアノーゼは軽度である．

検査

超音波検査：心内奇形，心機能，心臓の動きを明らかにできる．
胸部X線：心臓のサイズと肺うっ血を診断する．
心臓カテーテル検査，血管造影
心電図

治療

外科的治療

肺血流増加型では，生後2～4週ごろに肺動脈絞扼術を行い，肺血流のコントロールをする．

肺血流減少型では，生後必要に応じてBTシャント術（Blalock-Taussing術），その他の体肺動脈吻合術を行う．これにより全身性チアノーゼは軽減する．

体重増加を待った後，生後3か月以降に両方向性Glenn手術を行い，体重10kgを目安にFontan手術を行う．両手術の前には心臓カテーテル検査を行い，肺血管抵抗，肺動脈の発育程度，心機能や房室弁逆流の評価を行う．

強心薬，利尿薬の投与

心不全状態にある場合は，強心薬や利尿薬，血管拡張薬を使用する．

プロスタグランジン製剤の投与

肺血流減少型では，動脈管の開存を図るためプロスタグランジン製剤の点滴投与を開始し，手術に備える．

看護

項目	ポイント	備考（根拠など）
観察	**心不全症状** 　左心不全：多呼吸（新生児の場合60回/分以上），湿性ラ音（聴診で聴取），喘鳴（耳元で聴取），鼻翼呼吸，起座呼吸，肩呼吸などの努力呼吸，湿性咳嗽・喀痰の増加 　右心不全：ミルクの飲みが悪い・時間がかかるなど哺乳量の減少，嘔気・腹部膨満などの消化器症状，浮腫，体重増加 　末梢循環不全：チアノーゼ，冷汗・冷感，不機嫌，何となく機嫌が悪い，何となく元気がない IN-OUT バランス BT シャント術後，シャント音の確認 SpO_2 値 心電図 不整脈：心房細動，心房粗動，心室頻拍，ST-T 変化 **プロスタグランジン製剤投与** 　投与状況と投与部位の確認 　副作用（ショック・アナフィラキシー様症状，意識状態，肝機能，無呼吸発作，低カルシウム血症，低クロール血症） 　長期投与中の管理（全身皮膚状態の変化）	うっ血性心不全が進行すると，尿量低下，浮腫，体重の急増なども起こる 起座呼吸は小児の場合，抱っこすると少し楽しそうになり，呼吸回数の減少や喘鳴消失がみられる 新生児や乳児の場合，浮腫が観察しやすいのは眼瞼である チアノーゼは口唇や四肢末端に生じるが，啼泣によって容易に全身に生じやすい．また，冷汗は頭部または全身に生じる 冷感は四肢末梢に生じやすい SpO_2 値の急激な低下はシャント閉塞が考えられ，急激な上昇は肺血管抵抗の低下に伴う肺血流過剰（ハイフロー）が考えられる．シャント閉塞ではシャント音の消失を認め，血栓除去術など手術となる可能性が高い．また，ハイフローでは早期に対処しなければ死に至ることもあり緊急度は高い 姑息術後，Glenn 手術前であれば酸素飽和度は70％以上を保てるよう管理し，必要であれば酸素投与を行う．Glenn 手術後の酸素飽和度は80％程度となる 長期投与の場合，投与ライン（PI カテーテル留置）による感染やカテーテル挿入部周囲の皮膚状態の悪化がみられる場合もある 発疹，蕁麻疹，瘙痒感などの皮膚症状が出現しやすいため，皮膚の保清のみでなく軟膏塗布や専門医師の診察も考慮する
安静	経口哺乳は，無理しない範囲にとどめる 沐浴は短時間ですませる 不快を除き，啼泣を避ける	心負荷の増悪を防止する 新生児や乳児の場合，直接母乳を行うことで心負荷を増大させることもあるため，家族や医師と相談しながら行っていく
食事	水分制限，ミルクの濃度の指示がある場合には指示量を守る	水分過剰摂取により心負荷が増悪する可能性がある 必要カロリーを維持するため，高濃度ミルクが選択されることもある
排泄	排便のコントロール 腹部マッサージや温罨法，肛門刺激を行う 便秘時は下剤の投与を医師に相談する	水分制限や高濃度ミルクを使用する場合，便秘になりやすい

項目	ポイント	備考（根拠など）
清潔	沐浴またはシャワー浴を手早く行う 呼吸困難や疲労の激しい場合は清拭を行う PIカテーテル留置中は清潔操作に注意して管理する	清潔保持，感染予防 入浴による疲労を防ぐ
環境	環境整備，清潔保持に努める 低温や高温多湿にならないように室内環境を調整する	感染予防 気温の変化による心負荷の増強を防ぐ
指導	育児指導の際，心負荷をかけない育児について指導を行う 家族に手洗い・含嗽の習慣を身につけてもらう 予防接種は医師と相談のうえ，感染や心不全のない時期を選んで行う	啼泣時には抱っこなどを行い早期に泣き止ませること，排便時怒責が心負荷になるため，綿棒を使用した肛門刺激法を行うことを伝える 術後になるため，予防接種の時期については必ず医師と相談するよう説明する

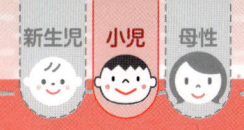

洞不全症候群（SSS）

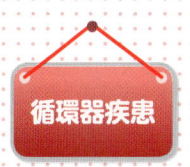

循環器疾患

概念 ▶ 洞結節の機能不全に関連した不整脈の総称（洞不全症候群：SSS；sick sinus syndrome）．

ルーベンシュタインの分類によって，以下の3つに分類される．

洞性徐脈（Ⅰ型）
洞調律で心拍数50回/分以下の持続性高度徐脈．

洞停止型・洞房ブロック（Ⅱ型）
洞結節からの電気信号が一過性または心房に伝わらないことで起こる．

徐脈・頻脈症候群（Ⅲ型）
発作性の心房細動・心房粗動や発作性上室性頻拍などの上室性の頻脈不整脈に続いて起こる．Ⅰ型あるいはⅡ型の徐脈性不整脈．

比較的予後はよい．本症と確定された場合はペースメーカー植え込み術の適応となる．

症状 ▶ 心拍停止が3～4秒では症状はない．6～8秒で「めまい」，10秒で「失神」，それ以上では「痙攣」が出現する．このような症状が突然出現することを「アダムス・ストークス発作」とよぶ．

その他，動悸，脈の結滞，胸部不快感などの不整脈感，持続する高度徐脈による低心拍出量のため下腿浮腫，息苦しさなどの心不全症状や塞栓症を示すこともある．

検査 ▶ ホルター心電図，運動負荷テスト，心臓超音波検査，EPS（電気生理検査）．

治療 ▶ ペースメーカー療法，薬物療法．

看護 ▶ 術前

項目	ポイント	備考（根拠など）
観察	バイタルサイン 心電図波形異常，心拍数，動悸，脈の結滞，胸部不快感，めまい，顔面蒼白，チアノーゼ 下腿浮腫，息苦しさ，意識レベル	洞結節の機能異常のために著しい徐脈となることで，心拍出量の低下による症状が出現する 著しい徐脈が長時間に及ぶと生命にとって重篤な状態となりやすい
安静	症状がなければ病棟内での制限はなし	

▶ 術後

項目	ポイント	備考（根拠など）
観察	脈拍数，不整脈，刺激スパイク数とスパイク後のQRS群，胸部不快感，呼吸困難，動悸などの自覚症状，ショック症状，ペーシング不全，センシング不全 ※ペースメーカーのモード（AAI，DDD，VVI）や設定値について確認したうえで，心電図波形の観察を行う 発熱の有無・熱型，創部の発赤・腫脹・疼痛	体動によるカテーテル先端のずれや閾値の上昇の可能性から血行動態が崩れる可能性がある 血行，創の直接感染により縫合不全・敗血症を起こす可能性がある
安静	カテーテル先端が心房内留置の場合はバストバンドを使用し，ペースメーカー植え込みをした側の上肢を固定する 手術当日は原則としてベッド上で仰臥位（ローリング可）とし，医師の指示により上体を挙上させていく	カテーテルの離脱・ずれを起こさない
指導	ペースメーカー植え込み術後1か月間は，植え込み側の上肢を激しく動かしたり，重い物を持つのを控える 過度の安静にしない 自己検脈の方法 日常使用する電気製品や携帯電話の使用方法 定期受診 医療機関受診時の注意点（MRI検査） ペースメーカー手帳の携帯 退院後の生活に対する不安が軽減するように援助する ボディイメージの変化	ペースメーカー挿入後の日常生活の注意点を説明し，退院後の生活に適応できるようにする

ファロー四徴症（TOF）

循環器疾患

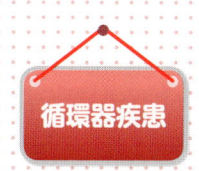

概念▶ ファロー四徴症（TOF：tetralogy of Fallot）は先天性心疾患の約10％を占め，乳児期以降でみられるチアノーゼ型先天性心疾患のなかで最も頻度の高いものである．男女比は２：１と男児に多い．四徴とは心室中隔欠損，右室流出路狭窄，大動脈騎乗，右室肥大である．四徴のうち本質的なものは心室中隔欠損と右室流出路狭窄の２つである．右室流出路狭窄は漏斗部狭窄と弁性狭窄のさまざまな組み合わせがあり，その程度も軽度のものから高度のものまで多彩である．

　最も重症なのは，肺動脈流出路が完全に閉鎖している肺動脈閉鎖例である．肺動脈が閉鎖している場合は，ファロー四徴極型といわれ，肺動脈への血行は動脈管，または，主要大動脈肺動脈側副血行路によって保たれる．

症状▶ 心室のレベルで右→左の短絡がありチアノーゼを示す．チアノーゼに伴い多呼吸，ばち状指，運動能低下をきたす．年長になり歩行時などに，酸素需要が増大すると体動時などに蹲踞をとるようになる．チアノーゼが長期間続くと赤血球増多症をきたし，脳血栓，脳膿瘍を合併しやすい．心雑音は収縮期に聴取され肺動脈狭窄部位で発生する．

　乳幼児においては急なチアノーゼの増強，多呼吸，代謝性アシドーシスを主症状とする無酸素発作（anoxic spell）をみることがある．無酸素発作は生後２〜６か月に最も多い．よく眠った後の覚醒時や啼泣，排便，哺乳などをきっかけに右室流出路狭窄が発作性に増強し肺血流量減少をきたすことによって起こる．いったん発作が生じて悪循環に陥ると，代謝性アシドーシスが進行し，さらに漏斗部の心筋収縮を強めて危機的な低酸素血症となる．それにより意識障害，痙攣が出現し，脳障害の合併および死亡の可能性がある．

検査▶ **心臓超音波検査**：心内奇形，心機能など，心臓の動きを明らかにできる．
胸部Ｘ線：心臓のサイズ，肺血管陰影．
心電図：右軸偏位，右室肥大が認められることが多い．
心臓カテーテル検査・血管造影

治療▶ **内科的治療**
　術前の内科的治療は無酸素発作の予防と治療が主となる．
　相対的貧血に対する鉄分摂取をすすめ，必要に応じて造血薬を投与する．便秘に対しては食事指導を行い，必要時には下剤を使用する．脱水にならないように注意し，発熱，下痢，食欲低下の際には早めに十分な輸液をするなどの配慮が必要である．啼泣，排便，採血などの処置で発作が起きることがあるため，注意が必要である．予防的にβ遮断薬を使用することもある．

手術
　手術は一般的には乳児後期以降（10か月以降）に行う．しかし，それ以前に低酸素発作が出現したり，チアノーゼが強い場合には手術が適応となる．適応基準を満たしていれば，

心内修復術を，修復術が困難な場合には姑息術を行う．心内修復術は心室中隔欠損のパッチ閉鎖と右室流出路狭窄，肺動脈狭窄の解除を行う．姑息術は Blalock-Taussing（BT）短絡手術が一般的である．

看護

項目	ポイント	備考（根拠など）
観察	バイタルサイン，SpO₂値，脈圧の低下，頻脈，交互脈，心音（収縮期雑音の有無，シャント音），チアノーゼ IN-OUT バランス：尿量，排便量，飲水量，食事摂取量，吸啜力，食欲，体重 胸部 X 線・心臓超音波検査，血液検査，心臓カテーテル検査などのデータ 末梢冷感	無酸素発作時には心雑音が消失する **術前**：脱水による循環血液量の低下は，発作の誘因となるため，IN-OUT バランスに気をつける **心内修復術後**：右室切開しているため，不整脈の出現に注意する **シャント（姑息術後）**：肺血流増加による多呼吸，肺うっ血，体血流量低下による尿量減少に注意する
安静	啼泣や興奮した状態を避ける 無酸素発作を起こす可能性のある患児に対しては，採血，点滴路確保などの処置を酸素投与下で行う **無酸素発作時** 　酸素投与を行い，膝胸位をとらせて安静を図る 　上記処置で改善しない場合は，医師の指示により鎮静薬・β遮断薬の投与を行う（β遮断薬の開始時は，開始直後と 30 分後のバイタルサインの測定を行う）	啼泣，興奮，いきみなどが無酸素発作の誘引となる 膝胸位は肺への血流増加が期待できる β遮断薬で肺動脈の血流増加を図る
食事	安静が保てるよう，機嫌や入眠状況をみながら哺乳時間・量，乳首の種類などを工夫する	
排泄	排便のコントロール 腹部マッサージや温罨法を適宜行う 便秘時は下剤の投与を医師に相談する	いきみが無酸素発作の誘引となることがある
環境	環境整備，清潔保持 低温や高温多湿にならないように室内環境を調整する	感染予防 無酸素発作を起こしやすい場合，気温の変化による末梢循環不全，心負荷の増強を防ぐ
指導	齲歯予防について伝える 手洗い・含嗽の習慣を身につける 無酸素発作とその対応について伝える 鉄分の多い食事をすすめる 内服方法 抗凝固薬内服による出血に注意する	手術後はパッチ（自己心膜・ゴアテックス®などの人工布）を使用している場合があるので，感染性心内膜炎リスクが高く，齲歯など感染予防の指導が必要 最も発作の起こりやすい起床時を考慮し，患児の内服しやすい方法を検討し，確実に内服できるようにする **姑息術後**：抗凝固薬を内服するため，日常生活（特に，外傷，打撲）に注意するよう説明する．また，歯ブラシの毛もやわらかめを使用する 脱水（嘔吐・下痢）がある場合は，早めに受診するよう説明する

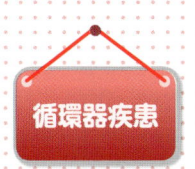

両大血管右室起始（DORV）

循環器疾患

概念 ▶ 解剖学的右室から大動脈・肺動脈の両方の大血管が起始する先天性心疾患．一般に大動脈と肺動脈のどちらかの大血管が完全に，残る片方の大血管の少なくとも半分以上が形態学的右室から起始するもの，あるいは両者併せて150％以上が右室から起始する心奇形と定義する．

両大血管右室起始（DORV：double outlet right ventricle）は，心室中隔欠損の部位と大血管相互の空間的位置関係によって病型分類される．

〈心室中隔欠損部位〉　〈大血管関係〉
1）大動脈弁下型　　　A）正常大血管関係
2）肺動脈弁下型　　　B）並列大血管関係
3）両大血管弁下型　　C）D型位置異常（肺動脈の右側に大動脈）
4）遠隔型　　　　　　D）L型位置異常（肺動脈の左側に大動脈）

DORVの半分以上は，大動脈は心室中隔に50％以上の騎乗か，完全に右室型に偏位する．大動脈弁と肺動脈弁の高さは近づき，両大血管は並列の空間的関係を示す．右心室流出路には大動脈と肺動脈の間に円錐中隔の形成がみられる．

症状 ▶ 病型にかかわらず，肺動脈狭窄を合併すると肺血流量が減少し，チアノーゼを呈し，ファロー四徴症と同様の病態を示す．肺動脈狭窄のない大動脈弁下心室中隔欠損例では肺血流量は増加して肺高血圧を生じ，心室中隔欠損に似る．したがって肺うっ血，呼吸不全，哺乳障害，体重増加不良などの心不全徴候がみられる．肺動脈弁下心室中隔欠損例では左室の駆出血は直接肺動脈へ駆出され，心室中隔欠損を伴う大血管転位症に類似の血行動態となり，全身のチアノーゼは著明である．新生児期から呼吸困難や心不全を呈しやすい．

検査 ▶ 本症における心臓超音波検査の役割はきわめて大きい．心室中隔の欠損部位診断や形態評価に不可欠である．

治療 ▶ いずれの型においても，うっ血性心不全の有無が問題となり，心不全がある場合には強心薬・利尿薬などによる薬物療法が行われる．基本病態が心室中隔欠損型，ファロー四徴型，大血管転位型を示す症例の治療方針は各疾患の治療原則に準ずる．

姑息的手術として肺動脈絞扼術により肺血流量をコントロールする方法があるが，術後に肺動脈または大動脈の弁下狭窄をきたすことがあるので，可能な限り一期的心内修復が推奨される．心房間交通が不十分な場合にはバルーン心房中隔裂開術（BAS）により十分な大きさの心房中隔欠損を作成する．根治的手術にはRastelli手術，右室流出路形成術，心内導管修復術，Jatene手術，Fontan手術などがある．

看護

項目	ポイント	備考（根拠など）
観察	**心不全症状** 　左心不全：呼吸状態（呼吸数，様式，呼吸音），呼吸困難・起座呼吸，咳嗽・喀痰 　右心不全：食欲不振，嘔気，腹部膨満など消化器症状，肝腫，IN-OUT バランス，浮腫，体重増加，頸静脈の怒張 　末梢循環不全：チアノーゼ，冷汗，冷感，毛細血管再充満時間（CRT）の延長 　心拍出量低下：易疲労感，乏尿，失見当識，不機嫌など バイタルサイン：血圧，脈拍，体温，SpO_2値，脈圧の低下，頻脈，交互脈 胸部 X 線，心臓超音波検査，血液検査，心臓カテーテル検査などのデータ	体重は同一条件下で測定し，水分バランスの指標とする
安静	乳児の場合，経口哺乳は無理しない範囲にとどめる 乳幼児には不快を除き，啼泣を避ける	啼泣は無酸素発作や心負荷につながる
食事	水分制限がある場合，できるだけ空腹を満たせるよう工夫する	
排泄	排便のコントロール 腹部マッサージや温罨法を適宜行う 便秘時は下剤の投与を医師に相談する	いきみが無酸素発作の誘引となることがある 水分制限や高濃度ミルクを使用する場合，便秘になりやすい
清潔	安静度に合わせて清潔の援助を行う シャワー浴・入浴は手早く行う	抵抗力が弱く，易感染状態にあり，感染をきっかけに心不全が悪化する可能性がある 長時間による疲労を避ける
環境	急激な温度の変化や高温多湿を避ける	気温の変化による心負荷の増強を防ぐ
指導	齲歯予防について伝える 手洗い・含嗽の習慣を身につける	感染性心内膜炎のリスクが高く，齲歯など感染予防の指導が必要である

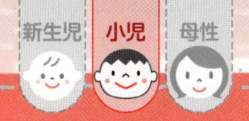

間質性肺炎

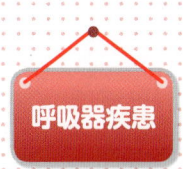

呼吸器疾患

概念 ▶ 肺の間質（肺胞と肺胞の間，肺胞と毛細血管の間）に炎症をきたす疾患である．肺胞と毛細血管の間（間質）が拡大するためガス交換が行われにくくなる．進行すれば，肺線維症になる．原因不明のものを「特発性間質性肺炎」という．

症状 ▶ 呼吸困難（頻脈，多呼吸，努力呼吸，チアノーゼ），乾性咳嗽．
聴診時，吸気の終末に捻髪音（マジックテープ® をはずすときのパリパリという音，耳のそばで髪の毛をこすり合わせたときに聞こえる音）がある．

検査 ▶ 間質性肺炎の活動性を反映する血液検査の指標．
・血清マーカー　KL-6（一般に 500U/mL が活動期の判断基準）
・LDH 上昇
・胸部 X 線，CT（すりガラス様陰影）

治療 ▶ **ステロイド薬**：急性期はパルス療法（ソル・メドロール® を 3 日間投与）．
免疫抑制薬：クロロキン，イムラン®，エンドキサン®，シクロスポリンの使用．
対症療法：酸素吸入，抗菌薬内服．

看護 ▶

項目	ポイント	備考（根拠など）
観察	体温，呼吸数，呼吸音，異常呼吸，咳嗽，分泌物の量や性状，SpO$_2$ 値，チアノーゼ	低酸素血症の有無を判断することで，異常の早期発見・合併症の予防につながる
安静	呼吸困難時は酸素や吸入療法の適用になるため，安静を保ち，半座位など体位の工夫をして酸素の消費をできるだけ少なくする	酸素消費量を抑え，体力の消耗を防ぎ回復を図る
食事	呼吸困難や頻回の咳嗽がある乳児には，無理をさせずに少量ずつ与え，回数を多くする	無理をすると嘔吐をまねき，呼吸状態の悪化につながる
清潔	呼吸状態が悪いときは清拭とする	二次感染予防のため，身体の清潔を保つ必要がある

気管狭窄（きかんきょうさく）

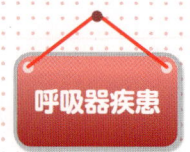

呼吸器疾患

概念 ▶ 気管狭窄には先天性と後天性がある．先天性には，原因不明の特発性と大血管の異常（血管輪など）によるものがあり，後天性には気道感染症後や腫瘍による圧迫などがある．重症度は狭窄の程度・長さによる．先天性では生後すぐに発症するものもあるが，活動が盛んになる2〜3か月してからのほうが多い．

症状 ▶ 喘鳴（吸気性あるいは往復性），呼吸困難，頻脈，多呼吸，陥没呼吸，顔面蒼白，チアノーゼ，嗄声，低栄養，体重増加不良，咳嗽（アザラシ様咳嗽）．

検査 ▶ 胸部X線，CT，気管支鏡検査，肺血管造影，気管支造影検査により診断．

治療 ▶ 原因が明らかな場合（例えば，血管輪や腫瘍による圧迫）は，まず原因の治療を行う．気管狭窄の多くは成長とともに程度が軽減するので，対症療法を主体とする．
しかし，狭窄から呼吸不全をきたす場合には手術を行う．最近は気管を横断した後側々吻合するスライド気管形成（sliding tracheoplasty）が行われることが多い．手術の実施にかかわらず予後不良のこともある．

看護 ▶

項目	ポイント	備考（根拠など）
観察	体温，呼吸数，呼吸音，異常呼吸，咳嗽，喘鳴，チアノーゼ，血液検査値，分泌物の量・性状，SpO$_2$値，活気や機嫌，食欲（哺乳量）	気管狭窄の状態を判断することで異常の早期発見につながる
安静	安静を保ち，不必要な酸素の消費をできるだけ少なくして，体力の回復を図る 側臥位や腹臥位など呼吸苦を緩和できるように体位を工夫し，安静を保つために刺激を少なくする	排痰促進のための体位ドレナージも行う
食事	食欲に応じてすすめる 食事や授乳は一度に多く与えず，少量ずつ与え，回数を多くする 重症例では一時的に経管栄養が必要である	発熱，多呼吸，発汗などで身体の水分を喪失しやすく，脱水に陥る可能性がある 呼吸障害を悪化させない
排泄	呼吸困難を伴う場合は，酸素吸入をしながらベッド上で排泄・おむつ交換を行う 酸素吸入の必要がなくなれば，トイレでの排泄が可能となる	体動による呼吸困難の増強を予防する
清潔	輸液・酸素吸入時は清拭を毎日行う 呼吸困難のあるときは手早く行う 全身状態がよければ，輸液中でもシャワー浴や沐浴をする場合もある	二次感染を予防するため，身体の清潔を保つ必要がある

気管支炎

呼吸器疾患

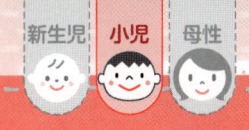

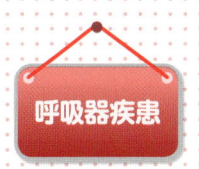

概念

気管および気管支粘膜の急性炎症で，種々の細菌・ウイルス感染，化学物質の吸入など，さまざまな原因で起こる．かぜに伴う急性気管支炎が多い．急性気管支炎の場合，胸部X線像では肺門陰影および肺紋理増強（気管壁の肥厚）をみることもある．

喘鳴を伴う喘息様気管支炎もあり，一過性である場合と，気管支喘息に移行する場合がある．また，鼻腔，咽頭に起こる感染症の炎症性疾患は急性上気道炎といい，ほとんどがウイルス感染による．

喘息様気管支炎

3歳以下の喘鳴を伴うかぜ・気管支炎である．気管の脆弱性，ウイルス感染（RSウイルスなど），受動喫煙，アレルギー（ダニ，ハウスダスト）などの関与がある．一過性である場合と気管支喘息に移行する場合がある．1日に3回以上の喘鳴がある場合は，気管支喘息と考えて積極的に治療する．

急性上気道炎

急性上気道炎は呼吸器系のなかでも鼻腔，咽頭に起こる感染性の炎症性疾患である．これには鼻炎，鼻咽頭炎，咽頭炎，喉頭炎が含まれる．ほとんどがウイルス感染による．

症状

発熱，咳嗽，喘鳴，呼吸困難，頻脈，多呼吸，顔面蒼白，チアノーゼ．乳幼児では嘔吐，下痢などの消化器症状や髄膜刺激症状，痙攣などの神経症状を合併することがある．

喘息様気管支炎

呼吸困難はないか，あっても軽度で機嫌もよいことが多い．喘鳴はゼロゼロ・ゼイゼイと聞こえる低音が主体で，気管支喘息のようなヒューヒューという高音の喘鳴は聞かれない．咳嗽も軽度である．

急性上気道炎

咽頭炎：発熱，咽頭発赤と腫脹，咽頭痛．
喉頭炎：嗄声，犬吠様咳嗽，吸気性喘鳴．

検査

喘息様気管支炎

胸部X線，血液検査．

急性上気道炎

血液検査，ウイルス迅速検査（インフルエンザウイルス，RSウイルス，A群溶連菌）．

治療

輸液による水分補給，抗菌薬や去痰薬の使用，薬剤吸入を行う．SpO_2の低下を伴う場合には酸素吸入を行う．気管支内の分泌物の貯留を防ぐため，呼吸理学療法を実施し，必要に応じて口鼻腔吸引を行い分泌物を除去する．

喘息様気管支炎

気管支拡張薬の吸入・内服，去痰薬，抗菌薬が用いられる．

急性上気道炎

症状に対応した治療を行う．

看護 ▶ 気管支炎・喘息様気管支炎

項目	ポイント	備考（根拠など）
観察	体温，呼吸数，呼吸音，異常呼吸，咳嗽，分泌物の量・性状，SpO$_2$値，活気や機嫌，食事・水分摂取量	肺胞の低換気状態を判断することで異常の早期発見・合併症の予防につながる
安静	安静を保ち，不必要な酸素の消費をできるだけ少なくする	酸素消費量を抑え，体力の消耗を防ぎ回復を図る
食事	食欲に応じてすすめる 一度に多く与えず，少量ずつ与え，回数を多くする 発熱など全身状態が悪い場合や経口摂取が不良な場合には輸液で水分を補う 必要に応じて食前に吸引する	発熱，多呼吸，発汗などにより身体の水分を喪失しやすく，脱水に陥る可能性がある 咳き込み嘔吐を予防する
排泄	呼吸困難を伴う場合は，酸素吸入をしながらベッド上での排泄を介助する 酸素吸入の必要がなくなれば，トイレでの排泄が可能となる	体動による呼吸困難の増強を予防する
清潔	発熱や発汗が続くことが多いため，清拭，更衣は毎日行う 呼吸困難のあるときは手早く行う 全身状態がよく，輸液や酸素吸入の必要がなくなれば，シャワー浴や入浴，沐浴を開始する	身体の清潔を保ち，二次感染を予防する
環境	室内の空気を清潔に保つ 発熱時は冷罨法と掛け物の調整をする 原因となるウイルス，細菌に応じた感染予防対策を行う	刺激臭や気温の変化によって咳嗽が誘発される 院内感染予防

▶ 急性上気道炎

項目	ポイント	備考（根拠など）
観察	バイタルサイン，鼻症状，咽頭炎症状 呼吸音，異常呼吸 嘔気・嘔吐，下痢 活気，食事摂取量	気管支炎，肺炎などの合併症を引き起こす場合があり，小児では重篤となる
安静	安静を保つ 安楽な体位を工夫する	
食事	呼吸状態に応じて，水分摂取を少量ずつすすめる 食欲に応じてすすめる 経口摂取が不良な場合は輸液で水分を補う	咳嗽などにより嘔吐の可能性がある 小児は脱水を起こしやすい
排泄	トイレ歩行ができない場合は，ベッドサイドまたはベッド上での排泄を介助する	
清潔	発熱や発汗が続くため，清拭，更衣は毎日行う	身体の清潔を保ち，二次感染を予防する
環境	原因となるウイルス，細菌に応じた感染予防対策を行う	院内感染予防

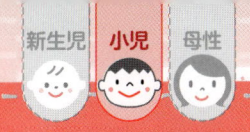

気管支喘息

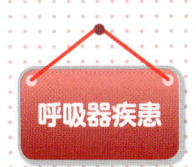

呼吸器疾患

概念 ▶

　気管支喘息は，発作性に喘鳴を伴う呼吸困難を繰り返す疾病である．その病理像は，急性の気管支収縮・腫脹，慢性的な粘液栓（痰）の形成を要因とする気道の粘膜・筋層にわたる可逆性の狭窄性病変と，気道過敏性，気流制限，呼吸器症状を伴う持続性の炎症，それらに基づく組織変化からなるものである．

　小児では「アトピー型」が多く，特定アレルゲンに対するIgE抗体を有する．発作程度は呼吸状態と生活状態の障害程度により，小発作，中発作，大発作，呼吸不全の4段階に分けられ，重症度は間欠型，軽症持続型，中等症持続型，重症持続型1，重症持続型2の5段階に分類される．

症状 ▶

　発作性に起こる呼気性呼吸困難，呼気の延長，喘鳴がみられる．重症になると呼吸音減弱，チアノーゼ，起座呼吸，意識障害，奇脈を生じる．

　気管支喘息の呼吸器合併症として，急性増悪時には皮下気腫，縦隔気腫，気胸などのエアリーク症状や無気肺などの発生に常に留意する必要がある．

検査 ▶

　血液検査でIgE値，好酸球の上昇がみられる．また，呼吸機能検査・気道過敏テストで重症度を判定する．

治療 ▶

　治療は，アレルゲン・重症度に応じた長期予防・管理の視点に立って行われる．

　急性発作時の治療では，ステロイド薬投与，アミノフィリン点滴静注・持続点滴，β_2アドレナリン受容体刺激薬（塩酸イソプロテレノール）吸入を行う．

　発作がないと自覚症状に乏しい慢性疾患である．自己判断から継続的な治療をやめてしまうと，成人喘息へ移行しやすいため，セルフケアを習慣化させる指導が必要である．非発作時には，無発作状態をできるだけ長期に維持するため，患児・家族に気管支喘息の知識と治療や管理の方法・技術を習得してもらう．

看護

項目	ポイント	備考（根拠など）
観察	**発作時** 呼吸の状態（喘鳴，陥没呼吸，呼気延長，起座呼吸，チアノーゼ，呼吸数），呼吸困難，分泌物の量・性状，生活の状態（会話，食事，睡眠），意識障害，ピークフロー値，SpO_2値	呼吸状態の観察により，発作の程度を把握する
	アミノフィリン持続点滴中の副作用の観察，血中濃度値	アミノフィリンの過剰投与によりテオフィリン中毒を起こすおそれがある
	塩酸イソプロテレノール持続吸入中の副作用の観察（心電図モニター装着のうえ，2時間ごとのバイタルサイン測定） **非発作時** 日課（生活時間），環境，治療の理解度，家族関係	重大な副作用が出現するおそれがある 患児・家族の予防的セルフケア能力をアセスメントする
安静	非発作時は，短時間の歩行など安静度を拡大し，排痰を促す 発作時は，おむつや衣服をゆるめ，起座位もしくは頭部挙上してファーラー位とし，落ち着かせる タッピングやスクイージング，体位ドレナージなどにより排痰援助を行う 年齢に応じて腹式呼吸，口すぼめ呼吸を行ってもらう	安楽を保つとともに，気道の虚脱を防ぐ 気道の浄化，呼吸効率の改善，呼吸筋の強化を促す
食事	発作時に，飲水・哺乳をする場合は少量を頻回に与える 水分を十分補給するよう促す 経口摂取が困難な場合は，医師の指示により輸液を行う	胃内容量が増すことによって呼吸状態が悪化する 脱水予防，痰の粘稠性を低下させ喀出を促す
環境	ベッド周りの環境を整備し，アレルゲンの除去を行う 発作時は特に加湿を行う	アレルゲンによる症状の悪化や発作の誘発を予防する
指導	患児と家族（乳幼児は家族のみ）に対し，生活指導，環境整備の指導，ネブライザー吸入，ステロイド薬吸入，喘息日誌，ピークフローの指導を行う コントローラー薬（発作を予防する薬）導入の場合，薬剤師による薬剤指導	

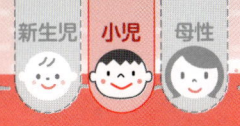

クループ

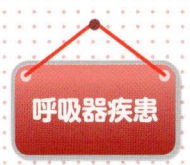

呼吸器疾患

概念 ▶ クループ（症候群）とは，喉頭およびその周辺の炎症性浮腫により引き起こされる，上気道（特に声門下）狭窄（閉塞）症状をきたす症候群名である．乳幼児は上気道が未発達なため，解剖学的にも生理学的にも容易に喉頭部の狭小化をまねきやすく，呼吸困難に陥りやすい．

"ケンケン"という"かすれた咳"をする（犬吠様咳嗽）．咳嗽が日中は軽減していても，夜間に多いのも特徴である．好発年齢は3か月～3歳．

症状 ▶ 1～2日続く感冒様症状の病歴，発熱，吸気性喘鳴，嗄声，無声，陥没呼吸，チアノーゼ，犬吠様咳嗽，頻脈，鼻翼呼吸，意識レベルの低下，不穏状態．

治療 ▶ 輸液による水分補給，加湿，酸素化の評価（チアノーゼ，SpO_2の低下など）を行い，必要に応じて酸素吸入を行う．炎症性声門下浮腫の軽減を期待しアドレナリン（エピネフリン）を吸入．

本症に伴う高度な気道閉塞の進行を軽減し，また罹病期間を短縮するため，病態の重症度によってステロイド薬の投与（内服，吸入，静注）を行う．気道狭窄・閉塞が進行する場合は，気管挿管や気管切開などによる気道確保が必要な場合もある．

看護 ▶

項目	ポイント	備考（根拠など）
観察	体温，呼吸数，呼吸音，異常呼吸，咳嗽，SpO_2値，心拍数，チアノーゼ，活気や機嫌，食事摂取状況 夜間に悪化することが多い	呼吸障害の増悪は，気道閉塞の悪化が考えられる 頻脈を伴う多呼吸が進行する場合は，低酸素血症の初期症状が考えられる
安静	安静を保ち，不必要な酸素の消費をできるだけ少なくする ファーラー位，側臥位など安楽な体位にする	呼吸状態の悪化を防ぐ 横隔膜が下がり，肺容量が増大する
食事	急性期や全身状態が悪いときには飲食が禁止となり，輸液で水分補給を行う 医師の指示により食事やミルクの開始となる 食欲に応じて一度に多く与えず，少量ずつ与え，回数を多くする	発熱，咳嗽，多呼吸などにより身体の水分を喪失しやすく，脱水に陥る可能性がある
排泄	呼吸困難を伴う場合は，酸素吸入を行いながらベッド上での排泄を介助する	体動による呼吸困難の増悪を予防する
清潔	清拭は毎日行い，呼吸困難がある場合には手際よく行う 全身状態がよく，輸液や酸素吸入の必要がなくなれば，シャワー浴や入浴，沐浴を行う	身体の清潔を保ち，二次感染を予防する

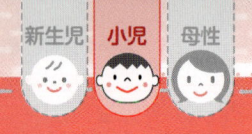

誤嚥性肺炎

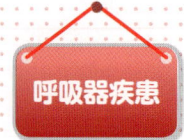

呼吸器疾患

概念 ▶ 誤嚥性肺炎は，「嚥下性肺炎」または「吸引性肺炎」ともよばれる．食物・口腔内分泌物や胃液を誤嚥あるいは誤飲し，気道系および肺胞系の防御機能でも，これらを排除しきれないときに発生する．小児では胃食道逆流を伴う患児に多く起こる．また，重症心身障害児で経管栄養をしている寝たきりの場合にしばしば発生する．起炎菌の多くは口腔内に常在するグラム陰性桿菌，緑膿菌，MRSA (methicillin-resistant *Staphylococcus aureus*：メチシリン耐性黄色ブドウ球菌) などである．

症状 ▶ 症状は発熱，咳嗽，痰，呼吸困難，胸痛などである．咳き込みの確認と胸部X線では下葉を中心とした陰影により診断される．

検査 ▶ 喀痰の培養検査，胸部X線．

治療 ▶ (1) 輸液による水分補給．
(2) 嫌気性菌に対するカルバペネム系，リコマイシン系，マクロライド系，テトラサイクリン系の抗菌薬の使用．
(3) 呼吸困難，SpO_2 低下時は，薬剤吸入・酸素吸入を行う．
(4) 呼吸理学療法．

看護 ▶

項目	ポイント	備考（根拠など）
観察	体温，呼吸数，呼吸音，異常呼吸，咳嗽，分泌物の量・性状，SpO_2値，顔色，活気や機嫌，嘔気・嘔吐	肺胞低換気状態を判断することで，異常の早期発見，状態悪化や合併症の予防につながる
安静	安静を保ち，不必要な酸素の消費をできるだけ少なくする	体力の回復を図る
食事	上記の観察項目と医師の診察，検査結果に応じて輸液による水分補給から開始する．その後，状態の改善に沿って徐々に食事の内容・量を工夫する 水分を摂取するときには，とろみをつけたり，経管栄養を使用するなどし，むせこみに注意する 食事介助の際は誤嚥を防止するため，起座位または上半身をやや高くした体位とし，少しずつゆっくり行う．食事後も1時間ほど座位を保持する 必要時には吸引を実施する	発熱や多呼吸，発汗などで身体の水分を喪失しやすく，脱水に陥る可能性があるため，輸液などで栄養を補う必要がある 誤嚥につながる機械的要因の除去に努める
清潔	輸液管理中は，毎日清拭を行う．呼吸状態が改善し輸液や酸素吸入が中止となれば，入浴やシャワー浴を開始する 毎食後と就寝前に口腔ケアを行う	身体や口腔内の汚れを取り除き，二次感染を防ぐ 唾液の分泌を促進し，自浄作用を活性化させる

呼吸不全

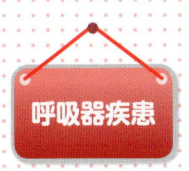

呼吸器疾患

概念 ▶ 何らかの原因によって呼吸仕事量，呼吸努力が増加し，動脈血液ガス異常（低酸素血症や高二酸化炭素血症）をきたしたことにより，生体が正常な機能を維持できない状態をいう．特に，新生児・乳幼児は，解剖学的・生理学的な特徴から，成人より容易に呼吸不全に陥りやすい．

新生児・乳幼児の特徴

解剖学的特徴

- 頭部が大きく，気道が屈曲しやすい
- 口腔内に対し，舌が占める面積が大きい
- 新生児の肺胞面積は，成人の1/20
- 肋骨が胸骨に対し水平で，横隔膜が平坦化しており，胸郭運動の効率が悪い．腹式呼吸が主体
- 腹部が相対的に大きく，腹部膨満によって横隔膜が挙上し，肺の拡張障害をきたしやすい

生理学的特徴

- 鼻呼吸
- 気道が細く，気道抵抗が高い（少量の分泌物や浮腫でも多大な気道抵抗となりやすい）
- 肺胞のコンプライアンスが低く，胸郭のコンプライアンスが高いため，陥没呼吸を起こしやすい．陥没呼吸によって胸郭拡張障害が起こる
- 筋量が少なく，呼吸筋疲労を起こしやすい
- 機能的残気量が少なく，呼気中に酸素量が低下し，呼吸不全に陥りやすい
- 代謝が活発であり，酸素消費量が高い（成人の2～3倍）

また，修正在胎週数29週以下では下記の点で未熟であり，より呼吸不全に陥りやすい．

(1) 肺胞の未成熟．
(2) 肺毛細血管の未発達．
(3) 肺胞上皮細胞の易障害性．
(4) サーファクタントの分泌不十分．
(5) 呼吸筋力の脆弱性．

呼吸不全に陥る原因

呼吸器	閉塞性気道閉塞		
	上気道	鼻腔	鼻腔狭窄，鼻腔膿瘍，感染症など
		口腔	巨舌，舌根沈下，小顎症など
		顎頸部	頸部リンパ腫，甲状腺腫など
		喉頭部	声門化狭窄，喉頭軟化，声帯麻痺，肉芽など
		気管	気管軟化，気管狭窄，気管食道瘻など
	下気道	気管支	気管支軟化，肉芽，気管支喘息，RS，インフルエンザなど
		胎便吸引症候群	
	拘束性	肺実質病変	呼吸窮迫症候群，急性肺障害，新生児一過性多呼吸，慢性肺疾患，肺炎，肺出血，肺気腫など
		器質異常	肺低形成，横隔膜ヘルニアなど

呼吸不全に陥る原因（つづき）

循環器	肺うっ血
神経	中枢性疾患　未熟児無呼吸，仮死，頭蓋内圧亢進状態，筋緊張性ジストロフィー
その他	代謝性アシドーシス，低血糖，低体温，高アンモニア血症，低カルシウム血症，腹水貯留による横隔膜挙上など

症状

▶呼吸数

呼吸数の異常や無呼吸の程度を確認する．

呼吸数の基準値

年齢	安静時呼吸数（回／分）
乳児	30〜60
1〜3歳	24〜40
4〜5歳	22〜34
6〜12歳	18〜30
13〜18歳	12〜16

※年齢を問わず，60回／分以上は異常とする．

呼吸様式

努力呼吸（陥没呼吸，肩呼吸，鼻翼呼吸，シーソー呼吸，呻吟，あえぎ様呼吸）の有無をみる．呼吸障害の重症度判定基準として，Silverman's retraction score がある．

Silverman's retraction score

点数	胸腹運動（シーソー呼吸）	肋間腔の陥没	剣状突起部の陥没	鼻孔の拡大	呼気時のうめき
0点	同時に上昇	なし	なし	なし	なし
1点	吸気時にずれる	やっと見える	やっと見える	軽度	聴診器で聴取
2点	シーソー呼吸	著明	著明	著明	耳で聴取（聴診器なしで）

※各項目の点数を合計し，5点以上を重症と判定する．

▶聴診

連続性ラ音（rhonchi，wheeze），断続性ラ音（coarse cracles，fine cracles），ストライダー，呼吸音の減弱．

その他
バイタルサインの異常，皮膚色（顔色不良，皮膚冷感，チアノーゼ），意識レベル（不機嫌，不安，興奮，無気力，筋緊張低下，傾眠），哺乳力低下．

検査 ▶ 診断基準

臨床所見	動脈血液ガス分析
吸気性呼吸音の低下または消失 高度陥没呼吸 チアノーゼ（F_IO_2：0.4 環境下） 意識レベルや痛覚反応の低下 筋緊張の低下	$PaO_2 \leq 100$ Torr（F_IO_2：1.0 環境下） $PaCO_2 \geq 75$ Torr

※臨床症状3項目と動脈血液ガス分析の1項目を満たすと「急性呼吸不全」と診断される．

治療 ▶ 気道確保
肩枕挿入，体位調整，エアウェイの挿入，口鼻腔分泌物の除去，吸入，ステロイド投与．

酸素療法
10kg 以下：酸素ボックスまたは経鼻カニューレ．
10kg 以上：酸素マスクまたは経鼻カニューレ．
なお，酸素化が悪化する場合は，ネーザルハイフローやNPPVを使用する．

人工呼吸器管理
小児の人工呼吸の適応は以下のとおり．

絶対適応	不適切な肺胞換気
	無呼吸 $PaCO_2>50〜55$ mmHg（慢性の高二酸化炭素血症を除く） 切迫した低換気状態：$PaCO_2$ 上昇 vital capacity<15mL/kg 死腔換気率 >0.6 意識障害や循環障害を伴う呼吸性アシドーシス
	動脈血の不十分な酸素化
	チアノーゼ（$F_IO_2 \geq 0.6$ にて） $PaO_2<70$ mmHg（$F_IO_2 \geq 0.6$ にて） その他，酸素化障害指標：$A-aDO_2>300$ mmHg（$F_IO_2=1.0$） $Qs/Qt>15〜20\%$
相対適応	換気パターン・機能の保持
	頭蓋内圧亢進 循環不全
	呼吸による代謝消費の減量
	慢性呼吸不全 循環不全

呼吸理学療法・吸引

呼吸音を聴取しながら，体位ドレナージや呼吸理学療法，吸引を施行する．

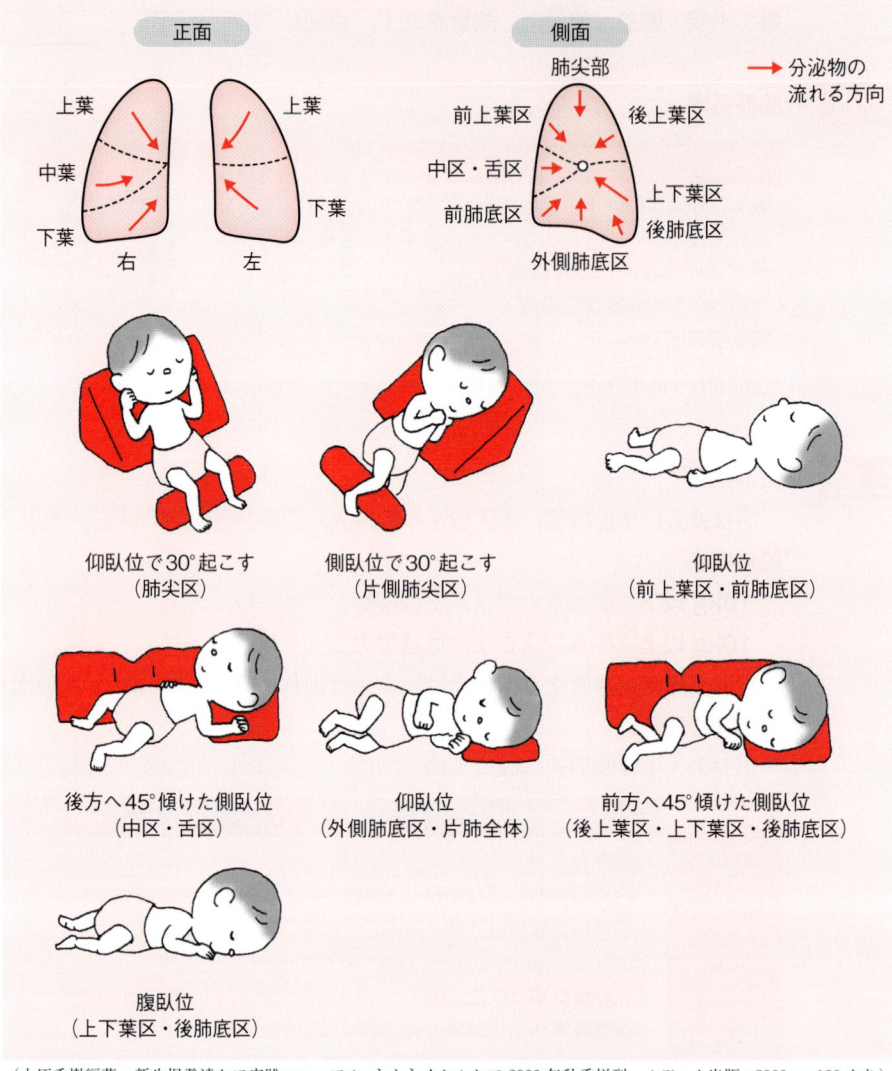

正面／側面　→分泌物の流れる方向

上葉／中葉／下葉（右）　上葉／下葉（左）

肺尖部／前上葉区／後上葉区／中区・舌区／前肺底区／上下葉区／後肺底区／外側肺底区

仰臥位で30°起こす（肺尖区）

側臥位で30°起こす（片側肺尖区）

仰臥位（前上葉区・前肺底区）

後方へ45°傾けた側臥位（中区・舌区）

仰臥位（外側肺底区・片肺全体）

前方へ45°傾けた側臥位（後上葉区・上下葉区・後肺底区）

腹臥位（上下葉区・後肺底区）

（木原秀樹編著：新生児発達ケア実践マニュアル ネオネイタルケア 2009年秋季増刊．メディカ出版；2009．p.189 より）

栄養管理

呼吸困難が増悪し，挿管リスクがある場合は，飲食は禁止し輸液で対応する．
挿管中は胃管からの間欠注入もしくは十二指腸チューブからの持続注入を行う．

看護

項目	ポイント	備考（根拠など）
観察	呼吸状態：呼吸数，呼吸音，エア入り，呼吸パターン，胸郭の動き，努力呼吸の有無・種類，異常呼吸，咳嗽，嚥下，口鼻腔分泌物，気管内分泌物，胸部X線所見，動脈血液ガス，チアノーゼ，呼吸器の設定 バイタルサイン：心拍数，血圧，SpO_2 値，$EtCO_2$，体温，末梢温 意識レベル：瞳孔所見，GCS，不穏，啼泣，筋緊張，活気 栄養：哺乳力，哺乳中の SpO_2 値 酸素療法の効果 吸入・薬剤の適正使用と効果 IN-OUT バランス	臨床所見と胸部X線所見などをあわせて確認し，痰の貯留や無気肺を判断し，体位ドレナージ，呼吸理学療法，吸入，吸引を行う 呼吸困難は不安を伴いやすい．また，呼吸困難を訴えられない乳幼児は「いつも以上に泣き止まない」「いつもより何となく機嫌が悪い」といった「何となくおかしい (not doing well)」のサインに気づくことが重要である
安静	気道確保：頭部挙上，肩枕挿入，エアウェイの使用 呼吸が安楽に行え，本人が落ち着く体位の調整	肩枕は舌根沈下による気道閉塞を予防する 安楽な体位によって必要以上の酸素消費を抑え，体力の消耗を防ぐ
栄養	急性期は食事を中止し，輸液管理を行う．その後，胃管や十二指腸チューブによる注入を進め，呼吸状態の安定に伴い，経口摂取に移行する 経口哺乳中は，SpO_2 をモニタリングしながら行い，SpO_2 の低下や顎呼吸がみられる場合は，休憩を入れながら哺乳させる	誤嚥リスクが高い場合，十二指腸チューブによる持続注入を選択する 鼻腔分泌物による鼻呼吸の障害や無気肺によって SpO_2 の低下や頻呼吸が起きる
排泄	腹部膨満の程度や排便頻度を確認し，ブジーを用いたり，肛門刺激，浣腸を行う	腹部膨満による横隔膜の挙上は呼吸を抑制する
清潔	呼吸状態に合わせたケア（全身清拭，陰部洗浄，部分浴，床上シャワー，沐浴，洗髪，口腔ケア）を選択する 人工呼吸中は体動が制限される．特に後頭部は褥瘡発生リスクが高いため，注意が必要	皮膚の清潔を保ち，二次感染予防に努める 1〜2時間ごとに除圧，位置調整を行う．状態に応じて頭部に体圧分散パッドを使用する

肺炎（はいえん）

呼吸器疾患

概念

　肺炎は病理学的に大葉性肺炎，小葉性肺炎，間質性肺炎に分類される．また原因によって細菌性肺炎，ウイルス性肺炎，誤嚥性肺炎，マイコプラズマ肺炎などに分類される．肺胞壁の炎症性腫脹，肺胞内での滲出液の貯留や無気肺によって肺組織の伸展性が低下し，肺胞低換気状態となる．胸部X線では陰影となって現れる．

細菌性肺炎
　細菌の感染が原因で起こる肺炎．
　起因菌：肺炎球菌が最も多く，次いでインフルエンザ菌，その他に黄色ブドウ球菌など．

ウイルス性肺炎
　ウイルス（RSウイルス，インフルエンザウイルス，パラインフルエンザウイルス，アデノウイルス，麻疹ウイルス，水痘ウイルス，サイトメガロウイルス）の感染が原因で起こる肺炎．

誤嚥性肺炎
　口腔の分泌物，胃の内容物，または両方を吸い込み気管に流れることによって起こる肺炎．小児は，嚥下する力が未熟なため，起こりやすい．

マイコプラズマ肺炎
　病原体の一つであるマイコプラズマに感染することで引き起こされる肺炎．

症状

　発熱，咳嗽，呼吸困難（頻脈，多呼吸，顔面蒼白，チアノーゼ）．乳幼児では嘔吐，下痢などの消化器症状や髄膜刺激症状，痙攣などの神経症状を伴うことがある．合併症に中耳炎，胸膜炎，膿胸，肺膿瘍，髄膜炎などがある．

細菌性肺炎
　発熱，咳嗽，膿性の分泌物，多呼吸，頻脈，チアノーゼ．

ウイルス性肺炎
　発熱，激しい咳嗽，鼻汁，咽頭痛，呼吸困難（多呼吸，頻脈，チアノーゼ，顔面蒼白），全身倦怠感．

誤嚥性肺炎
　発熱，咳嗽，肺雑音，黄色の分泌物の増加，多呼吸，頻脈，チアノーゼ．

マイコプラズマ肺炎
　初期は乾性の咳嗽から始まり，徐々に増強し，白色痰を伴う湿性の咳嗽に変わり，特に夜間や早朝に発作性に起こることが多い．喘鳴，全身倦怠感，頭痛などの全身症状が強く，痰，咳などの呼吸器症状が少ないこともある．38～39℃の発熱が持続するが，発熱しないこともある．合併症は，胸膜炎などの呼吸器疾患，心嚢・心筋炎などの循環器疾患，貧血などの血液疾患など，さまざまなものがある．予後は一般的に良好であるが合併症のなかには死に至るものもあるため，ちょっとした全身状態の変化にも注意して観察する必要がある．

検査 ▶ 　胸部X線，血液検査，咽頭細菌培養などを適宜実施する．

細菌性肺炎
　胸部X線，血液検査，喀痰培養．

ウイルス性肺炎
　胸部X線，血液検査，咽頭培養．

誤嚥性肺炎
　胸部X線，血液検査，内視鏡検査．

マイコプラズマ肺炎
　胸部X線，血液検査，喀痰培養．

治療 ▶ 　輸液による水分補給，輸液や経口による抗菌薬や去痰薬などの薬剤投与，気管支拡張薬や去痰薬などの吸入を行う．呼吸困難時やSpO_2の低下を伴う場合には酸素吸入を行う．気管支内の分泌物の貯留を防ぐため，呼吸理学療法を実施し，必要に応じて口鼻腔吸引を行い，分泌物を除去する．

細菌性肺炎
　抗菌薬の投与，輸液，去痰薬や気管支拡張薬の吸入，口鼻腔吸引，酸素投与．

ウイルス性肺炎
　抗ウイルス薬の投与，輸液，去痰薬や気管支拡張薬の吸入，口鼻腔吸引，酸素投与．

誤嚥性肺炎
　内視鏡で異物がある場合は除去する．抗菌薬の投与．

マイコプラズマ肺炎
　解熱薬の投与，感受性を示すマクロライド系の抗菌薬の投与，去痰薬や気管支拡張薬の吸入，輸液．

看護

項目	ポイント	備考（根拠など）
観察	体温，呼吸数，呼吸音，異常呼吸，咳嗽，分泌物の量・性状，SpO₂値，活気や機嫌，嘔吐，下痢，脱水症状，神経症状	乳幼児は重症化しやすいため，呼吸器以外の症状も観察する
安静	安静を保ち，不必要な酸素の消費をできるだけ少なくする	呼吸状態の悪化を防ぐ
食事	食事，哺乳は食欲に応じてすすめる 一度に多く与えず，少量ずつ回数を多くする 発熱など全身状態が悪いときには輸液で水分を補う	発熱，多呼吸，発汗などで身体の水分を喪失しやすく，脱水に陥いる可能性がある
排泄	呼吸困難を伴う場合は，酸素吸入を行いながらベッド上での排泄を介助する 酸素吸入の必要がなくなれば，トイレでの排泄が可能	体動による呼吸困難の増悪を予防する
清潔	発熱や発汗が続くため，清拭は毎日行う 呼吸困難があるときには手際よく行う 全身状態が良く，輸液や酸素吸入の必要がなくなれば，シャワー浴や入浴，沐浴を開始する	感染予防
環境	室温の調節 発熱時は冷罨法と掛け物の調整をする	刺激臭や気温の変化によって咳嗽が誘発される
指導	水分摂取の必要性を説明する	水分摂取を十分に行わないと分泌物が粘稠化し貯留しやすくなる
治療管理	**呼吸理学療法** 　タッピングやスクイージング，体位ドレナージなどにより排痰援助を行うとともに，腹式呼吸ができる患児には行ってもらう	気道の浄化，呼吸効率の改善をし，呼吸筋を強化する

肺嚢胞症

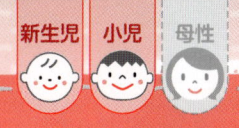

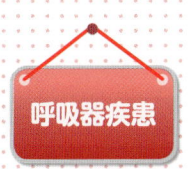

呼吸器疾患

概念 ▶ 肺嚢胞症とは，肺実質内に多発性の嚢胞を形成する疾患の総称で，肺分画症，先天性嚢胞性腺腫様奇形（CCAM），気管支閉鎖症なども含む．

肺分画症とは，先天的な異常で，肺の一部が大動脈から栄養を受けている状態である．正常肺で囲まれた肺葉内分画症と，胸膜に覆われて正常肺と完全に分離している肺葉外分画症に分類される．

肺葉内分画症での血流は，大動脈→分画肺→肺静脈へとなり，気管支と連絡があると二次的に肺感染症を起こす．肺葉外分画症での血流は，大動脈→分画肺→下大静脈または奇静脈へと流れ，気管支との連絡がないため，ほとんど無症状であることが多い．

正常な肺組織とは分画された肺内・外の発生学的に異常な腫瘤である．

症状 ▶ 新生児期に呼吸促迫症候群の原因となることがある．乳幼児以降は，咳嗽，発熱，繰り返す肺炎および血痰などを機に診断されることが多い．

検査 ▶ 胸部X線，CT，気管支鏡検査，気管支造影・大動脈造影・肺動脈造影検査．

治療 ▶ 根本的な治療は肺切除術である．

看護 ▶ **術前**

項目	ポイント	備考（根拠など）
観察	バイタルサイン 咳嗽 鼻汁 倦怠感	
指導	深呼吸，腹式呼吸法	術後は腹式呼吸となる 肺切除により肺機能が低下するため，深呼吸により肺胞を最大限に拡張する必要がある
	咳嗽法	麻酔の影響や創部痛により，分泌物は多いが痰は喀出しにくい状態となる

▶ 術後

項目	ポイント	備考（根拠など）
観察	全身状態：意識レベル，バイタルサイン，SpO_2値，奇異性呼吸・努力呼吸，呼吸音，チアノーゼ，四肢冷感，疼痛，嘔気・嘔吐，皮膚状態，ガーゼ汚染 胸腔ドレーン：排液の量・性状，吸引圧，出血，エアリーク，呼吸性移動 ドレーンの屈曲・閉塞，抜去の防止を重点的に観察する 胃管からの排液量・性状 尿の量・性状 自己制御式鎮痛法（PCA）・自己制御式硬膜外鎮痛法（PCEA）の使用量，副作用	異常の早期発見に努める PCA・PCEAでの副作用に嘔気・嘔吐，呼吸抑制がある
安静	体位変換枕を用いて体位変換を行う 手術翌日から少しずつ上体を挙上する ドレーンが抜去されたら，離床をすすめる	排痰を促し，無気肺を予防する
食事	原則として，手術当日の飲食は禁止 手術翌日からは主治医の指示に従う	
清潔	鼻腔吸引，含嗽を行う	
環境	ネブライザーを使い，加湿を十分に行う	
指導	2時間に1回は深呼吸を促す 深呼吸，腹式呼吸，咳嗽法を指導する	術後の呼吸器合併症を予防する（術前の「指導」を参照） 声かけのみでなく，手を添えて一緒に行う

水頭症

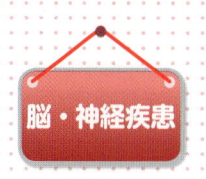

脳・神経疾患

概念

髄液の循環障害や吸収障害，髄液生産の異常増加などによって，主に脳室内に髄液が異常に貯留した状態．

水頭症は以下のように分類できる．

交通性水頭症	脳室からくも膜下腔に髄液の通過障害はないが吸収障害があるもの
非交通性水頭症	脳室からくも膜下腔間の通過障害によって生じる閉塞性水頭症
先天性水頭症	中脳水道狭窄，ダンディー・ウォーカー症候群（くも膜嚢胞など）
後天性水頭症	脳室内出血，髄膜炎後，腫瘍
内水頭症	脳室に髄液が貯留
外水頭症	くも膜下腔に髄液が貯留

症状

新生児・乳児
(1) クッシング徴候（徐脈，呼吸数減少，血圧上昇）．
(2) 大泉門の膨隆・張り，頭皮の静脈の怒張．
(3) 急速な頭囲の拡大．
(4) 意識障害．
(5) 視力障害（うっ血乳頭）．
(6) 痙攣．
(7) 嘔気・嘔吐．
(8) 落陽現象（黒目が下のほうに沈んだようになる）．
(9) 不機嫌，周囲の刺激に対して敏感になりすぐに泣く，イライラしている．
(10) 精神・運動発達遅延．

幼児・学童
(1) クッシング徴候（徐脈，呼吸数減少，血圧上昇）．
(2) 頭痛．
(3) 噴水状嘔吐．
(4) 意識障害．
(5) 物が二重に見える，視力低下．
(6) 下肢のつっぱり．
(7) 身体のバランスがとれない，歩行障害．
(8) 傾眠傾向，イライラしている．
(9) 学業成績低下．

治療

脳室ドレナージ
シャント術
V-P シャント：髄液を脳室から腹腔に誘導する脳室腹腔短絡術．

V-Aシャント：髄液を脳室から右心房に誘導する脳室心房短絡術（特別な場合のみ）．
L-Pシャント：髄液を腰椎くも膜下腔から腹腔に誘導する腰椎くも膜下腹腔短絡術（交通性水頭症のみ適応，小児では行わないのが原則）．
S-Pシャント：髄液を硬膜下から腹腔に誘導する硬膜下腹腔短絡術（硬膜下液の貯留に対して適応，水頭症に対して行うことはまれ）．

入院1日目～手術前日：頭部CT，MRI，頭囲測定，脳槽造影，X線，SPECT，（頭蓋内圧測定）などの検査を実施．
手術当日：術中髄液採取，維持輸液，抗菌薬投与．
術後1日目：CT，（X線）で術後の変化を確認する．
術後5～7日：抜糸，シャントが正常に機能しているかCTで検査．
※シャントバルブの種類によってはMRI後に圧が変化するため，元の圧に調整する．
術後10日～2週間：退院，家族にシャント手帳が渡される．
※シャントは一度入れると一生必要となる．腹腔端に長めに入れるが，成長により短くなっていないかなどを定期的に診察，画像診断し，入れ替えを行う必要がある．

神経内視鏡的手術

第三脳室底開窓術
　内視鏡下で第三脳室の底に穴を開けて，脳室内に溜まった髄液を脳底部から脳表に流れるようにする．適応となるのは，正常の髄液循環路が障害・閉塞された非交通性水頭症のみ．

脈絡叢焼灼術
　髄液を生産している脈絡叢を焼灼することで髄液生産量を減少させる．適応となるのは，髄液生産過多による水頭症．

看護 ▶ **術前（シャント術を受ける患児の場合）**

項目	ポイント	備考（根拠など）
観察	**頭囲の拡大** 　毎日一定時間に測定（測定は前頭部結節＜眉間＞と後頭部結節を通るようにする） **頭蓋骨縫合** 　頭部を触診し，示指（人差し指）の先を骨の端に沿って走らせて骨縫合の有無・重なり・離開を調べる **大泉門の膨隆・緊張状態** 　観察は啼泣していないときに行う 　体位は座位か抱いて立たせる 　頭皮静脈の怒張 **眼球の状態** 　眼球の位置・突出度，落陽現象，眼底出血，瞳孔の状態 意識状態 神経症状（麻痺，痙攣） 嘔吐の性状・回数	頭囲の拡大は頭蓋内圧亢進症状のため，早期発見に努める 一時閉じていた骨縫合が離開したり，離開がさらに進む場合は頭蓋内圧亢進を示す 啼泣しているときや，横になっているときは髄液が頭部にたまって膨隆してしまうため，正確な観察はできない 頭蓋内圧亢進により両眼の失明に陥る場合もある急激な頭蓋内圧亢進時に現れることが多い 頭蓋内圧亢進症状により，嘔吐中枢が刺激されるため，嘔吐を引き起こす

項目	ポイント	備考（根拠など）
観察	**頭痛を示す症状** 　乳児の場合は啼泣，不機嫌，苦痛様顔貌，元気がない，食欲不振，顔色が悪いなどの不快症状を示すバイタルサイン，過呼吸・無呼吸	脱水症状の有無と程度
清潔	入浴，洗髪を実施 エアマット，帽子などで頭部を保護	V-Pシャントの場合は，腹部にも傷ができるため，感染予防として行う 頭皮が薄く，圧迫や摩擦により発赤，褥瘡を起こしやすい

▶ **術後**

項目	ポイント	備考（根拠など）
観察	**シャントの合併症** 　シャント機能不全 　創部の観察 　嘔吐，痙攣，傾眠，眼球の状態，頭皮の怒張，大泉門の膨隆，食欲，機嫌 　低頭蓋内圧症状：意識状態，頭痛，嘔気・嘔吐 　シャント感染：シャントチューブ・バルブ周囲の発赤・腫脹・疼痛，発熱	シャントチューブの閉塞・屈曲・捻転，チューブの先端の脱出などによって引き起こされる 急激な頭部挙上による急激な頭蓋内圧の低下，シャントの効きすぎによるスリット脳症 シャント感染では通常はシャント閉塞（機能不全）を合併する
安静	基本的に術後は，頭部を少し挙上（20～30°）する シャント（バルブ）の種類によっては安静度が変わることもある	頭部の挙上は頭蓋内の静脈還流を促し，頭蓋内圧亢進を緩和する 髄液の過剰排出を避けるため，医師から指示が出るときもある
排泄	便秘にならないように注意する 必要時，浣腸を実施する	腸管の動きが低下して腹腔端閉塞が生じる可能性がある
清潔	抜糸まで清拭 抜糸後，創部に異常がなければ，翌日より入浴と洗髪が可能	創部からの感染予防
指導	シャント不全による頭蓋内圧亢進症状，シャント感染の症状を説明し，症状がみられたときはすぐに受診するように説明する 可変圧式シャントの場合は，家族にシャント圧について説明し，覚えておいてもらうようにする	合併症の早期発見に努める 他の医療施設を受診したときなどに，MRIをとるとシャント圧が変わってしまうため，シャント圧について把握しておく必要がある

▶ 脳室ドレナージ施行中

項目	ポイント	備考（根拠など）
観察	頭蓋内圧の保持（0点＜外耳孔の高さ＞, 指示圧, 波動） 髄液（圧, 性状, 排液量, 拍動, 呼吸性変動） 創部汚染, 髄液漏 感染（髄膜炎, 脳室炎）, 出血（硬膜下血腫を含む）, 低髄液圧症候群, 頭部褥瘡	チューブ内の液面の呼吸性移動は閉塞していないことを意味する 脳室と外界が交通しているため感染しやすい
観察	バイタルサイン, 意識レベル, 瞳孔, 痙攣 閉塞時は特に頻回に, 表情, 泣き声, 哺乳量, ドレーンが抜けていないか確認する	
安静	ベッド上安静, 頭部挙上30° 体動や不穏時にドレーンが抜けないよう, 抑制帯を使用して, 体幹を固定する	
治療管理	指示圧の保持：調圧セット（チューブの位置）を頻回に確認する 体動や不穏時, 頭部位置を厳重に管理する 滅菌保持のため, セットチューブを挙上して脳室内に逆流させない 連結部がはずれた場合, 脳室に近い部分をクランプし, 医師に連絡してセット交換の準備介助をする 体位変換, 清拭, 授乳, 号泣時, 移送時はクランプする 不穏時は抑制ベストを使用し, 体幹を固定する ドレーンをタオルで隠すなどして, 患児が触れたり引き抜かないようにする	ドレナージにより脳室内圧が変動する 頭部の位置が低すぎると硬膜下血腫が発生する 感染予防 髄液の過剰排出予防 落ち着いたらクランプを解除することを忘れてはならない ドレーン抜去予防

髄膜炎

脳・神経疾患

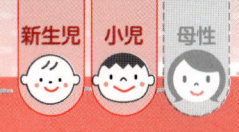

概念

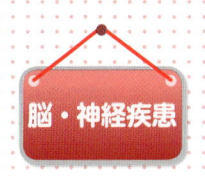

髄膜炎とは，脳のくも膜と軟膜の炎症である．細菌性とウイルス性に分けられ，一般にウイルス性髄膜炎のほうが多発する．細菌性髄膜炎は重症になりやすく，脳実質への炎症の波及により後遺症を残すことがある．

ウイルス性髄膜炎を引き起こすウイルスは，エンテロウイルス属やムンプスウイルスなどがある．細菌性髄膜炎では年齢により原因菌が異なり，新生児期は出生時に母体の消化管や外陰部からの感染が多く，B群溶血性連鎖球菌，大腸菌が主であり，2か月以降はヘモフィルス・インフルエンザ菌，肺炎球菌，髄膜炎菌，結核菌などが主になる．

感染経路は，①経胎盤（母体の血液から胎盤を通して感染する），②経産道（産道の細菌が感染する），③出生後（環境からの感染）がある．

早期型感染症

生後7日までに発症する感染症．主に経胎盤・経産道感染．発症してから重症化するまでがきわめて速く，数時間でショックに陥ることもある．母親に前期破水があったり，児が未熟児，新生児仮死であったりする場合は感染のリスクが高い．

遅発型感染症

生後7日以降に発症する感染症．

症状

発熱，頭痛，嘔吐，項部硬直，大泉門の膨隆（乳児の場合），意識障害，痙攣，活気低下，哺乳力低下，無呼吸，多呼吸，低体温などの症状が出現する．合併症に硬膜下水腫，脳膿瘍，水頭症などがある．いずれも進行すると脳障害（運動麻痺，てんかん）の原因となる．髄膜炎では病原体の種類により治療に使う薬剤が異なるので，病原体の種類の確定と可及的速やかな治療が重要である．

ウイルス性髄膜炎

乳幼児では，発熱，哺乳不良，なんとなく元気がないなど，普段と様子が違う場合は，早めの受診が重要である．ムンプス以外は予防のためのワクチンがないため，うがい，手洗いの励行など，普段からの感染症対策が重要である．

検査

髄液検査，採血，各種培養検査（血液，髄液，咽頭，便，耳など）．

検査結果が異常値を示すより，症状の進行のほうが速いこともあるため，注意が必要である．

治療

髄液検査にて診断された後，早期に原因菌に最も感受性のある抗菌薬を使用する．原因菌が判明していない場合は，安全のため広域な抗菌薬でかつ髄液移行が期待される薬剤を使用する．ウイルス性の場合は対症療法が中心となり，ステロイドを使用することもある．また細菌感染を否定できない場合は抗菌薬を併用することが多い．

細菌性髄膜炎

抗菌薬が中心である．通常，アンピシリンとゲンタマイシンを第1選択として治療を

開始する．培養の結果で抗菌薬に対する菌の感受性をみて抗菌薬を選択する．髄液へ移行しやすい抗菌薬を考慮して，セフォタキシムを第1選択にする場合もある．

　細菌性，ウイルス性ともに患児の状態に応じて輸液，人工呼吸管理，循環管理などを行う．

ウイルス性髄膜炎

　ウイルス性に特異的な治療法はなく，通常は入院して対症療法を行う．髄液検査後，頭痛が改善することがある．脱水症状を示している場合は輸液を行う．新生児や乳児期早期に発症した場合は早期診断・治療が必要である．

看護

項目	ポイント	備考（根拠など）
観察	体温，意識障害，頭痛，嘔吐（髄膜刺激症状）の有無・程度，経過，項部硬直・痙攣，呼吸の数・リズム・深さ，チアノーゼ，瞳孔所見，不整脈，血圧の変動，患児の言動・表情	
安静	髄膜刺激症状がある間は，ベッド上での安静が望ましい	
食事	意識状態や嘔気・嘔吐など，患児の状態に応じて哺乳・食事をすすめていく	意識状態によっては誤嚥の可能性がある 誤嚥しないよう腹臥位で休ませる
排泄	発熱に伴う倦怠感や意識状態に応じ，ベッド上で行う	
清潔	発熱に伴う倦怠感に配慮し，ベッド上にて清拭	
環境	発熱時は冷罨法や掛け物の調整を行う 安静や睡眠が保たれるような環境を整える 室内は明かりを最小にして，刺激を避ける	易刺激性や不機嫌になることもある

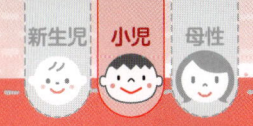

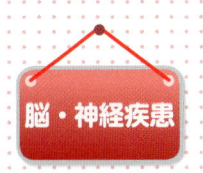

頭蓋骨縫合早期癒合症

脳・神経疾患

概念 ▶ 頭蓋骨縫合が早期に癒合し，頭蓋の変形や頭蓋内圧亢進などの症状をきたすもの．

症状 ▶ 頭蓋骨縫合が早期に癒合すると頭蓋の発育拡張が制限され，その結果，頭蓋内腔が極端に狭小化，頭蓋の形態が異常を示す．

年長児になると頭蓋内圧亢進症状（頭痛，嘔気・嘔吐，うっ血乳頭，脳浮腫，痙攣）が起こることもある．変形が重症な場合は視神経の障害，発達遅滞が起こる．

頭蓋骨縫合早期癒合症は，次のように分類できる．

非症候群（頭蓋骨縫合のみが早期に癒合するもの）
- **冠状縫合早期癒合症**：短頭蓋．
- **矢状縫合早期癒合症**：長頭蓋，船状頭蓋．
- **前頭縫合早期癒合症**：三角頭蓋．

頭蓋に加えて顔面骨などにも発育障害をみる症候群
- クルーゾン病
- アペール症候群

検査 ▶ MRI，ラジオアイソトープ（RI）検査，3DCT，X線，神経内科医師による診察（発達の遅れなどがないか確認），眼科診察．

治療 ▶
骨形成的頭蓋拡大術
- **術後**：呼吸状態などに問題がなければ一般病棟へ帰室．
- **1週間**：創部の状態をみながら抜鉤．
- **2週間**：MRI・RI・CTで問題がなければ退院．ヘルメットの型取りをし，次回外来時に完成したヘルメットを装着．

※ヘルメットは骨欠損部の保護と矯正の目的で装着するため，欠損の状態により装着期間は異なる．外来で経過をみていく．

頭蓋骨延長器装着術
- **術後**：呼吸状態などに問題がなければ一般病棟へ帰室．
- **1週間**：創部の状態をみながら抜鉤．その間に骨延長を開始（1日0.5～1mmずつ）．途中，CTで評価した後，延長終了とし，ピンカット※して退院．
- **約3～5か月後**：骨が十分形成されたら延長器を抜去するため再入院し，抜去術を施行．

※ピンカットとは，退院に向けて延長のピンを医師によりできる限り短くカットすること．

看 護 ▶ 術後

項目	ポイント	備考（根拠など）
観察	バイタルサイン，頭痛，嘔気・嘔吐，意識レベル，痙攣，瞳孔反射，IN-OUT バランス，頭囲，浮腫 創部の状態：ガーゼ汚染，熱感，滲出液，出血 延長器の動揺（ぐらつき），延長器刺入部の皮膚の状態	頭蓋内圧亢進症状の観察をする 創部の感染徴候の観察をする 排液量が多い場合は再縫合が必要となる
安静	特別な制限はないが，頭部の衝撃を避ける 除圧マットを使用し，綿球やレストン®で延長器を保護する 臥床時はなるべく上体挙上する	脳を保護する骨がない部分があるため，衝撃には気をつける 延長器の脱落を防ぐ 皮膚切開部が広範囲であり浮腫をきたしやすいので，軽減させる
食事	手術翌日より経口摂取開始となるため，腹部状態（腸蠕動音，腹部膨満）を観察し，嘔気・嘔吐や食欲をみながらすすめていく	全身麻酔の影響がないか（腸機能の低下をきたしていないか）観察する 頭蓋内圧亢進による症状がないか観察する
清潔	抜鉤（糸）までは，創部を汚染しないよう（濡らさないよう）に首から下だけ入浴 抜鉤（糸）後は，全身入浴が可能となる．創部の観察（離開，発赤，腫脹，滲出液）をして症状があれば医師に相談する 退院後の延長器挿入中の洗髪方法（延長器刺入部に付着した汚れを落とす）を家族へ指導する	抜鉤（糸）できるまでは癒着が不十分なために感染しやすい 創部に感染徴候がある場合は，清潔を保持するために洗髪を行う場合もあるが，創部を濡らさないほうがよい場合もあるため，そのつど医師へ確認する．離開があれば入浴できなくなることがある 刺入部の汚れの蓄積が，細菌の温床となりやすい

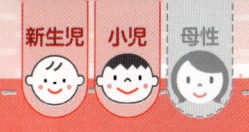

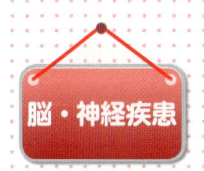

脊髄髄膜瘤（せきずいずいまくりゅう）

脳・神経疾患

概念
脊髄髄膜瘤とは，脊髄が形成される元になる神経管の尾側が閉鎖せずに開放された状態で，髄液が貯留して形が腫瘤状になり脊髄が背中の表面に露出したものである．神経管閉鎖不全により長期の髄液循環障害が起こり，9割の患者にChiariⅡ型奇形や水頭症を合併する．

症状
開放創からの感染．また，術後創部からの感染による髄膜炎．

髄液循環障害により9割に水頭症を合併し，頭囲異常増大，大泉門の膨隆，哺乳力低下や繰り返す嘔吐，眼球運動障害，眼球落陽現象，縫合線の離開，脳室拡大，徐脈などがみられる．

出生直後より程度はさまざまであるが，下肢の麻痺，膀胱・直腸障害などがみられる．

神経症状のある症候性ChiariⅡ型奇形には，無呼吸，チアノーゼ（SpO_2低下），喘鳴，嚥下障害，誤嚥性肺炎，後弓反張，四肢麻痺などがみられる．

治療
開放創からの感染を予防するために，出生直後より抗生物質で湿らせたガーゼで覆い，密閉し，生後48時間以内（遅くとも72時間以内）に閉鎖修復術が行われる．

髄液循環障害により起こる水頭症は髄膜瘤修復後に進行するため，脳室腹腔（V-P）シャント術が行われる．ChiariⅡ型奇形のなかで，咽頭反射の消失，中枢性無呼吸によるチアノーゼ，両側声帯麻痺が発生した場合には早期に大孔部減圧術を行う．

看護

項目	ポイント	備考（根拠など）
観察	頭囲，眼球運動，大泉門の膨隆，哺乳力，後弓反張，四肢の動き，体温，呼吸数，無呼吸，心拍数，チアノーゼ，SpO_2値	
安静	Matsonの体位（腹臥位で露出部が一番高くなるよう腸骨部をロールしたタオルで持ち上げる）	露出した神経組織や髄液の流出を防ぐ 便などによる感染の予防
食事	呼吸状態，哺乳力により経口摂取	
排泄	尿・便の量・回数・色・性状	尿路感染症の早期発見
清潔	全身状態に応じて清拭	

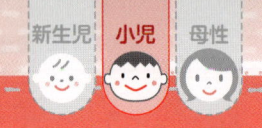

てんかん

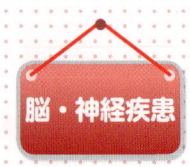

脳・神経疾患

新生児 / 小児 / 母性

概念

てんかんは，痙攣など種々の発作症状が突発的に繰り返し起こり，脳波の異常が認められる脳の疾患である．小児期はてんかんの発症時期として重要であり1～2歳に最も多く，成人を含むてんかん患者の約70%は3歳までに発症するといわれている．

出産時の障害や頭部外傷による脳損傷，脳の感染症，脳腫瘍，代謝異常などが原因となることもあるが，多くは原因不明である．発作は，脳にある神経細胞の突発的で過剰な放電により引き起こされる．

特発性てんかん

明らかな原因病変のないもの．背景に遺伝的要因，あるいは遺伝子異常がかかわっていると考えられている．

症候性てんかん

脳に何らかの器質的原因があって，てんかん的発作が生じる．

てんかんの原因疾患

出生前の原因

遺伝性疾患：神経皮膚症候群（結節性硬化症，スタージ・ウェーバーなど）．

奇形：小頭症，脳梁欠損など．

染色体異常：ダウン症，14番環状染色体異常．

先天性代謝異常．

周産期の原因

低酸素虚血性脳症，頭蓋内出血，新生児重症低血糖，新生児化膿性髄膜炎．

出生後の原因

頭部外傷，脳炎，脳症，頭蓋内出血，脳梗塞，脳腫瘍．

症状

てんかん発作は「全般発作」と「部分発作」に大きく分けられる．

全般発作

左右両側の脳の全体に異常脳波がみられる．症状は全身に及ぶ．発症のはじまりから意識障害や全身性痙攣がある．全般性強直間代発作は，突然の意識消失，全身の強直発作が起こり呼吸の一時的な停止，チアノーゼ，続いて筋肉の収縮と弛緩が生じる間代発作に移行する．発作が終わると眠り込んでしまう．

純粋小発作は，秒単位で意識が消失する発作で動作が突然とまり，うつろな表情をして意識をなくす．すぐにもとにもどるが，本人は覚えていない．

部分発作

脳の一部に異常脳波がみられる．発作のはじまりに意識が保たれている単純部分発作と意識混濁を伴う複雑部分発作がある．

てんかん発作型の代表例

強直間代発作（大発作）

突然に意識を失い，約20～30秒，四肢が対称的に伸展または屈曲する強直位をとる．

立っているときは転倒する．胸郭の呼吸運動は停止または微弱となりチアノーゼになる．発作を伴うこともある．続いて間代相に移り，律動的にガクガクと四肢が動き，やがて動きが小さくゆっくりとなって発作が止まる．1回の発作は数十秒～数分．痙攣後は睡眠を伴うことが多い．尿失禁もみられる．

欠神発作（小発作）

突然に意識が消失して，ぼーっとした状態になり，動作を止める．会話中では話が中断する．通常10秒程度で発作は終わる．眼瞼をピクピクするミオクロニー，急に力が抜ける脱力，口をペチャペチャ，あるいは何らかの身振りなど，無意識に動作をする自動症を伴うこともある．

ミオクロニー発作

四肢または体幹筋が急激にピクンと動く発作．上肢に強く，光刺激を受けて誘発されることが多い．

脱力発作

失立発作ともよばれる．姿勢を保ついくつかの筋が急激に緊張をゆるめた結果，転倒する．

検査 ▶ 脳波検査，ビデオ脳波同時モニタリング，頭部CT，MRI，核医学検査（SPECT，PET），採血．

治療 ▶ **誘引の回避**

発作の誘因があきらかな患児は，それを回避することで発作を防げる．一部では睡眠不足が発作の引き金となるため，規則正しい生活を送る．光の点滅や模様が発作の誘引となる患児では，暗い照明でテレビを近くで見たりしない，外でサングラスをかけるなど，工夫することができる．

薬物治療

抗てんかん薬の内服

てんかん薬の内服は長期間継続する必要がある．内服期間が長期化するため，十分に家族あるいは本人に服薬の重要性を説明してから開始する．

成長発達に伴う体重増加によって，抗てんかん薬の血中濃度が不足するのを防ぐため，血中濃度モニタリング，定期的な脳波検査が行われる．また，脳波上てんかん波が改善し症状がなくなっても，しばらくは抗てんかん薬を飲み続けることが必要であり，発作がないからと勝手に内服を中止することは危険である．

ACTH療法

点頭てんかんの痙攣発作にはACTH療法が有効なことがある．ウエスト症候群においては，ビタミンB_{12}大量療法に次いで選択される．副腎皮質刺激ホルモン（コートロシン®Z）を2週間，朝1回筋肉注射する治療法である．約80％の症例で一度は発作をコントロールできるが，約半数に再発を認める．副作用として，易感染状態，肥満，高血圧，低カリウム血症，不機嫌，睡眠障害などが生じる．

手術

適切な薬物療法でも発作がコントロールできない一部の難治性てんかんには，精査により適応が認められれば，脳外科手術を検討する．

手術には，根治を目指す切除外科（病変切除または離断術）と，発作軽減を図る緩和外科（脳梁離断術，迷走神経刺激など）がある．いずれの場合も，入念な術前検査を通じて，手術の効果と合併症を詳細に検討する．手術は包括的な医療体制の整った施設で行う．

食事療法

　ケトン食やその修正法で難治性てんかんの発作が減少・消失することがある．いくつかの症例では有効性が高いことが知られている．

　ケトン食療法は，糖・炭水化物を減らし脂肪を増やした食事で，脂肪が分解されてケトン体が体内で作られ効果を発揮する．お米，パスタ，パンなどはなるべく食べず，砂糖の代わりに人工甘味料を使用する．卵，豆腐，肉，魚主体の食事に食用油を添加し，食事中の脂肪の比率（ケトン指数）を3〜4：1にする．

看護

項目	ポイント	備考（根拠など）
観察	**発作の様子** 　前駆症状：しびれ，視野異常，めまい，消化器症状，筋緊張の増強，不安感 　発作前の状態：寝不足，発熱，光刺激，環境の変化，疲労，ストレス 　痙攣の型：体のどの部分から生じたか，その広がりの有無と程度，持続時間，状況 　意識レベルの変化，呼吸状態 **発作中** 　気道確保，酸素投与 　対光反射，瞳孔左右差，眼球偏位 　嘔吐がある場合は顔を横に向け，必要時には口腔内吸引をする **痙攣発作後の異常所見** 　麻痺の出現，意識レベルの低下（声かけ，痛覚刺激などに対する反応） 　抗てんかん薬の血中濃度	適切な観察が治療に反映される 誤嚥予防
安静	部屋はできるだけ暗くし静かに過ごす．人の声や動きに留意する 楽に呼吸ができるよう衣類をゆるめる	音や光，その他，さまざまな刺激（発熱，睡眠，覚醒のリズム，疲労，ストレス，興奮など）により誘発することがある
環境	痙攣を誘発する要因を除去するとともに，ベッド周囲の整理整頓に努める 患児の年齢や状況によってはベッド柵で保護し，急な転倒や打ちつけによる二次的外傷予防に努める **発作の誘因除去** 　誘引は人それぞれだが，主なものに睡眠不足，精神的ストレス，疲労，発熱，便秘，月経，アルコールなどがある．これらの誘引をできるだけ避け，適切な運動や規則正しい生活によって発作を防ぐことができる **患児，家族と周囲の理解促進** 　てんかんは適切にコントロールされれば通常の日常生活を送ることができるが，発作を起こして失敗してしまったという体験が残ると積極性が失われてしまう危険がある	

項目	ポイント	備考（根拠など）
環境	適切な疾患理解を促し，周囲の人々がどのように対応したらよいか知っておくことが大切である	
指導	規則正しい生活を送れるように日課表を患児と一緒に作成する 痙攣やてんかん発作の誤解や偏見をなくすよう同室児や学校の友人，教師との人間関係の調整を行う 発作時の転倒や治療薬の副作用によるふらつきから起きる頭部打撲や外傷を予防するためのヘッドギアを着用する 発作が落ち着いていても入浴や水泳の際の観察を怠らない	

二分脊椎

脳・神経疾患

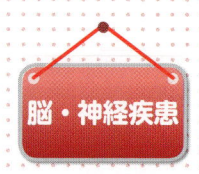

概念

胎生期の神経組織との分離障害のため，脊髄が脊椎管の外に出て皮下組織と癒着したり，体表に露出し神経障害を生じる．このため脊椎管の椎弓が形成不全となっている状態を二分脊椎という．主に仙椎，腰椎に発生するが，まれに胸椎，頸椎にも生じ，その発生部位から尾側の運動機能と知覚が麻痺し，排尿・排便機能にも大きな影響を及ぼす．

二分脊椎は開放性と潜在性の2つのタイプに分類される．

症状

開放性：開放性二分脊椎（表面から明らかに脊髄などの異常が見える）のほとんどは脊髄髄膜瘤であり，神経組織が体表に露出している．多くの例で髄液の漏出がみられ，生後すぐに手術が必要．局所症状以外に下肢の運動麻痺や肛門括約筋の弛緩を伴う．水頭症，神経因性膀胱，キアリ奇形を伴う場合が多い．

潜在性：潜在性二分脊椎（表面から脊髄などの異常が見えない）は，神経組織が表皮に覆われており，体表に露出していない．脊髄脂肪腫（脂肪組織の増加），毛髪，血管腫，あるいはくびれなどの背部皮膚の異常をしばしば伴う．明らかな神経症状を伴わないこともあるが，将来予測される脊髄機能障害を予防するため原則として手術を行う．水頭症は合併しない．

検査

開放性：胎児超音波検査，胎児MRIで判断されることもあるが，髄膜瘤そのものの診断は，瘤が小さいときや，適切な角度の画像が得られないときは困難である．

脊髄髄膜瘤の合併症による水頭症は，側脳室の後角が優位に拡大し，80〜90%は生後数週間以内に手術が必要となる．

出生後にCT，MRIにより病変の部位，大きさ，状態などを診断する．

潜在性：出生後に神経症状の有無，CT，MRI，超音波検査などの画像診断により診断が確定される．

治療

開放性二分脊椎（脊髄髄膜瘤）の患児の管理には脳神経外科，泌尿器科，神経科，整形外科，リハビリテーション科などの医師と看護師，心理療法士，理学療法士，ケースワーカーなどの医療従事者と患者家族が一体となったチームワークが要請される．

脳神経外科

定期的にCT，MRIで経過を追う．脳室拡大や水頭症，V-Pシャントの状態の確認，キアリ奇形の変化や程度，脊髄空洞症，水頭症などの発現に注意する．

泌尿器科

二分脊椎の90%以上は神経因性膀胱を生じ，泌尿器科的管理を要する．残尿や膀胱尿管逆流現象は尿路感染症を高頻度に合併し，腎盂炎，腎盂腎炎，水腎症を生じ腎不全に陥ることがある．

整形外科，リハビリテーション科

先天性，あるいは成長に伴って進行する足，股関節，脊柱などの変形に対しては，積極

的な整形外科的治療が必要であり，筋力と矯正後の状況に応じた装具の装着，リハビリテーションを要する．知覚障害を合併するため，火傷，褥瘡にも気をつける必要がある．

その他
斜視，眼振，視力低下も起こりうるので眼科的管理も必要となる．

直腸障害は便秘をきたして大きな問題となることもある．

脊髄髄膜瘤の患児の身体的成長障害の一因に，内分泌的異常として中枢性思春期早発症，成長ホルモンの分泌低下があり，これらは一般の発生頻度より高く，高位の脊髄髄膜瘤例やシャント再建の多い例に多いとされている．

潜在性二分脊椎の手術は脊髄係留の解除，脊髄病変の切除を目的として生後1か月〜半年の間に行うことが多い．

経過（脊髄係留解除，脊髄脂肪切除を受けた患児）

入院：CT，MRI，体性感覚誘発電位，膀胱尿道造影，リハビリテーション，神経内科，泌尿器科診察．

1〜2週間後：手術

※手術当日は創部の安静保持，通常は翌日から制限なし．指示がある場合は，抜糸まで腹臥位で管理する．

術後1週間：抜糸．抜糸後は翌日より入浴が可能．
CT，MRI，必要に応じて他科，リハビリテーションの依頼が行われ，受診，検査など終了後に退院．

看護 ▶ 術後（脊髄係留解除，脊髄脂肪切除）

項目	ポイント	備考（根拠など）
観察	排尿機能障害，尿の回数・量・性状，尿混濁 排便機能：便秘，便意，便性状 創部の状態：髄液漏，出血，離開，滲出 バイタルサイン，術後は膀胱留置カテーテルの挿入による排尿管理，意識状態，頭囲，大泉門の緊張，嘔吐，痙攣，四肢自動運動，知覚，麻痺の有無・程度 腹臥位管理のときはSpO$_2$値	泌尿器系や直腸・肛門の運動神経および感覚神経が障害される 感染などの合併症予防
安静	安静中は体圧分散寝具を用いる 指示がある場合，創部を最高位にした腹臥位とし，必要時には抑制ベストを着用する 腹臥位管理の場合，体幹は屈曲や捻転させないように体位変換する	褥瘡予防 髄液漏予防
清潔	排便により創部が汚染されやすい（注意して管理する）ため，抜糸前までは必要に応じて創下部に防水テープを貼用する（抜糸後は創部に絆創膏を貼用する） 創部の汚染時は速やかに消毒・ガーゼ交換をする	経口摂取開始後は肛門が弛緩しているため便量も多くなり，頻回に排泄される
指導	抜糸後の創部の絆創膏の貼り方を家族に指導する 排尿機能障害がある場合は，家族に用手排尿の方法を指導して残尿を防ぐ	創離開と肥厚性瘢痕の予防 尿路感染予防

脳性麻痺（のうせいまひ）

脳・神経疾患

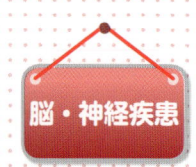

概念

脳性麻痺（CP：cerebral palsy）は，受胎より新生児期までの間に生じた，大脳のさまざまな非進行性の病変に基づいて起こる，永続的だが，変化しうる運動および肢位の異常である．原因は多彩であり，出生前，周産期，出生後に分類されるが，周産期の原因が最も多いとされている．

症状

運動麻痺（四肢の動きが少ない，筋力が弱い，四肢・顔面の不随意運動など）と肢位の異常（上肢を屈曲させて手を握っている，下肢を硬く突っ張っているなど）が主症状である．日常生活にほとんど支障のないものから，重症心身障害に至るまで，その程度はさまざまである．合併症としては，知的発達障害，てんかん，視聴覚障害，視知覚認知障害などがある．

麻痺が出現する前に，抱くと反り返る，身体が硬い，ミルクの飲みが悪いといった症状が出ることもある．

脳性麻痺児の分類（NYUMC：ニューヨーク大学医療センター分類）

- G1：自力で移動可能
- G2：装具を用いて移動可能
- G3：四つんばいで移動可能
- G4：うつ伏せ，寝返りでの移動のみ可能
- G5：寝たきりで移動能力なし

検査

機能的脊髄後根切断の場合

入院〜2週間：X線，CT，MRI，検尿，血液検査，神経伝達速度（H波・F波），泌尿器科評価，サーモグラフィ．神経内科，作業療法（OT），理学療法（PT），整形外科による検査．

治療

根気強い機能訓練（理学療法，作業療法，言語療法）が治療の中核である．個々の症例に応じたリハビリテーションプログラムをつくり，理学・作業・言語療法をチームで行い，総合的な療育をすすめていく．原因，障害の程度，重複障害により予後はさまざまである．

痙性を減少させるため，脳神経外科的に一部の異常な反応を示す脊髄神経後根（感覚神経）を切断する手術（機能的脊髄後根切断術）をすることもある．腰背部から神経後根が見えるように脊椎を切開し，後根神経を神経系に剥離して弱い電流で刺激し，下肢筋肉の異常反応の高い神経後根を切断していく．術後は定期的に評価（PT，OT，神経科，脳神経外科の合同カンファレンス）し，入院期間は1.5〜2か月となる．

その他に以下のような治療を行う．
(1) 内服による筋緊張のコントロール．
(2) てんかんなどの合併症の治療．

看護 ▶ 慢性期

項目	ポイント	備考（根拠など）
観察	筋緊張の程度 麻痺の程度 合併症の有無および程度 日常生活自立度の程度（ADL） コミュニケーション方法 呼吸状態 気道内分泌物の有無および性状	コミュニケーション方法は，知的発達や構音機能の発達によりさまざまである 脳性麻痺児は呼吸障害を生じやすい
安静	全身の筋緊張を緩和させるよう，リラックスできるポジショニングを行う 日常生活自立度判定やブレーデンスケールに応じて体圧分散寝具を使用する 生活リズムを整えるために昼間に多くの刺激を与える 体位変換の実施 適切な装具の使用	筋緊張の異常により，関節拘縮，変形，脱臼などを生じる 自力での体圧分散が困難であることが多く，褥瘡形成リスクが高い
食事	患児の咀嚼・嚥下能力に合わせて食事形態（きざみ食やペースト食，とろみ剤の使用）を工夫する 筋緊張を緩和し，気道内分泌物を取り除き，身体を起こして嚥下しやすい位置で頭部をコントロールする 患児の食べる意欲を引き出しながら，状態に合わせて顎や口唇の動きを補助して食物を与える 咀嚼・嚥下能力によっては経管栄養を行う	脳性麻痺児は，摂食の協調運動が障害されるため，摂食困難であることが多い
排泄	水分の十分な摂取を促し，下剤を使用したり，下肢の他動運動などを取り入れたりして排便を促す	便秘は，筋緊張の亢進や痙攣発作の要因になる
清潔	清拭，入浴など患児に合った方法で清潔を保持する 口腔内の清潔を保持するのが困難なため，歯ブラシや綿棒，ガーゼを用いて口腔ケアを行う 室内の空気を清潔に保つ	重症心身障害児は体力がなく，一度感染を起こすと重症化しやすい 唾液の貯留，痰喀出困難，胸部変形による換気不良で感染症に罹患しやすい
指導	早期療育，訓練の必要性を説明する 社会資源を活用していけるよう援助する 在宅における日常的，医療的ケアについて家族に指導を行う	患児のQOLを向上させ，家族の精神的・身体的負担を軽減する

▶ 術前（機能的脊髄後根切断を行う場合）

項目	ポイント	備考（根拠など）
観察	関節可動域 歩行状態 日常生活の自立度 痙性の程度 末梢冷感，末梢皮膚色 不随意運動の有無・程度（アテトーゼ型脳性麻痺の場合）	術後の評価をするために，術前の状態を把握しておく

▶ 術後〜初回退院まで

項目	ポイント	備考（根拠など）
観察	創部の状態（発赤・皮下貯留の程度），排尿障害の有無，下半身の感覚障害，褥瘡，見かけ上の運動機能の低下がみられないか，機嫌，疼痛 **リハビリテーション開始後** 　関節可動域，歩行状態，日常生活の自立度，痙性の程度，末梢冷感，末梢皮膚色	術式から陰部神経損傷のリスクがある 痙性が低下することで，痙性によりまかなっていた運動機能がなくなる（一過性）
安静	手術当日は ICU 管理となり，術後 2 日目で一般病棟に転棟：ベッド上にて臥床，寝返り・体位変換は可能となる 術後 4 日目：徐々にベッドアップ開始 　　4〜5 日目：ベッドサイドでリハビリテーション開始 　　6 日目：ベッド上で座位可能 　　7 日目：リハ室でリハビリテーション開始，車椅子乗車開始 　　14 日目：週末外泊可能	自力での体動が困難であるため，体位変換は患児に合わせて行い，体幹を回旋させない
食事	ICU から一般病棟に転棟後，飲水から開始する	
排泄	ICU から転棟後，自己制御式鎮痛法（PCA）が終了していれば膀胱留置カテーテルの抜去は可能．その後はおむつ，またはベッド上での排泄となる 車椅子に乗れるようになればトイレでの排泄が可能	
清潔	術後は清拭，10 日目からシャワー浴を開始 シャワー浴後は創部に保護テープを貼る	皮下埋没縫合のため抜糸はない
治療管理	**リハビリテーション** 　PT，OT による介入 　術後のリハビリテーションは 1 日 3 回が望ましい 　1 回はリハ室で行い，あとの 2 回は家族面会時に家族が行う	家族の協力が不可欠である．退院後も家族が継続してリハビリテーションを行えるようにする

胃食道逆流

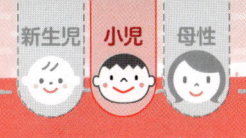

消化器疾患

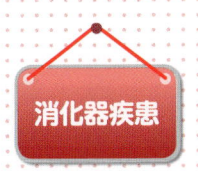

概念

胃食道逆流（GER：gastroesophageal reflux）とは，胃の内容物が食道へ逆流することである．食道の最下部には下部食道括約筋とよばれる輪状の筋肉があり，食道への逆流を防いでいるが，この括約筋が正常に機能していないと胃食道逆流が起こる．胃の粘膜と違い，食道の粘膜は酸に対する抵抗力が弱いため，胃酸や消化酵素が食道へと頻繁に逆流すると，症状が現れたり食道粘膜に損傷が生じ炎症を起こしたりする．

症状

一般的な症状は，胸焼け，嘔気・嘔吐，呑酸．

逆流性食道炎による潰瘍形成がみられた場合，出血を起こすと吐血，タール便，貧血などの症状が現れる．潰瘍の瘢痕化による食道狭窄は嚥下困難を引き起こす．気道の狭窄がみられた場合には，喘鳴，胸痛，咽頭痛，嗄声，呼吸困難などの症状が現れる．また，体重増加不良などの栄養障害を引き起こすだけでなく，逆流した胃の内容物を気管に吸い込んでしまうことによる誤嚥性肺炎や気管支炎を引き起こすおそれがある．

検査

食道内圧検査，上部消化管造影検査，24時間の食道内pHモニター，食道内視鏡検査などでの診断や胃食道逆流の程度の判定，食道炎の有無の確認．

治療

内科的治療

生後2か月ごろまでは逆流防止機能が未熟なため，生理的な胃食道逆流がみられることがあるが，1歳ごろまでに治ることも多い．

(1) 食事の工夫：少量頻回の哺乳，濃厚乳の投与，とろみの使用．
(2) 体位の工夫：60°以上の上体挙上，哺乳後，30分間はたて抱きにする．
(3) 薬物療法：消化管運動促進薬，制酸薬，制吐薬の使用．

外科的治療

噴門形成術．

看護 ▶ 術前

項目	ポイント	根拠
観察	バイタルサイン 嘔気・嘔吐などの消化器症状 栄養状態 嚥下障害 血液検査値 呼吸状態	出血による貧血や，栄養状態の確認のために行う
安静	消化器症状の強い場合や，消化管出血がみられる場合は安静を保つ	安静は嘔気，出血などの増悪を防ぎ，病変部の血流量を増加させて治癒機転を助ける効果がある
食事	食事内容（水分にはとろみを使用）や体位を工夫して，逆流の軽減・防止をする 必要により経口摂取の制限を行い，経管栄養・中心静脈栄養（IVH）などで管理を行う	
排泄	下痢による水分・電解質の喪失に注意する 便秘のコントロール	栄養状態が低下していることが多いため，電解質バランスの異常をきたしやすい 便秘により，腹部膨満，腹腔内圧が上昇すると逆流が増悪する
清潔	特に制限はないが，症状やバイタルサインに合わせた援助を行う	

▶ 術後

項目	ポイント	備考（根拠など）
観察	バイタルサイン 嘔気・嘔吐などの消化器症状 栄養状態 嚥下障害 呼吸状態 創部の状態（ガーゼの汚染，出血，創部痛，発赤など） 疼痛の有無 胃管の状態（抜去防止）	
安静	医師の指示のもと安静度を拡大する 術後疼痛に合わせた援助を行う	
食事	消化管運動の回復具合に合わせ，医師の指示のもと経口摂取を開始	
排泄	下痢による水分・電解質の喪失に注意する	栄養状態が低下していることが多いため，電解質バランスの異常をきたしやすい
清潔	清拭を行い，創部周辺や全身の皮膚状態の観察を行う 術後の経過が良好で，医師の許可があればシャワー浴を行う	創部の清潔を図り，感染を予防する

壊死性腸炎 (NEC)

消化器疾患

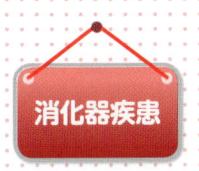

概念

未熟な腸管に，血行障害による粘膜の損傷や細菌感染などが加わることによって腸管が壊死する病気が壊死性腸炎（NEC：necrotizing enterocolitis）である．生後30日未満，特に1週間以内に発症することが多い．妊娠週数が32週以下の早産児や低出生体重児に多く，仮死（胎児・新生児），呼吸障害（呼吸窮迫症候群など），PDA (patent ductus arteriosus：動脈管開存症)，敗血症が加わると本症が発症しやすい．

また母乳中には感染防御因子や腸管粘膜の成長因子が含まれているため，壊死性腸炎は，母乳栄養児に比べ人工乳栄養児に多く発症する．

症状

嘔吐，胃残渣の増加，腸蛇行，腹部膨満，腹壁色不良，腸蠕動音の減弱・消失などのイレウス症状がみられる．症状が進行すると，血圧低下などのショック症状，血便や胃（からの）出血，無呼吸，DIC (disseminated intravascular coagulopathy：播種性血管内凝固症候群) などがみられ，敗血症との区別ができなくなるため注意が必要．

組織の壊死が進行し，腸管穿孔をきたして腹膜炎を合併すると腹壁に発赤，緊満感がみられる．

検査

画像検査
診断上重要なのが画像所見であり，腹部X線では，イレウス像，腸壁内気腫，門脈内ガス像などを認める．穿孔・腹膜炎をきたすと，腹部X線では腹腔内フリーエア像（クロステーブル撮影が有用），超音波検査では腹水貯留が認められる．

血液検査
白血球増加または減少，血小板減少，CRP上昇などがみられる．

治療

禁乳，補液と抗菌薬やγグロブリン製剤による抗菌療法を行う．血圧低下に対しては昇圧薬の投与，DIC所見を認めた場合は輸血を行う．

また，イレウス症状が改善しない場合や穿孔は，外科的治療（腹腔ドレナージ，病変部切除，腸瘻造設など）の適応となる．

看護

項目	ポイント	備考（根拠など）
観察	腹部膨満の程度 腹壁の硬さ・色調・光沢 腸蠕動音，腸蛇行 便の性状 胃残渣の量・性状 吐物の量・性状 皮膚の緊張低下・乾燥 末梢四肢の冷感 大泉門陥没 体重増減 IN-OUT バランス 活気 出血斑 止血状態 バイタルサイン 検査値	胃残渣の量・性状を把握し，異常を早期に発見する
安静	可能な限り仰臥位または側臥位にて上体挙上した体位をとる 顔面は横を向かせる	腹部の観察が容易 吐物の誤嚥を防ぐ
食事	授乳は禁止	
排泄	尿量・便量を測定し，量が少ない場合は医師に報告する 吐物や胃残渣への血液混入や胆汁がある場合，血便・血尿の場合には速やかに医師に報告する 腹部膨満があるときは，胃管からのガス抜きや医師の指示のもと，浣腸を実施する	IN-OUT バランスを出す 外科的治療を必要とする場合がある 腹部膨満は呼吸運動を抑制する
清潔	清拭などを行うときは静かに素早く行う	患児を動かすことが，嘔吐を誘発させる要因となる可能性がある ケアに時間がかかると体温の低下をまねく．低体温による代謝性アシドーシスは，患児の状態悪化につながる可能性がある
環境	環境温度（保育器，室温）を適切に保つ 吐物は速やかに片づける	新生児は体温調節域が狭く，無呼吸や代謝性アシドーシスなどの合併症を起こす 吐物は感染源となりうる

潰瘍性大腸炎

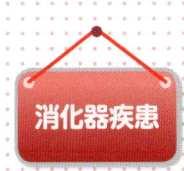

概念　一般的にクローン病とともに「炎症性腸疾患」とよばれている．主として粘膜を侵し，しばしばびらんや潰瘍を形成する大腸の非特異性炎症である．大腸粘膜と粘膜下層を侵し，病変が直腸からびまん性連続性に口側に進展するのが特徴である．30歳以下の成人の発症が多いとされているが，近年小児例の報告も増えている．再燃と寛解を繰り返し慢性の経過をとることが多く，長期にわたり炎症が持続する場合には悪性腫瘍を合併することがある．

症状　初発症状として血便，粘液便，下痢がみられることが多い．腹痛も多く，病変の広がりや重症度によって，発熱，貧血，体重減少などの全身症状を伴う．発症は緩徐な場合もあるが，中毒性巨大結腸症，穿孔，大量出血などの合併症を伴う予後不良な劇症性もある．

　また，腸管外合併症として肝障害，眼症状，結節性紅斑，関節痛などがみられることがある．

検査　血液検査，内視鏡検査，生検組織学的検査，注腸X線検査．

治療　臨床症状，活動性の程度に応じた全身管理，薬物療法が中心となる．

　薬物療法として，メサラジン，スルファサラジン，ステロイド薬が使用されるが，難治性，再発例では免疫抑制薬，白血球除去療法，抗TNFの受容体拮抗薬（インフリキシマブ，アダリムマブ）なども選択される．重篤な貧血に対しては輸血を必要とする場合もある．

　頻回の下痢により脱水を認めるときは輸液を行い，重症な場合には絶食，中心静脈栄養管理を行うこともある．基本的に寛解期には特別な食事制限を必要としないが，活動期には高蛋白・低脂肪食が選択される．

　重症難治例，頻回再発例，ステロイド薬依存例などで大腸全摘術など外科的治療が行われる．

看護

項目	ポイント	備考（根拠など）
観察	発熱，頻脈，血圧，腹痛（部位，性状，持続時間，増悪因子） 排便回数，便性状，血便（量・色），夜間排便 活気や機嫌 食事摂取量 血液検査値	出血の進行状態を判断し，異常の早期発見に努める
安静	安静に過ごすことができるように促す	エネルギーの消費量を抑え，体力の消耗を防ぎ，回復を図る
食事	活動期には高蛋白，低脂肪食とする 経腸栄養剤を使用することもある 重症例では，絶食して中心静脈栄養を実施する	大腸に負担をかけない食事で，少量でも栄養摂取を図る 絶食して腸管内の安静を保つ
排泄	頻回な排便，夜間排便がある場合，トイレまで歩行ができない場合は，ベッドサイドまたはベッド上での排泄を介助する 乳児はおむつ交換をこまめに行い，肛門周囲のスキンケアを実施 ポータブルトイレ，個室車いす用トイレの使用など，ゆっくり落ちついて排泄できる環境を調整する	体力の消耗を防ぐことと，苦痛の緩和に努める 便性不良のため皮膚トラブルを起こしやすい
清潔	全身状態がよく，輸液をしていない場合はシャワー浴を行う その他の場合は清拭を行う	
精神的ケア	疾患・治療の受け入れ状況を把握する 表情・訴えの観察と傾聴	長期にわたる療養により，不安や焦りを生じやすい ストーマ造設など手術によるボディイメージの変化に対する精神的援助が必要
指導	服薬の必要性について理解を促す 自己管理	

肝不全

消化器疾患

概念

肝機能障害が進行して，生体の維持に必要な生理機能である代謝機能や分解機能などを果たせなくなった状態である．肝不全には急性と慢性があり，小児急性肝不全の原因の多くは不明である．その他にウイルス性や薬剤性の肝不全などもある．

小児慢性肝不全の多くは胆汁うっ滞性肝疾患であり，その他原因不明の肝硬変や先天性肝線維症などがある．

症状

黄疸，全身瘙痒，全身倦怠，呼吸困難，腹水，出血傾向，紫斑の出現，高アンモニア血症，成長障害，吐血・下血，腎機能障害，静脈瘤，肝性脳症[※]．

※肝性脳症：羽ばたき振戦，意識障害，せん妄など．

検査

血液検査：AST/ALT，γ-GTP，総蛋白，アルブミン，総ビリルビン，直接ビリルビン，総胆汁酸アンモニア，PT時間，PT-INR，血小板など．

腹部超音波検査：肝表面の辺縁不整，肝腫大・萎縮，脾腫大，肝動脈血流の亢進，門脈血流の低下・逆流，腹水．

CT：肝表面の辺縁不整，肝腫大・萎縮，脾腫大，側副血行路，腹水．

肝生検：原因精査，肝線維化の有無．

遺伝子検査：原因精査．

上部消化管内視鏡：胃食道静脈瘤の有無．

肺血流シンチグラフィ：肺内シャントの有無．

心エコー：肺高血圧の有無．

心臓カテーテル検査：肺高血圧の評価．

脳波検査：肝性脳症によって徐波化し，典型例では三相性脳波がみられる．

治療

急性肝不全

高アンモニア血症の予防と是正
・安息香酸ナトリウム，アルギU®の内服．
・浣腸（凝固異常確認を実施したうえで行う）．
・ラクツロース投与．
・抗生物質投与．

全身療法
・病態に応じてステロイド療法開始（ウイルス性血球貪食症候群の場合など）．免疫抑制作用により肝壊死の進展を防止することを目的としている．
・特殊組成アミノ酸輸液．

人工肝補助療法
・血漿交換療法：肝不全に伴う毒性物質の除去とアルブミンや凝固因子などの欠乏因子を補充するために行う．

- 血液濾過透析：血中に増加するアンモニアなどの毒性物質の吸着や除去を目的とし，行う．また，肝不全と同時に腎不全をきたしやすいため行う．
- 合併症対策（感染，脳浮腫，DIC，凝固異常，消化管出血）．
- 肝生検．
- 肝移植．

慢性肝不全

原疾患に対し内科的治療を行い，それに反応せず慢性肝不全になった場合は肝移植が適応される．

看護

項目	ポイント	備考（根拠など）
観察	バイタルサイン SpO$_2$値 検査値（検査項目参照） 皮膚状態：黄疸の有無・部位，瘙痒感 腹部状態：腹部膨満・緊満，腹囲 尿量，排便量，回数，便性状 意識レベル 出血傾向：紫斑	肺内シャント（血流は正常に流れているにもかかわらず，肺胞内で換気がなく，血液が酸化されずに心臓に還流している状態）：酸素飽和度が低下していないか観察する 高アンモニア血症，脳症を判断するための重要な観察項目
安静	基本的には，安静度に制限はない	検査値や全身状態，症状により安静度を設定する
食事	全身状態により，特殊ミルクを使用することがある	胆道閉鎖などの胆汁うっ滞性肝疾患の場合には，脂肪吸収に胆汁を必要としない中鎖脂肪を中心とした特殊ミルク（MCTミルク）を使用することがある

臍(さい)ヘルニア

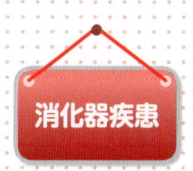

消化器疾患

概念
臍帯脱落後の臍輪の瘢痕収縮が不完全な新生児初期に，何らかの原因で腹圧が亢進することにより臍輪の開存が遷延して，臍輪から腹腔内臓器が脱出した状態である．臍帯脱落から生後1か月までに発症することが多い．発症初期は臍部がわずかに隆起する程度であるが，そのまま放置するとしだいに皮膚が伸展し，ヘルニア内容の脱出が増大，2～4か月時には最大となる．その後，多くは縮小に転じ，生後1年までに90%が自然治癒する．破裂などの合併症はきわめてまれである．低出生体重児や染色体異常児で多くみられる．鼠径ヘルニアと比べると，頻度は高い．成人で手術をする場合は，妊娠，肥満，腹水貯留などが原因となる．

症状
(1) 安静時，円形のヘルニア門が臍部に触れる．
(2) 啼泣時や怒責時，皮下に腸管が脱出するため臍部が腫脹する．
(3) 指で圧迫すると，腸管がグル音を伴い容易に還納できる．
(4) 痛みがある場合は，大網がヘルニア嚢に癒着している．

治療
1歳を過ぎるまでは，特に治療の必要はない．そのため，まずは手術をせずに外来で経過観察を行う．用手還納が難しいものや，2歳までに治らないものは手術を行う．

看護
▶ 術前

項目	ポイント	備考（根拠など）
観察	バイタルサイン，哺乳・食事摂取状況，機嫌 ヘルニア脱出の有無・程度	一般状態の観察

▶ 術後

項目	ポイント	備考（根拠など）
観察	バイタルサイン，呼吸状態，哺乳・食事摂取状況 創部ガーゼ汚染の有無・程度 疼痛の有無・程度	一般状態の観察
安静	覚醒後より制限なし	
清潔	手術翌日の朝，医師がガーゼ交換を実施 退院後，次回外来受診日まではシャワー浴とする	
指導	次回外来受診日（退院後1週間ぐらい）まで，浴槽には入らずシャワー浴とする 傷にあててある綿球・テープが剥がれた場合は，新しい綿球を詰め防水テープで固定する スイミング，体育の授業，体操教室などの激しい運動は，術後2週間までは行わない	創部感染予防

鎖肛（直腸肛門奇形）

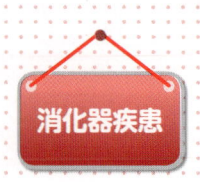

消化器疾患

概念 ▶ 肛門のない状態，正常な肛門はないが，会陰部など外表に瘻孔がある状態を「直腸肛門奇形」（通称，鎖肛）とよぶ．発生頻度は5,000出生に対し1例であり，男児にやや多い．
直腸閉鎖部位が恥骨直腸筋群を通過しているかどうかで，高位・中間位・低位に分類される．鎖肛の治療は，肛門を造設するだけではなく，尿路系・性機能も考慮し，最終的に正常と同等な排泄・性機能を得ることが重要である．

症状 ▶ 胎便排泄遅延・腹部膨満・胆汁性嘔吐がみられる．外表に瘻孔がある場合，そこから排便がみられるために発見が遅れることもある．
尿路との瘻孔を伴う場合，尿路感染症に注意が必要である．

検査 ▶ **視診**
肛門や外瘻孔の開口の有無と開口位置，尿道口・腟口への胎便の付着，肛門部の陥没の有無，肛門部正中の隆起の有無など．
X線（倒立位側方向X線）
会陰に瘻孔がない場合，腸管内の空気が直腸まで届く生後12時間以上を経過した時期に，児を逆さにすることで直腸に空気を貯めて撮影し，直腸盲端の位置によって病型を診断する．
瘻孔造影
瘻孔がある場合，瘻孔から造影剤を注入することで直腸盲端を造影する．

治療 ▶ **低位**
会陰部に瘻孔があることが多く，一期的に根治術が可能である．瘻孔の位置により，瘻孔を肛門に広げる手術（cut back術），もしくは瘻孔をブジーで拡張しながら外肛門括約筋の発達を待ち，肛門移行術を行う場合がある．
中間位
恥骨直腸筋の発達が悪いため，すぐに直腸末端を引きおろすことは得策ではない．そのため，ストーマを造設し，生後6か月から，または体重6〜8kg以上を目安に根治術（肛門形成術）を行う．
高位
中間位に準ずる．

看護

項目	ポイント	備考（根拠など）
観察	出生時に，肛門部を確認する 肛門以外の部位に胎便が付着していたり，尿に便が混入していないか（瘻孔の有無）など 腹部状態：腹部膨満・緊満，腸蠕動音，胃内容物の有無・性状 呼吸状態：呼吸音，SpO_2値，異常呼吸など	病型を確認するうえで重要なポイントとなる 胎便・腸管ガスが排泄されない場合，腸管の拡張が進行する危険性がある 腹部膨満による呼吸抑制の可能性がある
安静	上体挙上を適宜実施する	安楽な体位の工夫
食事	術前は上部消化管に胃管を挿入し減圧を行う 腸管の動きと排泄の確認ができてから医師の指示が出る 嘔吐の有無・性状・量	腹部膨満の軽減 十分な排泄がされないことにより，腸管拡張・腹部膨満をきたす
排泄	ストーマ造設後は，排泄物の量・性状，皮膚保護材の溶解の程度・交換の頻度を確認する 肛門形成後，ブジーや浣腸を実施する場合がある	異常の早期発見 退院に向けての適切な装具選択と交換頻度を見極める 形成した肛門の狭窄予防 筋肉の発達が悪いので，下痢または便秘になりやすい
清潔	ストーマ造設後は皮膚に刺激を与えないように心がけ，清潔を保つ 刺激物（排泄物）は石鹸をよく泡立てて，こすらずにやさしく除去する 感染防止に心がける 肛門形成後は清潔を保つ	排泄物の付着や皮膚保護材による機械的刺激が多いため，皮膚障害が起きやすい 皮膚の浸軟（ふやけ）により角質のバリア機能が低下すると感染しやすくなる 創部であるため，不潔になりやすい
指導	ブジー・ストーマケアの方法 指導は，家族の言動（受容，指導時の状況，理解度）を観察し，キーパーソン，家族の協力体制などを把握しながら行う	退院後も継続してケアが必要になるため，患児を取り巻く環境を理解しておく

食道狭窄症

消化器疾患

概念

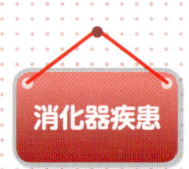

食道に狭窄部があり，食物の通過障害が起こる．先天性と後天性がある．先天性は以下の病型に分類される．多くの場合，離乳食開始（生後5～6か月ごろ）から発症する．

気管原基迷入型：軟骨，気管支腺，リンパ上皮組織などが迷入し，食道狭窄をきたすもの．食道下部に好発する．

筋線維性狭窄：食道壁筋層の肥厚または線維化により狭窄を生じる．部位は食道下部に多いが中部にもみられる．

膜様狭窄：食道粘膜が，食道内腔に膜様に突出して狭窄を起こす．食道のどの部分にもみられる．

後天性食道狭窄症の原因としては，①瘢痕性（腐食性）狭窄（酸・アルカリ・重金属塩などの腐食剤の誤飲，外傷，異物，逆流性食道炎）と，②食道閉鎖症術後の吻合部狭窄がある．

症状

主症状は，食物の通過障害であり，嘔気・嘔吐，むせこみ，嚥下困難，異物感，体重増加不良，栄養失調などがみられる．

検査

食道造影検査，内視鏡検査．

治療

食道狭窄部部分切除術（胃瘻形成術，中心静脈カテーテル挿入）

狭窄部を切除する方法である．切除後の食道再建法は食道端端吻合術を行う．狭窄部が噴門に近い場合は，噴門形成術を同時に行う．噴門部逆流防止機構を温存する努力が，術後の障害を少なくするために必要である．

食道拡張術（食道ブジー）

食道ブジーはバルン拡張器を咽頭から食道に通し，その径を徐々に太くして，食道狭窄部を拡張していく方法である．食道鏡で直視下に行うものと，あらかじめ胃瘻を通じて食道に糸（ガイドワイヤー）を通しておき，無端ブジーで拡張する方法がある．無端ブジーのほうが，吻合部を誤認するおそれがなく安全である．

食道ブジーの効果は1～3か月と考えられている．食道入口部での抵抗が強くてブジーが通りにくいときに無理をすると，食道壁を穿孔することがある．

看護

食道狭窄部部分切除術前

項目	ポイント	備考（根拠など）
観察	バイタルサイン 食事摂取（注入）形態・摂取量 嘔気・嘔吐の有無・程度，むせこみ，嚥下困難，異物感の有無・程度 栄養状態の評価	食道狭窄の程度を把握する

▶ 食道狭窄部部分切除術後

項目	ポイント	備考（根拠など）
観察	バイタルサイン 嘔気・嘔吐（吐物の量・性状） 経口摂取量，注入量・注入速度 むせこみ，嚥下困難，異物感 吻合部ドレーンからの排液量・性状 胃管からの排液量・性状，固定状態 胃瘻からの排液量・性状，固定状態 胃瘻周囲の発赤・腫脹・滲出液 中心静脈カテーテルの固定状態，刺入部の発赤・腫脹 患者の体動，ベッド上での過ごし方 疼痛，機嫌 自己制御式鎮痛法（PCA）の流量，積算量，ロックアウトタイム，押した回数，有効投与回数 膀胱留置カテーテルの固定状態，尿量・性状 腹部膨満，腸蠕動音，排ガス・排便 排便の量・性状，血便	縦隔気腫，誤嚥性肺炎による呼吸障害を起こしやすい 吻合部の浮腫・狭窄の可能性がある 患者の体動・皮膚状態を考慮し胃瘻の固定方法を検討する PCAの副作用の観察
安静	早期離床を促す	術後合併症を起こさないようにする
食事	飲食を禁止中（約1週間）は，輸液により管理 食事やミルク開始後は，状況に合わせた食事形態・量の選択と調節	術後創部の安静を保つ
排泄	PCA中は，膀胱留置カテーテル管理	PCAの副作用に尿閉がある

▶ 食道拡張術前

項目	ポイント	備考（根拠など）
観察	バイタルサイン 食事摂取（注入）形態・摂取量 嘔気・嘔吐の有無・程度，むせこみ，嚥下困難，異物感の有無・程度 排便の性状，血便	食道狭窄の程度を把握する

▶ 食道拡張術後

項目	注意点/留意点	根拠
観察	バイタルサイン 嘔気・嘔吐（吐物の量・性状） むせこみ，嚥下困難，異物感 腹部膨満 疼痛 経口摂取量 機嫌 ガイドワイヤーの固定状態（胃瘻，鼻） 排便の性状，血便	ブジーによる食道破裂，裂孔からの縦隔気腫，粘膜損傷，潰瘍が起こる可能性がある
食事	術後当日は水分・ゼリー摂取のみ 翌日から食事摂取開始 胃瘻注入は術後当日から通常通り行う	

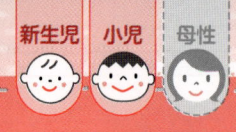

食道閉鎖症

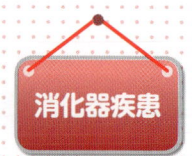

消化器疾患

概念 ▶ 胎児期の発生異常により食道が閉塞する疾患．気管との間に瘻孔がある場合もあり，そのつながり方により下図のような5つの型に分類される．

症状 ▶ 妊娠中より，食道が盲端で閉じていると，胎児が羊水を飲み込むことができず羊水が吸収されないため，羊水過多を認めることがある．

出生後は，直後より症状が出現する．唾液が口・鼻より溢れたり（泡沫状嘔吐），口腔内から食道盲端部にたまった分泌物を誤嚥するため，呼吸困難やチアノーゼを呈する．また，カテーテルを胃内に挿入できず，胃管が食道上部で反転する（コイルアップサイン）．

治療 ▶ 外科的に気管・食道瘻の切離，および上下の食道の吻合を行う．上下の食道間の距離が長い場合，胃瘻を造設して長期にわたる治療ができるようにし，何度かに分けて上下食道の延長手術を行ってから食道を吻合する．

◎食道閉鎖症　Grossの分類

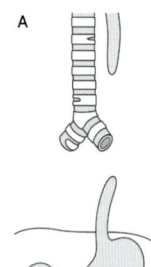

A：上部，下部とも盲端になっている
B：上部が気管につながっている
C：下部が気管につながっている
D：上部，下部とも気管につながっている
E：食道と気管が連絡している

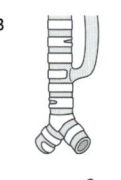

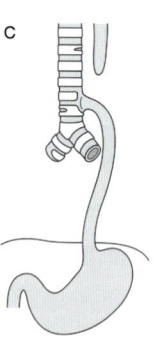

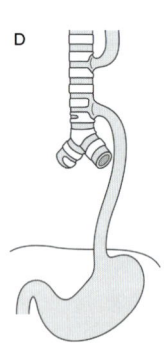

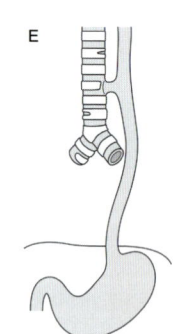

看護 ▶ 術前

項目	ポイント	備考（根拠など）
観察	バイタルサイン，呼吸状態，チアノーゼ，SpO$_2$値，分泌物の量	呼吸器感染症の予防
安静	分泌物を誤嚥しやすい場合は，側臥位や上体挙上など体位の工夫	誤嚥の予防
食事	授乳は禁止，点滴により電解質を維持する	
清潔	呼吸状態に異常がなければ清拭可	
環境	点滴ルート，ライン類の整理整頓 面会時，家族の精神面を十分配慮する	点滴ルート，ライン類が多数となる 母子分離，環境，手術による不安，愛着形成支障が考えられる

▶ 術後

項目	ポイント	備考（根拠など）
観察	バイタルサイン：呼吸数，血圧，体温，心拍数 呼吸苦，チアノーゼ，SpO$_2$値 創部状態：出血，離開，発赤，腫脹 胃内容の量・性状，減圧，気管分泌物の吸引・性状 胃瘻の状態：陥没，脱出，出血，分泌物 腹部状態：腹部膨満・緊満，排便・排ガスの状態	呼吸器感染症の予防
安静	胃管抜去は厳禁 創部・胃瘻部を圧迫しない体位 創部を伸展させないよう，頸部を前屈 吸引時，カテーテルを挿入する長さを決めておく	状態，術式により異なる 吻合部の離開予防 吻合部を突かないようにする
食事	状態により異なる 胃管からの内容確認，食道吻合確認後より経口栄養 （胃瘻造設時は胃瘻確立後より使用） 胃内容の性状・量，腹部状態の観察 哺乳または注入時の逆流，顔色，SpO$_2$値，嚥下の状態の観察	食道吻合部の合併症予防
排泄	尿量の変化に注意する 腹部膨満や腸蠕動，腹部の軟らかさや腹壁の色などに注意する	手術侵襲によりIN-OUTバランスが不安定となる
清潔	安静度に合わせ清潔の援助を選択する	手術侵襲により状態は個別性がある
環境	点滴ルート，ライン類の整理整頓 面会時，家族の精神面を十分配慮する	点滴ルート，ライン類が多数となる 母子分離，環境，手術による不安，愛着形成支障が考えられる

胆道拡張症

消化器疾患

概念 ▶ 胆道拡張症は，膵管と胆管が，オッディ括約筋の及ばない高位で合流する膵胆管合流異常が原因と考えられている．正常では胆管と膵管は十二指腸壁内で合流して，十二指腸に胆汁と膵液を出す．オッディ括約筋の影響を受けない中枢側で両者が合流すると，胆汁と膵液が混和し，その結果，胆道系で膵酵素が活性化し，胆道壁が障害され，胆道が拡張する．放置すれば炎症を繰り返し，胆汁性肝硬変，胆管穿孔による腹膜炎，慢性膵炎を引き起こす．また，将来は悪性化する可能性が高い．

症状 ▶ 腹痛，黄疸，腹部腫瘤が3主徴といわれているが，すべてがそろうことはまれである．乳児では腹部腫瘤，黄疸が発症する場合が多く，幼児では膵炎による嘔吐を伴う腹痛を訴える場合が多い．腹部腫瘤は，総胆管が著しく拡張した際に認められる．

その他，灰白色便，高ビリルビン血症，肝機能異常，高アミラーゼ血症が認められる．

検査 ▶ 超音波検査，CT，ERCP (endoscopic retrograde cholangio-pancreatography：内視鏡的逆行性胆道膵管造影)，MRCP (magnetic resonanoe cholangio pancreatography：磁気共鳴胆管膵管造影) などの画像診断が有効である．

治療 ▶ 胆管と膵管の異常な合流状態を改善することを目的とする分流手術を行う．外科的治療によって予後は良好といわれている．しかし，術後10〜20年以上が経過してから胆管結石や逆行性胆管炎，吻合部狭窄などの晩期合併症を生じることも少なくないため，長期にわたり観察が必要である．

看護 ▶ 術前

項目	ポイント	備考（根拠など）
観察	バイタルサイン 黄疸 腹痛，嘔吐 便の色・性状 上腹部腫瘤 肝機能 血清アミラーゼ値 尿中アミラーゼ値 ビリルビン値 尿の色・性状	胆汁の流れが悪くなるため，便が灰白色となったり，ビリルビン尿を排泄することもある
食事	膵炎症状があれば，入院後より飲食は禁止となる 膵炎症状がなければ，低脂肪食を摂取する	

▶ 術後

項目	ポイント	備考（根拠など）
観察	バイタルサイン 黄疸 便の色・性状 尿の色・性状 肝機能 血清アミラーゼ値 尿中アミラーゼ値 炎症反応 腸蠕動 創部の状態 胃管からの排液量・性状 ドレーンからの排液量・性状	術後合併症として，イレウスや吻合不全，出血，吻合部狭窄が生じる危険性がある 胆汁の流れを知るためにも便性，尿性の観察が必要である 胆汁流出の指標となる
安静	早期離床を促す	術後合併症の予防
食事	術後は飲食を禁止し，必要時に高カロリー輸液管理となる 腸蠕動の有無，胃管の排液の性状をみながら，術後5日目ごろから飲水開始となる 食事開始後は状況に応じて調整（ミルクの量や種類など）する	

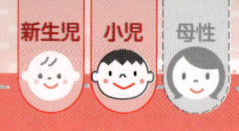

胆道閉鎖症

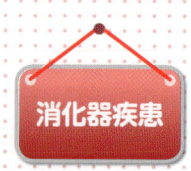

消化器疾患

概念

　胆道閉鎖症は，およそ 10,000 例に 1 人の割合で発生する原因不明の疾患で，胆汁を消化管へ導く肝外胆管が閉塞し，放置すれば胆汁うっ滞性肝硬変から肝不全に陥り，数年以内に死に至る疾患である．先天的な要因とウイルス感染による後天的な要因が考えられている．

　基本分類は，肝外胆管の閉塞程度による．さらに，下部の胆管の閉塞ないし欠損の程度や，肝門部の胆管の閉塞ないし欠損の程度により，各種形態に分類されている．性別では女児にやや多い．

　合併奇形の発生はまれであるが，門脈，脾臓などの先天性疾患を伴うことがある．

症状

　症状は遷延性黄疸と灰白色便である．ただし，出生直後は病態が未完成で，症状が不明瞭なことがある．

　通常，生後 1 か月ごろには典型的な症状を示し，肝腫大・硬化もみられるようになる．血液内にうっ滞したビリルビンは尿中にも排泄され，尿の色調が黄色から褐色へと濃くなる．ビタミン K 欠乏症による頭蓋内出血や消化管出血を伴うことが初期症状となって，本症が診断されることもある．症状が進行すると，肝硬変・肝不全に陥る．

検査

　新生児肝炎症候群[※]との鑑別が最も重要となる．
血液検査：直接型ビリルビン高値，AST・ALT・アルカリホスファターゼ，γ-GTP 上昇．
尿検査：尿中ビリルビン陽性．
便検査：便シュミット反応．
腹部超音波検査：胆嚢の萎縮や肝門部の結合組織塊がみられる．
肝胆道シンチグラフィ：胆汁排泄がみられれば本症は否定される．
診断が確定しないとき：試験開腹を行い，肝生検，胆道造影で診断する．

　その他，十二指腸液採取，肝生検，内視鏡的逆行性胆道膵管造影などが行われることもあるが，いずれにしても症状や検査結果などを総合的に判断して診断を行う．

　[※]新生児肝炎症候群：肝内胆汁うっ滞によって直接型ビリルビンが高くなる．原因は不明．生後 2 か月以内に黄疸，肝腫大，灰白色便，褐色尿，体重増加不良などの症状がみられ，一般的に予後は良好．

治療

　肝臓からの胆汁排泄を腸管に誘導する肝門部空腸吻合術（葛西術）を行う．生後 60 日以内に施行したほうが術後の胆汁排泄は良好といわれている．

　術後は，胆管炎予防対策，利胆薬・抗菌薬投与，栄養管理，門脈圧亢進症の治療など，長期にわたる経過観察治療が必要である．

　術後も肝機能異常が持続あるいは悪化する例があり，肝硬変，門脈圧亢進，食道静脈瘤，脾機能亢進，代謝異常，発育障害などについて継続的に観察を行っていく必要がある．術後，肝機能の改善がみられない例や悪化症例に対して，（生体）肝移植が行われる．

看護 ▶ 術前

項目	ポイント	備考（根拠など）
観察	バイタルサイン 便性・便色（灰白色，グレー，クリーム色，淡黄色） 黄疸（皮膚の色・眼球結膜） 肝腫大，腹水（腹囲測定），食道静脈瘤 皮膚の状態：瘙痒感の有無・部位，乾燥 感染徴候 検査値：AST/ALT，T-Bil，D-Bil，PT-INR，γ-GTP 紫斑	胆道の閉鎖による胆汁うっ滞に関連した肝機能障害の可能性がある 血中の胆汁酸上昇のために，瘙痒感が生じ不快感が強くなる 肝腫大や腹水の貯留による腹部膨満感に関連した呼吸困難の可能性がある 肝機能異常，低栄養状態による易感染状態が考えられる．最良の状態で手術を行う 肝機能障害による出血傾向の可能性がある

▶ 術後

項目	ポイント	備考（根拠など）
観察	バイタルサイン IN-OUT バランス 尿量・性状 便性・便色・便色の変化の推移 黄疸の程度（皮膚の色，眼球血膜） 創部の状態 出血 胃管からの排液の量・性状 ドレーンからの排液の量・性状 検査値：T-Bil，D-Bil，AST/ALT，γ-GTP，WBC，CRP，総蛋白，PT-INR，Hb 皮膚の状態：瘙痒感の有無・部位，乾燥の有無・部位	術後，ドレーンからの上行性の感染が起こる可能性があり，抗菌薬投与が開始となる 低栄養により創部離開のリスクがある 術後の侵襲による肝機能障害の可能性がある
安静	早期離床を促す	ドレーンや点滴ルートに注意する
食事	母乳は禁止 低脂肪ミルクなどミルクの種類を選択 体重などから下痢の状態（脂肪分の吸収消化）もみる	検査値に基づき，胆汁排泄を確認しながら行う 脂肪吸収に胆汁を必要としない中鎖脂肪を中心とした特殊ミルク（MCTミルク）を使用することもある

虫垂炎

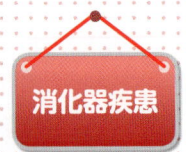

消化器疾患

概念
虫垂壁のリンパ濾胞がウイルス感染により腫脹したり，糞便，糞石などが虫垂内に存在することで虫垂に閉塞をきたし，閉塞部より末梢内腔に分泌物が貯留する．これに細菌感染が生じ炎症が進行する状態が虫垂炎である．10歳前後に好発し，大網が未発達なため穿孔すると容易に汎発性腹膜炎になりやすい．小児の急性腹症としては最も多い．
小児では腸間膜リンパ節炎との鑑別が困難である．

症状
痛みや上腹部の不快感から始まり，しだいに右下腹部がズキズキと痛みはじめる．最初は心窩部痛を訴えることが多く，症状の進行により，内臓痛から体性痛へと変化することにより，心窩部痛からマックバーニー圧痛点（McBurney点）へと腹痛の焦点が移動する．小児の場合は，最初から右下腹部痛を訴えることも多い．持続的疼痛であり，痛みの出現から36時間後に穿孔が生じる可能性が高いといわれている．
発熱は37〜38℃台が多く，高熱の場合，穿孔の可能性がある．小児は症状の進行が早く穿孔率が高い．
下痢は穿孔例の20%程度に認める．
嘔吐は腹痛出現後に腹膜刺激症状により生じることが多い．

検査
血液検査，腹部X線，超音波検査，CT．

治療
検査・診断と同時に，脱水を改善させる．抗菌薬の点滴により炎症の進行を抑え，手術の準備をしておく．診断が確定したら原則として手術を行う．穿孔性虫垂炎の場合は，術前に十分な輸液を行っておく必要がある．腹膜炎を併発していない虫垂切除術は開腹，もしくは腹腔鏡下に施行される．穿孔を認める場合は虫垂切除後に，十分に腹腔内洗浄をし，必要に応じてドレーンを挿入しドレナージを行う．

看護 ▶ 術前

項目	ポイント	備考（根拠など）
観察	バイタルサイン 疼痛の有無・部位・程度 嘔気・嘔吐，腹膜刺激症状，腹部膨満 便の性状 検査所見：WBC，CRP，X線	異常を早期発見して炎症の悪化や穿孔を防ぐ
治療管理	最終経口摂取の確認 最終排便の確認	全身麻酔のため

▶ 術後

項目	ポイント	備考（根拠など）
観察	バイタルサイン IN-OUT バランス，尿量・性状 ドレーンからの排液量・性状 胃管からの排液量・性状 嘔気・嘔吐の有無・程度	術後，脱水を防ぐ
	呼吸状態	気管挿管，全身麻酔により無気肺のリスクがある
	腹部膨満・緊満，腸蠕動，排ガス，排便状態	癒着による腸管麻痺のリスクがある手術であり，また，全身麻酔，PCAの使用，術後体動制限により腸蠕動が減退することがある
	創部の状態：発赤，腫脹，熱感，ガーゼ汚染，出血，創部痛の部位・程度 食事摂取状況 検査所見：WBC，CRP，Hb，X線	穿孔性の虫垂炎では術後合併症として創部感染が多い
安静	創部痛のコントロールをして早期離床を図る	術後の癒着による腸管麻痺，術後合併症（無気肺）を予防する
食事	術後は飲食を禁止 腹部所見と排ガスの確認により，医師が飲水や食事の指示を出す 食事開始後は状況に応じて医師が食事形態を変更（普通食にもどしていく）	

腸重積

消化器疾患

概念

口側腸管が肛門側腸管にもぐり込み，重積する状態．重積が進むと，陥入した腸管が圧迫や浮腫により通過障害が起き，絞扼性イレウスになることがある．4～16か月の乳幼児に好発し，ほとんどが2歳までに発症する．男女比は2：1である．病型では，回腸が結腸内に嵌入する回腸結腸型が最も多い．2歳までの多くは特発性であるが，それ以降の腸重積には器質的病変が存在する可能性が高い．器質的病変としてはメッケル憩室，ポリープ，重複腸管，異所性膵，悪性リンパ腫などを認める．好発年齢を外れた症例や腸重積を繰り返す児の場合は，十分な原因検索が必要である．

症状

腹痛（不機嫌），嘔吐，粘血便が3主徴である．

腹痛は，間歇的・発作的で，患児は突然顔面蒼白となり，苦しがって泣きだす．しばらくすると痛みが治まり楽になったように見えるが，再び腹痛が襲い苦しがって泣くことを繰り返す．

嘔吐は，初期には腹膜の刺激に伴う反射性嘔吐を，進行するとイレウスに伴う嘔吐を認める．

粘血便は，粘液とうっ滞した重積腸管の血管からの血液が混じった，イチゴジャム（イチゴゼリー）状を呈する．

検査

腹部超音波検査，注腸造影．

治療

まず，非観血的整復法が考慮される．超音波検査で診断を確認した後，静脈路を確保したうえで透視下で整復を行う．6倍希釈ガストログラフイン®（その結果，浸透圧は血清浸透圧とほぼ同程度となる）を造影剤として用い，100～120cm程度の静水圧をかける高圧浣腸を行い整復する．

一般的には非観血的整復法にて整復後，入院となる．翌日X線撮影後，食事の経口摂取が開始となり，再発徴候がなければ午後には退院となる．

発症後，24時間以内であれば9割が整復できる．腹膜炎や穿孔の疑いがあるとき，非観血的整復で整復困難なときは，緊急手術により治療する．

穿孔や整復が不可能な場合，整復できても先進部（先端部分）に器質的病変や壊死がある場合は，腸切除を要することもある．

看護 ▶ 整復前

項目	ポイント	備考（根拠など）
観察	バイタルサイン 脱水・腹膜刺激症状 粘血便 意識状態	

▶ 整復後

項目	ポイント	備考（根拠など）
観察	バイタルサイン，再発徴候，活気や機嫌 排便の性状，血便	再発のおそれがある 造影剤を使用しているため，下痢になることがある
食事	経口摂取は翌朝のX線撮影後から開始 飲水開始後，再発徴候がなければ食事開始 食事開始後は，徐々にもとの食事形態にもどしていく	

▶ 観血的整復法

項目	ポイント	備考（根拠など）
観察	バイタルサイン 腹部膨満，嘔気・嘔吐，便性 尿量 胃管からの排液の量・性状 ドレーンからの排液の性状・量	再重積の可能性がある 腸切除を行った場合
食事	経口摂取は腸蠕動が確認され，排ガス・排便があってから開始 腸切除，腸端端吻合術を行った場合，医師の指示により術後5〜7日ぐらいまでは禁止	腸蠕動が確認されても腸管癒合不全の危険性がなくなるまでの期間

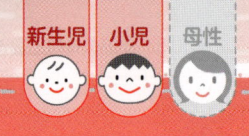

肥厚性幽門狭窄症

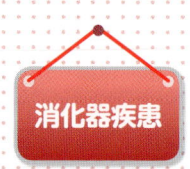

消化器疾患

概念

胃幽門筋の肥厚による内腔の狭窄が，胃内容の通過を障害した状態．無胆汁性の嘔吐で始まるが，徐々に嘔吐の回数が増え，噴水状となる．生後3週間の新生児から3か月前後の乳児にみられる．男児に多く，300～900人の児に1人の割合で発症するといわれる．原因に関してはまだはっきりしていない．放置すると，低栄養や脱水が起こるが，最近は早期診断されるため，体重減少がみられない児も多くなった．

症状

飲んだ母乳やミルクを吐くことから症状は始まる．症状が進行すると母乳やミルクを勢いよく吐くようになり（噴水状嘔吐），体重減少，嘔吐が増すことによりコーヒー残渣様嘔吐（上部消化管出血）などもみられるようになる．頻繁な嘔吐により脱水となり，電解質のバランスが崩れ，低クロール，低カリウム血症による代謝性アルカローシス，低蛋白血症となる．しだいに啼泣は弱々しくなり，皮膚緊張は低下し乾燥を認め，色調は不良となる．

検査

視診にて胃の蠕動運動（gastric wave）が認められることがある．腹部X線では，拡張した空気で満ちた胃を認め，gastric wave が認められることもある．

触診では肥厚した幽門筋（オリーブ様）を確認できる．

超音波検査で幽門筋の厚さや幽門の長さを測定し，幽門筋の肥厚（厚さ4mm以上）や幽門管の延長（15mm以上）が認められれば胃の造影検査は省略し診断できることもある．

血液検査：血清K（カリウム），Cl（クロール）の低下，血清Na（ナトリウム）の上昇，Hct・Hbは血液濃縮により上昇，低蛋白血症を呈する．

動脈血液ガス：pHの上昇（アルカローシス），BEの増加を呈する．

一般尿検査：尿中Clが低下する．

治療

手術が主体となる．内科的治療として最近認められる方法の一つに，嘔吐を抑えるため，筋肉の収縮を抑える硫酸アトロピンが使用されることもある．だが，すべての場合に硫酸アトロピン療法が効くわけではなく，嘔吐がなくならない場合がある．このようなときには，やはり手術を行う．

入院後は手術まで輸液療法を十分に行い，脱水を改善して，電解質，アルカローシスを整える．また，胃管を挿入し胃内容の吸引をして，胃液は輸液で補正する．輸液により尿中Clが20mEq/L以上になれば手術が可能である．

看護 ▶ 術前

項目	ポイント	備考（根拠など）
観察	バイタルサイン 体重の変化 噴水状嘔吐（回数，量，性状，時間） 幽門部腫瘤の程度 腹部膨満の有無・程度 胃管からの排液の性状・量 尿比重 IN-OUTバランス 皮膚乾燥の程度 大泉門の状態 活気 X線・超音波検査の所見 血液検査値	術前は脱水や電解質異常の改善に努めることが重要である
安静	上体挙上	嘔吐をできるだけ予防する
食事	授乳は禁止 輸液の管理	胃内の減圧を図り，嘔吐を予防する排液（胃液）の補正を行い，電解質を整える

▶ 術後

項目	ポイント	備考（根拠など）
観察	バイタルサイン 腹部の状態：膨満・緊張の有無・程度，腸蠕動音，排ガス，排便状況 創部の状態：出血の程度，発赤，腫脹の有無・程度 胃管からの排液の性状・量 嘔吐状況：量，性状，回数 IN-OUTバランス X線検査所見 血液検査値 経口摂取状況：ミルクの量，種類，吸啜力 活気 大泉門の状態	術後の管理とともに，合併症の早期発見（術後出血，術後合併症，術後イレウス，術後感染症など） 胃管が抜去された場合でも，薄くなった粘膜を突き破る可能性があるため，再挿入は禁忌
安静	食事（授乳）摂取後45〜60分は上体挙上しておく 右側臥位にする	胃から腸への流入をよくする 手術後短期間は，胃の動きが悪いため，GER（胃食道逆流）が起こることもある
食事	手術当日は飲食を禁止 術後24時間以降より状態をみて授乳を再開 授乳開始後は状況に応じて調整	嘔吐，腹部症状出現のおそれがある
指導	経口摂取時の注意点とともに観察事項を説明する	手術により，幽門狭窄は改善するが，その後もGERが軽度起こる場合もある 幽門筋が正常に回復するまでに12週間程度かかるため，その間も嘔吐に注意する必要がある

ヒルシュスプルング病

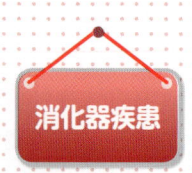

消化器疾患

概念 ▶ 腸管壁内の神経細胞が欠如するために蠕動が起こらず，口側正常腸管の拡張が著明となる疾患．胎生期に腸管壁内の神経節細胞は食道から肛門に向かって移動していくが，これが途中で止まってしまうため，それより肛門側が無神経節となって機能的腸閉塞となる．出生5,000例に1人の割合でみられる．男児に多い．

症状 ▶ 無神経節腸管の範囲や症状発生の時期（年齢）によって異なる．新生児期に胎便排泄遅延（生後24時間以上），腹部膨満，胆汁性嘔吐で発症するものが多い．また，便秘を主訴に乳幼児期に初めて診断される場合もある．

検査 ▶ 注腸造影：狭小部から巨大な結腸への内径の変化（caliber change）を証明する．
肛門内圧測定：直腸肛門反射の有無を調べる．
直腸粘膜生検：アセチルコリンエステラーゼ陽性線維の増生の有無をみる．

治療 ▶ 生後早期から発症していて，閉塞状態が強い場合や，浣腸や肛門ブジー，洗腸などで排便がコントロールできない場合，腸炎が改善しない場合は，無神経節の口側に一時的にストーマを造設する．体重が6kg以上になったところで，狭小部を切除し正常腸管を肛門に吻合する根治手術を行う．根治手術の術式としてはSwenson，Duhamel，Soaveなどがある．

看護 ▶ 術前

項目	ポイント	備考（根拠など）
観察	排便の回数・量・性状，臭気，排ガス 嘔吐（回数・量・性状） 腹部膨満・緊満，腸蠕動 哺乳量，哺乳力	腸炎を早期に発見し重症化しないようにする
食事	母乳を奨励する	母乳のほうが腸炎を起こす可能性が低い
排泄	排便のコントロール	腸炎の予防

▶ ストーマ造設後

項目	ポイント	備考（根拠など）
観察	ストーマの状態：合併症，皮膚状態，皮膚保護材の溶解の程度，交換の頻度，排便の量・性状 哺乳量 家族のケアへの参加・習得状況	適切な装具選択と交換頻度を見極める
安静	ストーマ（創部）への圧迫や過度の刺激を予防する	出血や壊死のおそれがある
食事	食事の禁止中は高カロリー輸液にて管理する 経口摂取開始後はミルクの濃度・量を調整する	
指導	食事指導 （下痢予防，脱水予防，イレウス予防）	ストーマを造設した場合も，根治手術までは在宅で過ごすことになる

▶ 根治手術後

項目	ポイント	備考（根拠など）
観察	創部の状態，減圧チューブの状態，便（性状，量，回数） 腹痛，腹部膨満，便塊 肛門周囲の皮膚状態：発赤・びらん 哺乳量，哺乳力	頻回な排便により皮膚トラブルが起きやすい
安静	肛門ドレーン抜去までは仰臥位で安静 その後は制限なし	ドレーンによる粘膜の損傷の可能性がある
食事	食事の禁止中は高カロリー輸液にて管理する 食事開始後は状況に応じて調整する	禁食期間が長くなる 患児の状況により摂取可能なものが異なる
排泄	排便のコントロール（内服，浣腸，ブジー）	残存腸管の長さにより水分や栄養の吸収機能に違いがみられ，下痢や便秘などがみられる
清潔	常に臀部を清潔に保つ（排便ごとに微温湯で洗浄） 医師の指示でシャワー浴も可能 排泄物からの皮膚の保護（皮膚被膜剤，皮膚保護クリームの使用）	排泄経路の変更に関連して臀部の皮膚トラブルを起こしやすい 便汚染による臀部の刺激を少なくする
指導	食事指導 排便のコントロール（内服，浣腸，ブジー）	術後も腸炎を起こす可能性があることを説明する きょうだいの発症もありうるので，指導を慎重に行う

急性腎障害

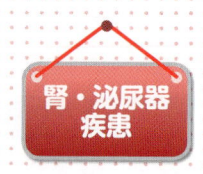

概念 ▶ 数日〜数週間の経過で急速に腎機能が低下し，老廃物が体内に蓄積した結果，高窒素血症，溢水，電解質異常，代謝性アシドーシスなどの異常が生じた状態を急性腎不全とよぶ．

近年，急性腎不全に至る前の段階の腎機能障害について早期に捉えるために，クレアチニン（Cr）の軽度の上昇や尿量低下を指標とした急性腎障害（AKI：acute kidney injury）という概念が確立し，さまざまな分類が提唱されている（KDIGO 分類，AKIN 分類，pRIFLE 分類）．

急性腎障害の原因は，①腎前性（腎血流低下によるもの），②腎性（腎実質障害によるもの），③腎後性（腎以後の尿路閉塞によるもの）の 3 種類に分類される．

これら 3 種類のなかでは腎前性が最多である．

急性腎障害の原因

①腎前性
循環血液量減少（脱水，出血，third space への水分喪失）
心拍出量低下（心疾患術後，心筋炎，心筋症など）
末梢血管抵抗の減少（敗血症，アナフィラキシーショック）
薬剤性（シクロスポリン，タクロリムス，ACE 阻害薬など）
②腎性
尿細管壊死（虚血・低酸素による腎障害，腎毒性物質，薬剤性など）
糸球体障害（急性糸球体腎炎，半月体形成性腎炎）
尿細管間質性腎炎（感染症，全身性疾患，薬剤性）
血管病変（腎動脈血栓，腎静脈血栓，溶血性尿毒症症候群）
尿細管閉塞（腫瘍崩壊症候群，高尿酸血症など）
③腎後性
上部尿路閉塞（腎盂尿管移行部・膀胱尿管移行部狭窄，両側性結石など）
下部尿路閉塞（後部尿道弁など）

症状 ▶ **乏尿・無尿による溢水**：高血圧，浮腫，胸腹水，肺水腫による呼吸障害．
尿毒症症状：食欲不振・嘔気・嘔吐などの消化器症状，意識障害・痙攣などの中枢神経症状．
電解質異常：高カリウム血症（不整脈，心電図変化），低ナトリウム血症（痙攣，意識障害）．

検査 ▶ 血液検査，尿検査，胸部 X 線，超音波検査，腎生検．

治療 ▶ **腎前性**：輸液，輸血，血管作動薬，原因薬剤の中止．
腎 性：原因の治療，原因薬剤の中止，利尿薬，透析療法（血液透析，腹膜透析）．
腎後性：尿路閉塞状態の解除（泌尿器科的処置が必要なことが多い）．

看護

項目	ポイント	備考（根拠など）
観察	バイタルサイン 尿量・尿性状，食事摂取量，飲水量，IN-OUT バランス，発汗状態，浮腫，呼吸状態，体重，貧血 薬剤の副作用 検査値 胸部X線 心電図 尿毒症症状（嘔気・嘔吐，不活発，痙攣，意識障害など）	腎機能状態の把握と異常の早期発見により，合併症の予防につながる
安静	室内の温度を調整し，清潔ケアや検査，処置など，指示の安静度を守り短時間で効率よく行う 末梢点滴ラインの管理 悪化時は透析療法を行うため，中心静脈カテーテルの管理	体力の消耗を抑え，エネルギー消費を最小限にする 安全，感染に注意して管理する
食事	病期，症状により，必要時に医師が腎臓食（蛋白制限，塩分制限，リン・カリウム制限，水分制限）を選択（検査値を参考） 成長発達段階のため，必要エネルギーを摂取させ，可能な限り普通食に近いものにする 患児が他の患児と違う食事を食べていることに配慮し，必要時，病室へ配膳する	腎不全の症状や制限食による食欲不振は，低栄養状態をつくり，患児の成長を障害する大きな一因になる
清潔	日常的に清潔を保つ 手洗い，含嗽，口腔ケアを行い，清潔に保つ テープ固定を最小限にし，適した衣類を選び摩擦を避ける	二次感染の予防 皮膚が脆弱になっているため，刺激を最小限にする

腎炎(じんえん)

腎・泌尿器疾患

概念

腎炎は急性腎炎と慢性腎炎に大別できる．

急性腎炎は高血圧，浮腫，乏尿，蛋白尿および血尿の主要症状を呈する腎疾患の既往がないものであり，小児期では溶連菌感染後急性腎炎が90%を占める．その他，肺炎球菌，ブドウ球菌，ウイルスなどが原因となる．

慢性腎炎は蛋白尿および血尿が慢性的（数か月～数年）に持続する経過をとる．自然に治癒するものや，薬物療法で治癒するものも多い一方で，数か月の経過で進行し腎機能が悪化するものもある．しばしば上気道炎の後に肉眼的な血尿を起こすことがある．

症状

急性腎炎は以下のような経過をたどる．

乏尿期：高血圧，浮腫，蛋白尿および血尿，乏尿．胸水，腹水，高血圧性脳症（頭痛，嘔吐，痙攣，意識レベルの低下など），心不全を伴うことがある．
利尿期：浮腫の軽減，血圧下降，蛋白尿の改善，尿量の増加．
回復期：異常尿所見の改善．

慢性腎炎の場合は，ほとんどが異常所見のみで症状を呈することは少ない．

慢性腎不全に陥れば，高血圧，全身倦怠感，食欲不振などを呈する．

治療

急性腎炎の治療の原則は，安静と食事療法（蛋白質・塩分の制限）である．また，原因菌があれば抗菌薬を一定期間用いる．利尿作用が回復し主症状（高血圧や浮腫）が消失することと，血清補体価上昇が回復の目安である．

慢性腎炎の治療は，腎機能と1日の尿蛋白量により異なる．抗血小板薬，抗凝固薬，ステロイド薬，免疫抑制薬，ACE阻害薬を使用した薬物療法が主となる．

看護 ▶ 急性腎炎

項目	ポイント	備考（根拠など）
観察	尿の性状：蛋白尿，血尿，混濁，尿比重 IN-OUTバランス：輸液量，飲水量，吐物の量，尿量，便量，食事摂取量 全身状態：浮腫，体重の変動，バイタルサイン，BUNやCcr値などの検査値の異常 合併症，高血圧性脳症（頭痛，不安状態，意識レベル，痙攣），心不全，胸水・腹水	腎機能の低下により，尿量の異常，異常尿所見，高血圧，浮腫を呈する
安静	医師の指示に基づいて安静度を決定する 排尿状態により高血圧が改善したら安静は解除される	安静により腎への血流量を増加させ，腎機能の改善を図るため．過度なストレスとならないよう注意する
食事	摂取エネルギー，蛋白質，塩分，飲水量を各期に合わせて管理する 高カリウム血症があればカリウムも制限する 無理に食べさせず，楽しい食事の雰囲気づくりに努める	腎機能の低下により体内に水分が貯留しやすい状態にあり，その悪化を防ぐ

項目	ポイント	備考（根拠など）
排泄	乏尿期はベッド上で排泄 尿量の測定を行う．必要時は便量の測定を行う	IN-OUT バランスから，体内が水分貯留傾向なのか，脱水傾向なのかを把握できる
清潔	含嗽（口腔内清拭）や陰部の保清をこまめに行い，全身の清潔を保つ	口腔・身体の清潔を保ち，再感染を予防する
環境	身体を冷やさないように室温の調整，掛け物の調整を行う	寒いと腎血管が収縮し，腎血流量が減少する
指導	安静・食事などは健康時とほぼ同じにもどる 指導内容としては，感染予防（含嗽，手洗い，人ごみを避ける），尿量の減少，浮腫の出現，倦怠感の観察，定期的な受診の必要性，急激な体重の増加	症状が改善されても腎組織所見の改善には長期間を要するため，定期的な外来受診が必要

▶ 慢性腎炎

項目	ポイント	備考（根拠など）
観察	急性増悪：感染症の既往，血圧，IN-OUT バランス，尿の性状，検査値（Hb，BUN，Cr，K），口渇，嘔気・嘔吐，不眠，全身倦怠感，急激な体重の増加 治療薬の副作用：ステロイド薬（易感染，高血圧，骨粗鬆症，ムーンフェイス，成長低下，糖尿病，消化管潰瘍），抗血小板薬・抗凝固薬（出血傾向），免疫抑制薬（易感染） 感染徴候：発熱，呼吸器症状（咳嗽，肺雑音，SpO$_2$ 値），消化器症状（腹痛，下痢，嘔吐），泌尿器症状（尿の性状，尿中 WBC 反応，残尿感，排尿時痛），検査値（CRP，WBC）	急性増悪の指標として，肉眼的に血尿発作を認めることがある ステロイド薬や免疫抑制薬の使用中は易感染状態にある．また，感染が急性増悪の原因となることが多い
安静	基本的に運動制限は不要	運動制限が必要というエビデンスはない
食事	基本的に食事制限は不要だが，高血圧があれば塩分制限が必要になることもある 抗凝固薬内服中は納豆が制限される	腎機能が正常であることがほとんどなので，蛋白制限の必要性についてはエビデンスがない
排泄	尿量・便量の把握が必要な場合は測定を行う	IN-OUT バランスから，体内が水分貯留傾向なのか，脱水傾向なのかを把握できる
清潔	含嗽（口腔内清拭）や陰部の保清をこまめに行う かぜをひいている人や人ごみに近づかないよう指導する	ステロイド薬や免疫抑制薬の使用により，易感染状態にある．感染が急性増悪の原因となることが多い
指導	可能な限り健常児と同様の生活とし，不要な運動制限などを強いない 薬物治療の重要性を指導し，ノンコンプライアンス（怠薬）のないようにする 感染予防（含嗽，手洗い，全身の清潔を保つ，感染症流行時には人ごみを避ける），尿毒症症状や急性増悪の指標の観察ポイント，定期的な受診の必要性を指導する	慢性腎炎は症状がないことが多く，ノンコンプライアンス（怠薬）に陥りやすい 観察ポイントの指導を行うことで，異常の早期発見につながる

鼠径（そけい）ヘルニア

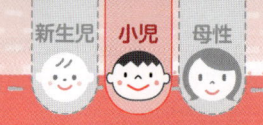

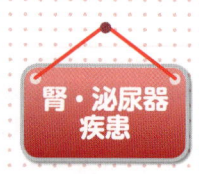

腎・泌尿器疾患

概念 ▶ 鼠径ヘルニアの病因は，腹膜鞘状の開存である．胎児期，男児では精巣が後腹膜腔から鼠径管をとおって，陰嚢へ下降する際に腹膜の突起（腹膜鞘状突起）が形成され，女児でも同様に卵巣から大陰唇におよぶ円靭帯に沿って形成される．しかし，出生後，自然閉鎖するはずの腹膜鞘状突起が開存したままであると，腹腔内容が突起内に脱出して鼠径ヘルニアとなる．

症状 ▶ 初期のころは，啼泣するなど腹圧をかけたときに鼠径部の皮膚の下に腹膜や腸の一部などが出てくるが，普通は指で押さえると還納できる．しだいに小腸などの臓器が出てくるので不快感や痛みを伴う．強く腹圧をかけるなどすると，ヘルニア嵌頓を起こすことがある．
　嵌頓とは，脱出した臓器が内鼠径輪で締めつけられ，徒手整復できない状態となり，腸管や卵巣への血行障害をきたす．

治療 ▶ 鼠径ヘルニアは，嵌頓しない限り痛みはないが，自然治癒が少ないこと，嵌頓の可能性があること，手術侵襲が少ないことから，早期に手術が行われる傾向がある．
　嵌頓が起きて徒手整復ができなければ，緊急手術が必要となる．根治手術は，ヘルニア嚢を内鼠径輪の内側で結紮閉鎖（高位結紮）する．
　近年は，内視鏡下で行うことも多く，術中に対側病態を確認できる．
　多くは術後の経過に問題がなければ，翌日に退院できる．

看護 ▶ **術前**

項目	ポイント	備考（根拠など）
観察	バイタルサイン，哺乳・食事摂取状況，活気や機嫌 ヘルニア脱出の有無・程度・色調	

▶ **術後**

項目	ポイント	備考（根拠など）
観察	バイタルサイン，活気や機嫌，疼痛の有無・程度 創部ガーゼ汚染の有無・程度 哺乳・食事摂取状況	創部の状態観察
安静	制限なし	
清潔	退院後，次回の外来日（退院後1週間前後）まではシャワー浴とし，湯船にはつからないようにする	創部の感染予防
指導	スイミング，体育の授業，体操教室などの激しい運動は，術後2週間待つこと **創部処置の方法** 　創部のドレッシング材は，次回の外来受診時まで貼ったままで過ごす 　外来受診までにドレッシング材がはがれた場合は市販の絆創膏を貼ってもらう	創部の感染予防

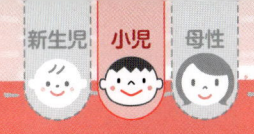

停留精巣

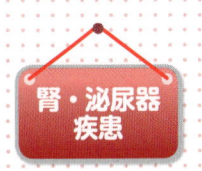

腎・泌尿器疾患

概念
男児の精巣は，胎児期（妊娠3〜9か月ごろまで）に尿生殖隆起から陰嚢まで下降し，出生時には陰嚢内に位置するようになる．停留精巣とは，この生理的な精巣の下降が不十分で，精巣の下降が途中で止まっている状態である．早期産児や低出生体重児では，発生の頻度が高い．

症状
視診：陰嚢の大きさに左右差や発育不良がある．
触診：陰嚢内に精巣がふれない．

治療
修正月齢3か月で陰嚢内に下降していない精巣に対しては，精巣固定術の適応となる．自然下降の期待がもてなくなる3か月目以降に早期手術が望まれるが，乳児の脆弱な精巣血管に侵襲が加わることを避けるため，1歳前後に手術を行うことが多い．
精巣固定術では，精巣を陰嚢内に引き下ろし糸で固定する．
多くは術後の経過に問題がなければ，翌日に退院できる．

看護

術前

項目	ポイント	備考（根拠など）
観察	陰嚢の左右差 精巣の位置	

術後

項目	ポイント	備考（根拠など）
観察	バイタルサイン 創部の出血・腫脹，創部痛	
安静	制限なし	
清潔	退院後，次回の外来日（退院後1週間前後）まではシャワー浴とし，湯船にはつからないようにする	創部の感染予防
指導	**術後合併症** 　疼痛，陰嚢の左右差，腫脹の観察	異常の早期発見
	創部処置の方法 　創部のドレッシング材は，次回の外来受診時まで貼ったままで過ごす 　外来受診までにドレッシング材がはがれた場合は市販の絆創膏を貼ってもらう	創部の清潔保持と早期治癒を促す
	安静度 　術後2週間は，股間を強く圧迫したり伸展するような動作は避ける	精巣固定した部位の安静のため

尿道下裂

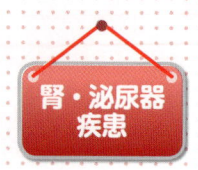

腎・泌尿器疾患

概念 ▶ 尿道下裂とは，先天的な尿道形成異常であり，本来は亀頭の先端にあるはずの尿道口が，陰茎腹側面の発育に欠陥があるため，外尿道口が亀頭先端まで届かずに手前に開いている状態をいう．また，尿道形成異常に伴って陰茎の屈曲が生じる．

外尿道口の存在部位により，亀頭型，冠状溝型，陰茎型，陰茎陰囊移行部型，陰囊型，会陰型に分類される．

症状 ▶ 外尿道口が陰茎腹側に存在するため，陰茎は腹側（陰囊側）に屈曲し，包皮が背側で余った形になる．尿線は陰茎から地面に向いて出るため，立位での排尿がきわめて困難となる．また修復が行われない場合，陰茎屈曲のため中等度以上の症例では将来的に性交が困難となる．尿道下裂の程度が強くなればなるほど，二分陰囊，停留精巣，矯小陰茎などの合併が多くなる．

検査 ▶ 排尿時膀胱尿道造影，性腺確認のため内視鏡検査，高度の場合は内分泌学的検査，染色体検査．

治療 ▶ 一期的尿道下裂修復術（尿道形成術，陰茎屈曲の矯正を同時に行う）がほとんどの症例で行われる．高度な屈曲や再手術例では段階的手術を行う．

その他，術前に亀頭や包皮の発育を促すため，1か月前から自宅で男性ホルモン薬を塗布してもらう．

看護 ▶ 術前

項目	ポイント	備考（根拠など）
観察	排尿状況（尿勢，尿線など）を把握する	
排泄	当日朝に浣腸を行う	術中の排泄を防ぎ，術野を汚染させない

▶ 術後

項目	ポイント	備考（根拠など）
観察	バイタルサイン 出血・腫脹 創部痛 尿の量・性状（血尿の有無）の変化	手術後の異常の早期発見
	膀胱留置カテーテルの固定状態	術後の膀胱留置カテーテル再挿入は困難なため事故抜去を予防する
安静	膀胱留置カテーテル抜去までベッド上で安静（抑制ベスト着用，下肢の抑制）	創部の出血・尿道狭窄を予防する
	術後3日目〜：年齢によっては，膀胱留置カテーテル抜去まで，二重おむつで管理する場合がある	カテーテル事故抜去の予防のため，患児の活動状況によっては体動制限が必要となる
	膀胱留置カテーテル抜去後：病棟内は制限なし	
排泄	排便のコントロール：術後の排便状況を医師に報告し，指示に従って浣腸を行う （術後2〜6日目までは1回排便がなければ浣腸を施行）	排便時にいきむことで尿道からの出血の危険がある．いきまず排便できるよう促す必要がある
清潔	膀胱留置カテーテル挿入中は清拭 抜去後はシャワー浴	感染予防
精神的ケア	不安の表出などに配慮が必要	手術が数回に分けて行われる場合が多く，性の不安を抱いていることがある
指導	**安静** 　膀胱留置カテーテルを挿入したまま退院する場合は，激しい運動や外出は控えてもらう	創部の安静を図り，術後合併症を予防する
	受診の必要性 　退院後初回の外来受診（退院後1週間）までに，膀胱留置カテーテルの抜去，尿の流出の減少，血尿の持続がある場合は，受診するよう説明する	早期治療を要する場合があるため，異常の早期発見ができるようにする
	術後合併症 　瘻孔形成，狭窄が起こる可能性があるため，排尿時の尿勢・尿線を観察するよう説明する	

尿道狭窄症

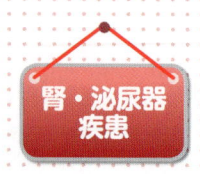

腎・泌尿器疾患

概念 ▶ 尿道狭窄は，尿道が狭くなり排尿障害を生じるもので，先天性と後天性とがあり，後天性のものは尿道組織障害後の瘢痕化によるものである．

先天性のものは胎児期に起きた異常で，尿道に線維組織ができることによって尿道が狭くなる病気と考えられている．尿道が長い男子に多く現れる．

後天性尿道狭窄は，外傷と感染が主な原因である．外傷性としては，尿道内操作により尿道粘膜に傷を生じるものが最も多く，単なるカテーテル挿入によっても生じることがある．感染による炎症性としては，尿道炎にかかった後，尿道壁が瘢痕化の収縮を起こすために発生するが，小児では尿道炎による尿道狭窄はないといわれている．

症状 ▶ 狭窄の程度によってさまざまである．尿の勢いが弱まったり，尿線が細くなって排尿時間の延長が生じることがある．尿道の通過障害のため膀胱排尿筋に負担がかかり，筋肉に変化が生じることで膀胱と尿管接合部の解剖学的変化が起き，膀胱尿管逆流症（二次性）が発生することがある．

膀胱尿管逆流症になると，尿路感染症による腎機能障害を引き起こすだけではなく，排尿時圧上昇が直接腎臓へ伝わるため，きわめて短時間に腎機能障害が進行する可能性がある．

検査 ▶ 尿検査（一般・培養），尿流量測定，超音波検査，排尿時膀胱尿道造影など．

治療 ▶ 狭窄が確認できた時点で，手術適応（内視鏡的尿道切開術）となる．また，疑いのある場合は，内視鏡的に検査し狭窄部を認めたときはその場で切開を行う．

看護 ▶ 術前

項目	ポイント	備考（根拠など）
観察	発熱 尿路感染（採血・尿検査値，尿中WBC，混濁） 排尿状況	術前に感染症状がある場合は，手術できない
排泄	手術当日の朝に浣腸を行う	術後，排便時にいきむことで尿道からの出血を助長させないよう，術前より排便をさせておくことが必要

▶ 術後

項目	ポイント	備考（根拠など）
観察	バイタルサイン 創部痛 尿の量・性状（血尿の状態）の変化 膀胱留置カテーテルの固定状態 皮膚状態	手術後の異常の早期発見 排尿（血尿）の状況により膀胱留置カテーテルの抜去を判断していく 抑制による皮膚トラブル発生の可能性がある
安静	膀胱留置カテーテルが抜去されるまで（術後約1週間）ベッド上で安静．抑制ベスト着用，下肢の固定 乳児の場合は，点滴抜去後には抱っこが可能となる．二重おむつ管理とする場合もある 患児の活動状況により必要最小限の体動制限を行う 膀胱留置カテーテル抜去後は，病棟内は制限なし	切開部の回復がおよそ1週間かかる．体動により切開部からの出血の危険があるため，体動制限が必要 ベッド上での生活による患児のストレス軽減のため，体動制限は最小限とする
排泄	術後の排便状況を医師に報告し，指示に従って浣腸を行う（術後2〜6日目までは1回排便がなければ浣腸を施行）	排便時にいきむことで尿道からの出血の危険がある．いきまず排便できるよう促す必要がある
清潔	膀胱留置カテーテル挿入中は清拭 抜去後はシャワー浴	感染予防
指導	**受診の必要性** 　退院後初回の外来受診（術後1か月後）までに血尿，膿尿，発熱が出現したときは，水分を摂取して様子を観察する．それでも症状が改善しない場合は，受診するように説明する **術後合併症** 　尿の勢いを観察するように説明する	早期治療を要する場合があるため，異常の早期発見ができるようにする

ネフローゼ症候群

腎・泌尿器疾患

概念

ネフローゼ症候群とは，糸球体基底膜の透過性亢進による大量の蛋白尿（1日尿蛋白が 1g/m² 以上）のため，低蛋白血症をきたす症候群である．特発性または原発性（一次性），続発性（二次性）に大別される．好発年齢は 2〜8 歳で乏尿，浮腫などの症状を呈する．性差では 3 対 1 で男児のほうが多い．

症状

低蛋白，低アルブミン血症，高度蛋白尿
尿中への蛋白，アルブミン漏出が低蛋白，低アルブミン血症を引き起こす．

浮腫
血漿アルブミン濃度の低下により血漿浸透圧の低下を促し，血管内より間質へ水分を移動させ浮腫を形成する．浮腫は通常下肢より始まり全身に波及する．高度になると腹水，胸水が認められる．

高脂血症
血清コレステロール 250mg/dL 以上．

凝固能異常，血栓症
フィブリン融解に関する蛋白が尿中に喪失すること，循環血漿量の低下が血栓形成を助長する．

治療

一般対症療法
全身状態が不良な児など，患児の病状に応じて臥床安静が必要となることもある．

食事療法
浮腫をコントロールするために，塩分制限は重要である．ただし，ネフローゼ症候群の急性期は，腸管の浮腫のため食欲が減退していることが多く，症状に応じて考えていく必要がある．水分制限は不要であることが多い．

薬物療法
一次性ネフローゼ症候群に対する薬物療法は，ステロイド薬が第 1 選択薬である．ステロイド治療に抵抗性，依存性，頻回再発がある例に対しては，パルス療法や免疫抑制薬を併用する．

看護

項目	ポイント	備考（根拠など）
観察	バイタルサイン 浮腫の有無と程度 胸水・腹水，心不全症状 体重，腹囲 IN-OUTバランス X線検査 尿検査値：尿蛋白，クレアチニン（Cr） 血液検査値：総蛋白，アルブミン，電解質 ステロイド療法中の副作用	腎機能の変化，浮腫の変化，浮腫に伴う症状の有無を観察することで症状の変化を読み取り，異常の早期発見に努める
安静	高血圧時は臥床安静が必要となることもあるが，血栓予防のため，過度の安静は不要 安静の範囲で遊びの提供をする	過度の安静は血栓形成を助長する
食事	病状に応じて，塩分制限を行う 血管内脱水が存在することが多く，飲水制限は不要の場合が多い	ナトリウムの体内貯留は浮腫を増強させる 水分の過剰な制限は血液を濃縮させるため，血栓形成を助長する
排泄	尿の量・性状チェックのため蓄尿を行う	尿の観察を行うことで腎機能の異常を早期発見できる
清潔	安静度に合わせて清潔の援助を行う 感染予防（手洗い，含嗽）に努め指導する 感染症患者との接触を避ける	ネフローゼ患児は，免疫グロブリンの尿中への漏出やステロイド薬の投与により，易感染状態にあるので清潔ケアを徹底し，感染を防ぐ
指導	体重測定と尿の観察（必要に応じて試験紙検査の説明） 外来受診について（急激な体重増加，尿蛋白増加時は受診するよう説明）	退院後の日常生活管理を行い，再燃防止につなげる

膀胱尿管逆流症

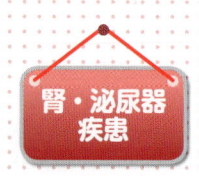

腎・泌尿器疾患

概念

腎臓でつくられた尿は，尿管を通って膀胱にためられる．正常な尿路では，尿管から膀胱に入るところ（尿管膀胱移行部）に輪状の筋肉があり，膀胱の尿が尿管へ逆流しないようになっている．膀胱尿管逆流症とは，この輪状の筋肉が弱いために膀胱の尿が尿管や腎臓まで逆流する状態をいい，逆流の程度は以下のように，Ⅰ〜Ⅴ度に分類されている．

原因としては，膀胱尿管接合部の先天性形成不全による原発性と，尿道弁や神経因性膀胱などの器質的・機能的下部尿路疾患による膀胱の高圧状態により起こる続発性がある．

国際分類
- Ⅰ：尿管のみに逆流
- Ⅱ：尿管，腎盂の拡張を伴わない腎盂に達する逆流
- Ⅲ：軽度の尿管拡張を伴う腎盂に達する逆流
- Ⅳ：尿管，腎盂の拡張を伴う逆流
- Ⅴ：尿管の拡張，蛇行，高度の腎盂の拡張を伴う逆流

症状

最も多いのは尿路感染症の症状．腎臓に細菌感染が起これば急性腎盂腎炎を起こし，高熱や側腹部痛，背部痛がみられる．ときに排尿時痛や頻尿といった膀胱炎症状がみられる．排尿が自立できる4〜5歳を超えても昼間に尿漏れが続いたり，排尿回数が多い，または異常に少ないといった排尿異常が出現することもある．

合併症として，腎盂腎炎による腎の瘢痕化が高度になると蛋白尿が出現する逆流性腎症となり，腎機能が次第に低下して末期腎不全に至る症例もある．

検査

尿検査（一般・培養），超音波検査，排尿時膀胱尿道造影，核医学検査（DMSA・MAG3）など．

治療

逆流の程度により治療が異なる．

少量の抗菌薬を尿路感染予防のために内服し，抗菌効果が持続している間に尿管膀胱移行部が成長とともに成熟し，逆流が消失することを期待する場合は，外来通院で経過観察する．

尿路感染を繰り返す場合や，Ⅲ〜Ⅳ度の逆流が経過観察しても改善しない場合，Ⅴ度の逆流がある場合は，手術（膀胱尿管新吻合術など）が適応となることが多い．

他の要因が関与している場合は，要因によって手術の適応は変わってくる．

看護 ▶ 術前

項目	ポイント	備考（根拠など）
観察	発熱，尿路感染の有無，排尿状況	
安静	病棟内では制限なし	
排泄	手術当日に浣腸を行う	腸管内に便が貯留することによる膀胱への圧迫を軽減させる 排便時のいきみで手術部位の膀胱，尿管へ圧力をかけないようにする

▶ 術後

項目	ポイント	備考（根拠など）
観察	バイタルサイン 出血，創部痛 排尿状況：尿の量・性状（血尿の有無） 膀胱留置カテーテルの固定状態	手術後の異常の早期発見 排尿（血尿）の状況により膀胱留置カテーテルの抜去を判断する
安静	**膀胱留置カテーテル・点滴挿入中** 　ベッド上で安静．抑制ベスト着用，下肢の抑制 　活動状況により必要最小限の体動制限を行う 　ベッド上での安静によるストレスの軽減に努める **膀胱留置カテーテル抜去後** 　病棟内では制限なし	排尿状況の把握のために膀胱留置カテーテルは必要である 手術部位からの出血の助長を予防するために，活動状況により体動制限が必要
排泄	排便状況を確認し，前日に排便がない場合は浣腸を行う	腸管内に便が貯留することによる膀胱への圧迫を軽減させる 排便時のいきみで手術部位の膀胱，尿管へ圧力をかけないようにする
清潔	膀胱留置カテーテル挿入中はベッド上で清拭 膀胱留置カテーテル抜去後はシャワー浴が可能	事故抜去の予防，創部の清潔（感染予防）と安静の保持
指導	退院後初回の外来受診（術後1か月後）までに血尿，膿尿，発熱が出現したときは，水分を摂取して様子を観察する．それでも症状が改善しない場合は，受診するよう説明する	早期治療を要する場合があるため，異常の早期発見ができるようにする

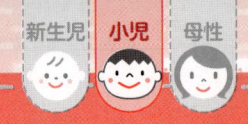

慢性腎臓病・末期腎不全

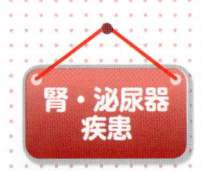

腎・泌尿器疾患

概念

慢性腎臓病（CKD：chronic kidney disease）は腎障害が3か月以上継続する，もしくは糸球体濾過量（GFR）＜60mL/分/1.73m² が3か月以上継続する場合のどちらかを満たす場合をいう．

慢性腎臓病が進行し，体の水分量や組成の維持が困難となった状態を末期腎不全といい，腎代替療法が必要となる．

腎臓には以下のようなはたらきがある．
（1）老廃物の排泄
（2）水分の調整
（3）電解質の調整
（4）酸アルカリの調整
（5）血圧の調整
（6）赤血球をつくるホルモンを分泌する
（7）骨をつくるビタミンDを活性化する

慢性腎臓病となると，これらのはたらきが障害され，以下の症状を起こす．

症状

尿毒症

腎臓の機能が低下し，本来，尿として体の外に排泄しなければならない老廃物が異常に体内に蓄積する．この状態を尿毒症という．症状はめまい，頭痛，嘔気，食欲不振，疲労感など．

水分バランスの異常

尿量が減少し身体の水分量の調節がうまくできず，体のむくみ（浮腫），高血圧症，高血圧に伴って起こる心不全をきたす．また，肺に水が貯留し，肺水腫が起こることがある．

電解質異常

電解質（ナトリウム〈Na〉，カリウム〈K〉，クロール〈Cl〉，カルシウム〈Ca〉，リン〈P〉，マグネシウム〈Mg〉）の濃度を一定に保つ調整ができなくなるため，電解質バランスが崩れる．特にカリウム排泄ができない場合，不整脈を生じることがある．

酸塩基平衡の異常

腎臓の機能が低下すると，身体が酸性に傾く（代謝性アシドーシス）．

貧血

エリスロポエチンという赤血球をつくるホルモンを産生できず，腎性貧血をきたす．

骨障害

骨をつくるホルモン（ビタミンD）の活性化ができず，骨がもろくなる（腎性骨症）．

検査

血液検査，尿検査，胸部X線，超音波検査，腎生検．

治療　腎機能はある程度まで悪化するとそれ以上の改善は望めない．それ以上悪化しないよう，または進行を遅らせるため，内服薬での治療が開始される．

それでも腎機能障害が進行した場合には，自分の腎臓の代わりとなる治療法（腎代替療法）が必要になる．

腎代替療法には，腎移植，腹膜透析，血液透析がある．以下に各方法の利点・欠点を示す．

腎代替療法の利点・欠点

	利点	欠点
腎移植	透析による拘束時間もなく，成長・発達への影響を最小限に抑えることができる 体重が10kg以上あれば，問題なく移植を行うことができる．移植には家族の腎臓を移植する生体腎移植と亡くなった人の腎臓を移植する献腎移植がある	拒絶反応を起こさないように免疫抑制薬を生涯飲み続けなければならない．そのため感染症に罹患した場合，重症化しやすい
腹膜透析	血液透析に比べ，身体への負担が少なくてすむ．毎日，透析を行うため，食事制限も少ない	家庭で行う治療であるため，家族の負担が大きい 腹膜炎に罹患する危険性がある 一生継続できる治療ではなく，5年ほどで血液透析や腎移植に移行する必要がある
血液透析	透析を在宅で行わなくてすむ シャントができたら腹膜透析よりも長期の治療が可能である	幼少で血管の未熟な小児では透析に必要な血流を得ることが困難（シャント作成困難）であり，ある程度体格が大きい子のみの治療となる 幼少の場合は，カテーテルを用いた血液透析が必要となるため，カテーテルの慎重な管理が必要であり，入院で透析を行わなければならない 週2〜3回，1回4時間程度，病院に拘束されるため，学校生活が送りにくくなる 食事制限が厳しい

血液透析や腹膜透析では正常の腎臓の1/10程度の機能しかないため，水分制限や食事制限が必要になる．腎移植では拒絶反応を起こさないように免疫抑制薬を生涯飲み続けなければいけないが，水分制限や食事制限はほとんどなくなり，透析による拘束時間もないため，成長・発達への影響を最小限に抑えることができる．

腎移植は透析から解放され，健常児と同じような生活を過ごすことができるため，小児が末期腎不全に陥った場合はできるだけ早期に腎移植を受けることが望ましい．

看護

項目	ポイント	備考（根拠など）
観察	バイタルサイン，尿量，食事摂取量，飲水量，IN-OUTバランス，体重，貧血，呼吸状態，浮腫，血液検査値 その他，合併症に応じた観察項目	異常の早期発見
安静	安静度の制限はなし（必要に応じて制限あり） 激しい運動のみ避ける シャント造設の場合はシャント側の採血・注射は避ける 中心静脈カテーテルの管理	 血管を確保する 安全，感染に注意して管理する
食事	病期・症状により，必要時，医師が腎臓食（蛋白制限，塩分制限，リン・カリウム制限，水分制限）を選択（検査値を参考にする） 成長発達段階のため，必要エネルギーを摂取させ，可能な限り普通食に近いものにする 患児が他の患児と違う食事を食べていることへの配慮を行い，必要時，病室へ配膳する	腎不全の進行を遅らせる 一般食を食べられないことに対し，劣等感をもちやすい 腎不全の症状や制限食による食欲不振は，低栄養状態をつくり，患児の成長を障害する大きな一因になる
清潔	状態に応じた清潔ケアを行う 感冒にかからないように日常生活指導を行う	病状の進行により，皮膚が傷つきやすくなったり，瘙痒感が出現する 上気道炎，気管支炎，肺炎を起こしやすい
指導	確実な服薬（自己判断で中止しない，年齢に応じて目の前で服薬させる） 体重測定と尿量の観察，排便状況の観察 腹膜透析の場合は手技獲得の指導，生活指導，血圧測定指導 血液透析の場合はシャント管理指導，生活指導，血圧測定指導 必要時，成長ホルモン療法の手技指導 外来受診について（各期における治療の合併症出現時は受診する） その他，日常生活指導 栄養士からの栄養指導を行う	退院後の日常生活管理を行う 腹膜透析（PD）外来で定期的に生活指導 透析室での生活指導 退院後は在宅で実施する 継続して食事療法を実施する

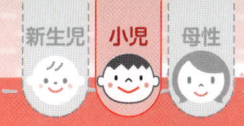

環軸椎亜脱臼

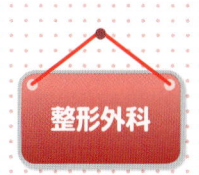

整形外科

概念 ▶ 環椎が軸椎に対して前方に偏位し脱臼するものをいい，歯状突起の後方移動により延髄と上部頸髄との移行部が慢性かつ反復的に圧迫されることにより損傷される．

先天性の原因としては，環軸椎を保護する靱帯の弛緩・形成不全，歯状突起の形成不全，歯状突起と軸椎体との癒合不全などがある．後天性の原因としては，外傷や炎症，脊椎腫瘍などに続発する例がある．

症状 ▶ 斜頸，痙性四肢麻痺，四肢の知覚異常，深部腱反射の亢進，これらによる痙性歩行障害，頸部運動障害，頸部痛．

まれに，頸部の前後屈などの運動の際に延髄，上部頸髄が圧迫され，四肢麻痺や呼吸麻痺を起こしたり，椎骨動脈圧迫による意識消失やめまいなどの脳幹部の虚血症状をきたしたりすることがあるので注意が必要．

検査 ▶ 頸椎X線，CT，MRI，体性感覚誘発電位，スリープスタディ（睡眠中の呼吸パターンの変化やSpO_2の変化を調べる検査），リハビリテーション科評価，神経内科評価．

治療 ▶ 前方到達法または後方到達法による手術で除圧を行った後，ハローベスト（頸椎固定装具）による固定術を実施．

ハローベストによる外固定は術後約3か月継続する．術後約1週間後よりリハビリテーションを開始．定期的にX線，CT，MRIで経過を観察する．

骨癒合が良好なことを確認したら，外固定を終了し，カラーなどの装具に変更して，さらに数か月間の固定を行う．

◎ハローベストの装着

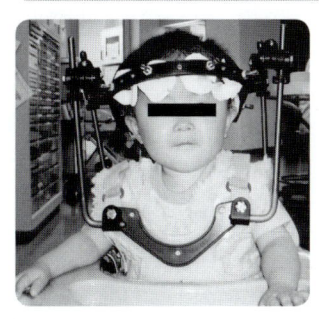

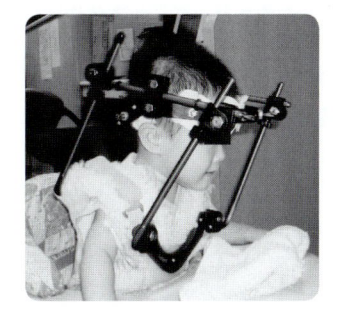

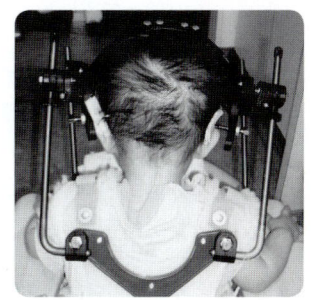

看護 ▶ 術前

項目	ポイント	備考（根拠など）
観察	バイタルサイン 疼痛，斜頸，運動障害，神経症状，定頸 日常生活行動の制限	対象の状態把握と悪化予防
治療管理	着替えは手術日前日までに作成，用意してもらう 手術中に使用するハローベスト，リング，レンチは当日持参するため，手術日前日までに準備する	スムーズな手術導入を図る
指導	術後に装着するハローベストは，ショッキングな印象を与えるため，パンフレットを活用して術前オリエンテーションを実施する	長期療養となるため，協力体制を築き入院治療の受け入れを良好にする

▶ 術後

項目	ポイント	備考（根拠など）
観察	全身状態，創部の状態，ピン刺入部の状態 発赤，腫脹，滲出液 **ハローベストの状態** 　ねじのゆるみ，ベストのゆるみ 　固定ピン脱落：ピンの数が揃っているかで確認 　　乳幼児：3ポンド（6ピン） 　　小　児：5～6ポンド（4ピン） 　　成　人：10ポンド（4ピン） 四肢の動き，麻痺の程度 皮膚トラブル 食欲，睡眠状況，活気や機嫌，表情	異常の早期発見 感染予防
安静	24時間ハローベストの装着下において制限なし ハローベストの装着により頭部が重くなり，自力での体動に制限が生じる．介助によりベッドアップから座位，車椅子移乗へと計画的に運動を拡大していく ハローベスト下のムートン着脱時，ベスト本体やピン刺入部への衝撃を最小にする 発達段階に応じた遊び・学習の提供 生活リズム・環境整備 気分転換の支援	危険防止 固定ピンのズレ防止 長期間の装具固定により頸部の運動抑制や生活行動の制限も長期間に及ぶ
清潔	術後～1週間は清拭 抜糸後は医師の立会いの下で全身シャワー浴を行う（術後3～4週間まで） 4週間以降は週3回シャワー浴 洗髪時はピン刺入部の消毒を行う	感染予防 気分転換 事故防止 不快感・恐怖感の予防
指導	外泊時（3～4週間後） 正しい装具装着・点検について シャワー浴の方法 刺入ピンの消毒方法	事故・感染の予防 可能な限りの家庭内復帰と生活圏拡大

▶ 固定ピン抜去術前

項目	ポイント	備考（根拠など）
治療管理	カラーやポリネック型装具の準備 装具の下顎部分に除圧のため，ハイドロサイト® を取り付ける 患児の顎にパーミロール（皮膚保護テープ）を貼付しておく	術後の後療法 皮膚トラブルの予防

▶ 固定ピン抜去術後：カラー装着中

項目	ポイント	備考（根拠など）
観察	全身状態 装具の状態（ゆるみ，頸部の支え，動き） 四肢の動き，麻痺の程度 皮膚トラブル 食欲，睡眠状況，活気や機嫌，表情	
安静	装具装着下において制限なし 装具を外すときは介助者2名で行い，頸部を動かさないよう細心の注意を払う ハローベストより身軽になり歩行可能となるが，頸部固定による視界制限はあるため転倒に注意する	事故防止
清潔	術後〜1週間は清拭 1週間以降はシャワー浴	
指導	退院時オリエンテーション カラーの正しい装具装着・点検について シャワー浴の方法 日常生活行動の注意点	安全な家庭内復帰

四肢短縮症

整形外科

概念
手足の短縮や彎曲変形を伴う疾患の総称で，小児麻痺，外傷，骨髄炎による変形治癒や骨癒合不全，骨端線損傷によるものがある．脚長差による脊椎側彎などの二次的障害をきたすようになると治療の対象となる．

軟骨無形成症
予後良好な四肢短縮型小人症の代表疾患．四肢短縮に伴う低身長が特徴．

偽性軟骨無形成症
出生時の正常な体長と正常な顔貌が特徴．典型的には2歳までに成長率が標準以下となり，中等度重症型の不均衡型短肢小人症となる．

軟骨低形成症
近位部優位な四肢の短縮，低身長を認めるが，軟骨無形成症と比べて軽度，多彩である．

先天性の骨成長障害
脛骨欠損，骨欠損，先天性大腿骨短縮，大腿骨中枢部局所的欠損など．

症状
手足の短縮や彎曲変形，四肢変形，軟部組織の異常や肥大．関節可動域の制限にともなう姿勢保持困難，座位や立位などへの体位変換困難，歩行困難．

治療

成長ホルモン療法
成長ホルモンが，手足の長管骨の両端にある成長軟骨板に存在する軟骨細胞の増殖を促進し，骨の縦への成長を増加するはたらきを用いる．骨端線閉鎖を伴わない場合に可能である．軟骨無形成症，軟骨低形成症などで適応となる場合がある．

骨延長術（イリザロフ手術，オルソフィックス手術）
創外固定器を装着し，延長部分で骨切りをする．単純な延長術の場合は，オルソフィックスなどの片側式創外固定を用いる．イリザロフ創外固定器は変形を伴う脚長差に用いる．骨の自己修復力を応用し，骨を伸ばす治療法である．1回の治療で5～10cmの延長が可能である．

入院1日目（手術前日）：術前オリエンテーション，術前処置．
2日目（手術）：延長器装着術（骨切り術および創外固定器装着）．
術後約1週間：延長開始（だいたい1日0.5～1mm延長）．
約2週間：抜糸．
延長期間中：定期的にガーゼ・包帯交換．定期的にX線撮影し仮骨の確認．リハビリテーション（筋力増強訓練，関節可動域訓練）．
延長終了：下肢の場合は延長器を抜去し，松葉杖による歩行練習．
退院指導：医師より延長方法の指導．上肢では術後10日目くらいで退院とし，外来で延長を行うことが多い．
再入院または外来：延長器の抜去．延長終了後，仮骨が成熟し骨癒合が完成するまでには延長期間の約2倍の期間がかかる．

看護 ▶ 成長ホルモン療法

項目	ポイント	備考（根拠など）
治療管理	溶解後の薬液は凍結を避け 2～8℃ で遮光保存する 1日1回，眠前に皮下注射する	本来の成長ホルモンの分泌に合わせて投与する
	毎日，注射部位（上腕，腹部，臀部，大腿など）を変える	同一の注射部位により，疼痛や硬結をみることがある

▶ 延長器装着術前

項目	ポイント	備考（根拠など）
治療管理	術前オリエンテーション 患児，家族が延長器装着のイメージができているかを確認し，必要時は写真を見せて説明する 下肢の延長であればひもパンツや，幅の広いズボン，スカートを用意してもらう	延長器装着に伴い，衣類の袖や裾が通らなくなるため，下肢の場合は専用のカバーやズボンを作成してもらう
	入浴	感染予防，術野を清潔にしておく

▶ 延長器装着中

項目	ポイント	備考（根拠など）
観察	感染の徴候：ガーゼ・包帯上の汚染，ガーゼ・包帯交換時にピン刺入部の観察（滲出液，出血，腫脹，発赤，悪臭） 疼痛の部位と程度 循環障害，神経障害 運動障害（関節可動域制限） 延長時の異常	創外固定器のため，感染を起こしやすい 骨延長に伴い，周囲の筋肉，腱，神経への影響から障害を起こす可能性もある
安静	**下肢の場合** 　手術後から抜糸まで：ベッド上で安静 　抜糸後：医師の指示により車椅子への移乗が可能 **上肢の場合** 　手術後，医師の指示により歩行が可能	仮骨形成時は外部からの圧力によって骨折しやすいため，移動の際は必要に応じて介助し，患児にも注意を促す
排泄	**下肢の場合** 　手術後から抜糸まで：ベッド上で排泄 　抜糸後：車椅子でトイレへ移動 **上肢の場合** 　手術後，歩行が可能となればトイレで排泄	車椅子でトイレへ移動する際は，患肢の免荷（荷重をかけないこと）が守られるよう，必要に応じて介助する
清潔	手術後から抜糸まで：清拭 抜糸後：指示があればシャワー浴（入浴禁止） 創部の感染徴候がなければ，保護しないでシャワー浴が可能．シャワー浴終了後，感染徴候があれば鋼線刺入部を消毒液で消毒する	創部感染の原因となる

項目	ポイント	備考（根拠など）
治療管理	**延長方法** 　医師の指示した回転数をレンチで回転させる 　延長時痛や回転に抵抗がないかを確認する．痛みや抵抗があるときは，無理に回さず医師に報告する 　延長は医師の指示で開始となり，最初は医師により行われ，その後は看護師が行う（年長児では患児自身が行うこともある） 　正しい方向で回転できるよう，延長器に印をつける 　回転方向，1日にどのくらい回転させるかを指導する **リハビリテーション** 　SLR（大腿四頭筋等張運動） 　セッティング（大腿四頭筋等尺運動） 　ROM運動（関節可動域運動） 　リハビリテーション室での訓練	 患肢は筋力が低下しやすく，健肢は松葉杖歩行時に支えとなる．術後疼痛が軽快したら，SLR，セッティングなどの筋力アップの運動を計画する 延長とともに，延長部近位の関節拘縮（大腿部は膝関節，下腿部は足関節）が起こりやすい．延長開始後ROM運動を計画する
精神的ケア	患児が延長器を受容し，積極的に治療に取り組むことができるようかかわる	患児によっては術後のボディイメージの変化により延長器装着後の違和感や抵抗がある

▶ 延長終了後

項目	ポイント	備考（根拠など）
治療管理	**松葉杖歩行練習（両側同肢延長の患児は不可）** 　医師の指示後，開始する 　歩行が安定するまでは，歩行時に患児の腰を支えるようにする 　荷重制限がある場合は体重計を用意し，荷重のかけ方を患児とともに確認する 　松葉杖歩行時，床に水滴や障害物があると転倒する危険があるため，患児と家族に注意を促す 　歩行が安定してきたら医師に確認し，階段練習を行う 　松葉杖のゴムがすり減っていないか適宜点検し，患児にも指導する **階段練習** 　〔上り〕健肢→松葉杖→患肢 　〔下り〕松葉杖→患肢→健肢	長期にわたる臥床安静により，筋力低下があるため，転倒に注意する

項目	ポイント	備考（根拠など）
指導	**ガーゼ・包帯交換方法の指導** 　必要物品の準備（綿棒，Yガーゼ，ガーゼ，伸縮包帯，テープ） 　創部の観察ポイントの指導 　ガーゼ・包帯交換の実地練習 **シャワー浴の指導** **生活上の指導** 　創部感染，再骨折の危険に注意する 　創部汚染時はすぐにガーゼ・包帯を交換する 　転倒に注意する 　感染徴候，疼痛の出現時は，ただちに受診する 　学童児には学校との連携を図り，延長器の理解・協力を促す	

若年性特発性関節炎

整形外科

概念

若年性特発性関節炎とは，16歳未満で発症した原因不明の慢性関節炎をさし，その臨床症状から全身型，多関節型，少関節型に分類される．若年性特発性関節炎では滑膜細胞が原因不明の増殖をはじめ，滑膜組織は絨毛を形成して肥厚する．このような滑膜組織の肥厚・増殖は，X線所見のない病初期からエコーやMRI画像で視認することができる．

症状

朝のこわばり，進行性・破壊性の関節炎，関節の疼痛・腫脹・熱感，関節の伸展障害，皮下結節，弛張熱，リウマトイド疹，成長障害．

合併症としては，心筋炎，胸膜炎，虹彩炎，緑内障，ステロイド薬使用による骨粗鬆症での圧迫骨折などがある．

検査

X線，MRI，超音波検査．

治療

抗炎症薬による薬物治療，心身機能の維持と日常生活自立のためのリハビリテーション治療が行われる．

看護

項目	ポイント	備考（根拠など）
観察	バイタルサイン，患児の表情・言動，関節症状の有無・程度，疼痛・こわばりの有無・程度，腫脹，熱感，変形・色素沈着	疼痛の状態を観察し，苦痛の軽減を図る
安静	疼痛が強いときには安静にして，患部の温罨法を行う 疼痛が落ち着いているときには運動を促す	苦痛を軽減し，必要な部分は援助を行う 関節の変形・拘縮予防 ADLの維持・向上を図る
食事	症状が強く，摂食困難な時期には特に制限せず，咀嚼しやすいものをすすめる 長期ステロイド薬療法中で高脂血症が心配されるときには，低脂肪・低コレステロール食など食事制限を行う	長期ステロイド薬投与の副作用に高脂血症がある
清潔	感染予防のため病室から出るときのマスク着用・帰室時の手洗い・含嗽の励行	長期ステロイド薬投与により易感染状態であるため，感染を予防する
精神的ケア	看護師は患児が思いを表出できるように傾聴する態度で接する	

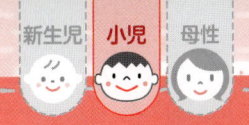

斜頸(筋性斜頸)

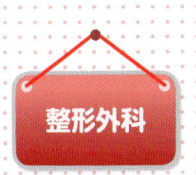

整形外科

概念
先天的に胸鎖乳突筋が拘縮し，それにより頸部が斜めに傾き，同時に頭部の回旋を伴う変形をきたす疾患．以前は先天性股関節脱臼・内反足と並んで小児整形外科の三大疾患といわれてきたが，その後，少子化だけでは説明がつかないほどに減少している．

右側への傾斜がやや多く，骨盤位分娩に多い．生後6か月～1歳ごろまでに約90％が自然治癒する．原因としては分娩外傷説，炎症説，子宮内圧迫説などがあげられている．

症状
(1) 胸鎖乳突筋部腫瘤．
(2) 頭部は患側に傾き，顔面は健側に回旋．
(3) 頸椎可動域制限(患側への回旋，健側への側屈)．
(4) 顔面・頭蓋の非対称が二次的変形として出現する．

治療
3歳を過ぎても明らかな索状化を認め，斜頸位や頸部の制限，顔面の非対称などの二次的変形が著明な場合，また，手術後のストレッチが可能な場合(他動的でもよい)は，手術適応となる(2泊3日の入院)．

手術方法・経過
胸鎖乳突筋の中央部切断
↓
手術翌日より頸椎のストレッチ運動，カラー装着
・安静度：手術翌日より安静度の制限なし
・清　潔：創部を濡らさないようにしてシャワー可能
・2週間で抜糸(抜糸前に退院する．皮下縫合とし抜糸不要のことが多い)

看護 ▶ 術前

項目	ポイント	備考(根拠など)
指導	入浴し清潔にする 術後のストレッチの練習：頸部の回旋	左右の側屈，前後の屈曲・伸展を10回ずつ1日3セット

▶ **術後**

項目	ポイント	備考（根拠など）
観察	開口障害 疼痛の有無・部位・程度 耳の圧迫，しびれ，知覚障害 創部の状態	
安静	ベッドアップは基本的に制限なし 術後よりトイレ歩行可能．術翌日より制限なし ベッドの昇り降りや歩行時，プレイルームなどで遊ぶときは，付き添う	転倒による事故防止に努める
食事	食事摂取時，創部を汚染しないようにする 食事を摂取しやすいようにセッティングし，必要時には介助する 食事摂取量 嘔気・嘔吐	
排泄	基本的にトイレは可能	危険防止
清潔	清拭（頭部も）．医師の許可が出れば洗髪可能 冷罨法 入浴は最初の外来で判断する	頭部の瘙痒感を訴える場合が多い 創部の感染，皮膚損傷予防
治療管理	**頸椎側屈・回旋訓練** 　1日3セット，1セットにつき10～20回ずつ，頸椎左右側屈および回旋運動をゆっくりと，切断部分をよく伸張するように行う 　期間は半年ほど	切断部が癒着しないようにストレッチを実施する
指導	家族へストレッチの指導を行う	退院後も頸椎の運動を継続する

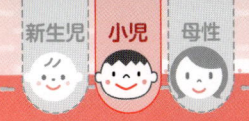

上腕骨顆上骨折

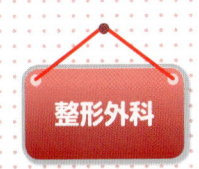

整形外科

概念 ▶ ほとんどは肘の過度伸展位で起こる．頻度の高い小児骨折で，転倒・転落時に手をついて倒れたときに起こる．2～10歳に多い．

症状 ▶ 肘関節の自動運動が不能となり，上腕末端部に強い圧痛・他動痛があり，腫脹が著明である．
以下のような合併症を起こしやすい．

フォルクマン拘縮
外傷部位の動脈性血行障害で，前腕筋群の阻血壊死を引き起こし，神経麻痺を伴う．完全に進行すると不可逆性の変化となり，手指関節機能が失われる．前駆症状の6Pの徴候がみられたら医師に報告する．
① Puffiness（腫脹）
② Pain（疼痛）
③ Paleness（蒼白）
④ Paresthesia（知覚異常）
⑤ Paralysis（神経麻痺）
⑥ Pulselessness（脈拍消失）

内反肘
骨癒合は良好であるが，転位を残して骨癒合すると，内反肘や屈曲障害を起こすことがある．

神経損傷
多くは一過性であるが正中神経・橈骨神経麻痺を生じることがある．

治療 ▶
スキントラクションによる介達牽引
(1) 3週間のスキントラクションによる介達牽引．牽引開始時，1週間ごとにX線撮影をし，評価する．
(2) 牽引直後より腫脹が軽減するまで，医師により包帯の巻き直しが毎日行われる．
(3) 牽引終了後はベッド上で安静．ベッド上での運動制限はなく，本人の活動状況により歩行が許可され，安静度が拡大される．

経皮的ピンニングあるいは観血的整復固定術
比較的年長児で転位が著しい場合は，手術が選択されることがある．

看 護

項目	ポイント	備考（根拠など）
観察	疼痛（疼痛があるときはフォルクマン拘縮の可能性もあるため，他の症状の観察も行ったうえで，医師に報告し，鎮痛薬の投与を行う） 疼痛の種類（鈍痛，激痛，拍動痛，しびれたような痛みなど） 手指の腫脹，チアノーゼ，知覚，動き，下垂手（猿手）の出現，橈骨動脈の拍動と触れ方の確認，牽引部の皮膚状態（水疱，浮腫，褥瘡） 医師による包帯の巻き直しの際に皮膚状態を観察する 圧迫痕がある場合は，トラックバンドの位置をずらして巻き直す 水疱が出現した場合は創傷被覆ドレッシング材で保護する	フォルクマン拘縮の徴候を確認する フォルクマン拘縮がみられた場合，すぐにギプスを切割する 正中神経，橈骨神経，尺骨神経麻痺の有無を確認する トラックバンドや包帯による圧迫固定により，皮膚トラブルを生じやすい
安静	**垂直牽引時** 　肩関節屈曲90°の肢位であることを確認する 　抑制ベストを着用し，肩関節をタオルなどの布で包み，その上からカラーカフをベッド柵に締め，砂嚢で固定する 　スキントラクションの間には割り箸を入れる（手の運動を促し，拘縮を防ぐ） **牽引除去後** 　歩行開始後は看護師が付き添う 　自動運動のみで，他動的には行わない 　多少は拘縮をきたすが，時間が経てば治っていくことを説明し，リハビリテーションを促す	肩は押さえてはいけない 患児が多少動ける程度の抑制とする ふらつきによる転倒を防ぐ
食事	必要時には介助する 片手で食べられるようおにぎり食とし，副食にはスプーンとフォークを使用する 水分はストローを使用する	臥床安静のため食事摂取をしやすくする
排泄	排便・排尿状態の観察 排便のコントロール	体動制限により便秘や膀胱炎を生じやすい
清潔	清拭は二人で実施し（ケアをする人と，牽引ロープを持つ人に分かれて行う），肩は強く押さえない 医師によるガーゼ交換時に患肢の清拭を行う 背部・腋窩部の皮膚トラブルに注意する 瘙痒感が出現したときは，包帯の上から適宜冷罨法を行う	肩関節を固定している皮膚に直接テープを貼付するため，皮膚トラブルを生じやすく瘙痒感が出現しやすい

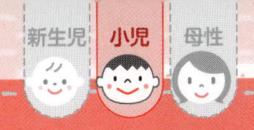

先天性股関節脱臼

整形外科

概念

大腿骨の骨頭が関節包をかぶったまま骨盤側の臼蓋から抜け出している，あるいは抜けかかっている現象．"先天性"と呼ばれるものの，先天性素因が基礎にあり，そこに外的因子である二次性環境因子が加わって発生するとされている．

発症は男子より女子のほうが多い（女子のほうが解剖上骨盤の臼蓋が浅いことによる）．男女比は1：5〜9．家族歴がみられ，骨盤位分娩の児に多いことが知られている．

臼蓋形成不全とはごく軽度の亜脱臼であるが，すでに体内で臼蓋軟骨の成長能力が障害されている場合や，1歳を過ぎてから治療を開始する症例では臼蓋の再形成がなかなかすすまない．

歩行開始時ごろの軽度の亜脱臼の場合，4〜5年のうちに正常関節に発育する場合があるが，完全脱臼の場合は1歳を過ぎてからの自然治癒は期待できない．歩行開始までに脱臼を整復させることが原則である．

症状

変形性股関節症

体重負荷が一部の関節に集中することによって軟骨の変異が起こり，疼痛が出現し，関節破壊が進行する．同時に周囲の筋力低下によっては跛行も著明となる．亜脱臼，臼蓋形成不全，二次性に生じた骨頭変形の程度にもよるが，疼痛は20代での出現が多い．

歩行開始後の完全脱臼の症状

放置することにより歩行開始時にすでに跛行が出現し，しだいに増強する．体重増加とともに著明な跛行となり，片側の場合では患側の肩を強く沈み込むように下げて歩く弾性墜下性跛行，またはトレンデンブルグ跛行となる．両側の場合は両肩を交互に強く沈み込ませて歩くアヒル歩行となる．

乳幼児期：股関節の開排制限，大腿部皮膚溝の非対称性（深く，大腿内側から後面に達する太もものしわとなる），脱臼側の下肢短縮，大転子高位，股関節礫音，骨頭抵抗の触知不能．

幼児期：処女歩行の遅延，弾性墜下性跛行（片側の場合），アヒル歩行（両側の場合），下肢の仮性短縮．

治療

早期発見例では，おむつのあて方や抱き方の指導で予防が可能である．徒手整復と観血的整復術がある．

徒手整復

入院1日目：水平外転牽引開始（整復を容易にするための前処置），80°外転装具採型．

約4週間後：後股関節造影検査．
全身麻酔下にて徒手整復術を施行．
整復後，ローレンツ型開排ギプス固定（外転70〜80°，屈曲100°）．

術後1日：状態が安定していれば点滴を抜去し，退院指導開始．

数日後：退院許可．

◎水平外転牽引（大矢式牽引）　　◎80°外転装具

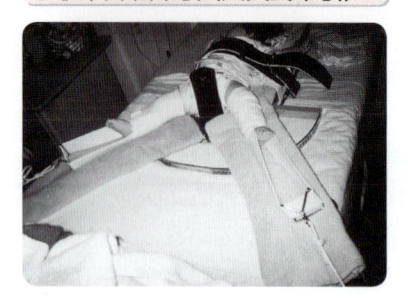

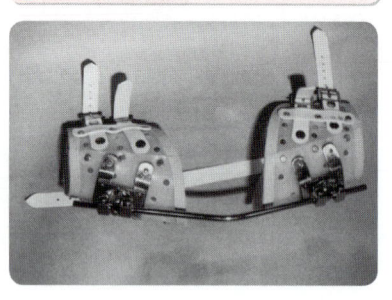

　　ローレンツ型開排ギプス固定で約4週間，その後，80°外転装具で4〜5か月．外来フォロー．

観血的整復術：手術後体幹ギプス（ラング肢位）

　入院1日目：術前オリエンテーション（受け持ち看護師により）．
　　　2日目：手術後体幹ギプス固定→・股関節の固定と安静
　　　　　　　　　　　　　　　　　・外転位の保持
　　　　　　点滴による抗菌薬投与（約1週間後内服に変更）．
　術後2週目：ギプスを部分開窓し，抜糸．
　　　　　　定期的にX線を施行．
　　約6週目：ギプスカット→X線後，ギプスシャーレ固定．
　　　　　　外来にて装具採型（外転荷重装具）．
　　約7週目：装具仮合わせ．
　　約8週目：装具完成→24時間外転荷重装具装着．
　　　数日後：装具装着にて歩行練習開始．
　　　　　　必要時にリハビリテーション（水治療法）開始．
※装具作製はギプスの骨盤骨切り，大腿骨骨切り施行時に行う．観血整復のみの場合は手術翌週ごろに，感染など全身状態に問題がなければ退院し，外来通院となる．

　退　院：1〜3か月間，装具を装着して日常生活を送る．

◎体幹ギプス　　◎外転荷重装具

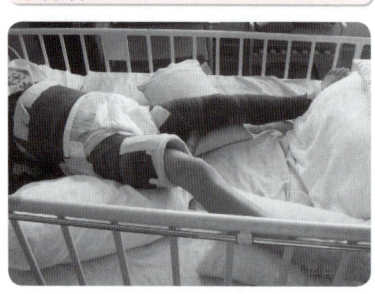

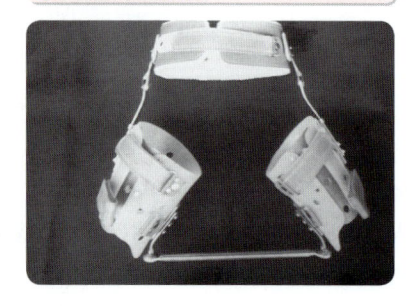

看護 ▶ 徒手整復―水平外転牽引中

項目	ポイント	備考（根拠など）
観察	冷感，チアノーゼ，知覚異常，しびれ，退色反応，足趾背屈運動，足背動脈触知 臀部，下肢の皮膚状態（発赤，膨隆，水疱，かさつき） 機嫌	牽引療法によって循環障害，神経障害を生じる危険性がある 乳幼児は皮膚が弱く，牽引包帯の摩擦により皮膚トラブルを起こしやすい
安静	医師の指示により座位が可能 下肢を伸展させたままで座位の保持は困難なため，布団や枕などで背もたれをつくる 牽引の腹部ベルトや抑制ベストは，はずさずに緩める	ベッドからの転落防止
排泄	ストッパー，重錘をはずし，臀部をもちあげて，おむつ交換をする 外転位を保つようにする	重錘をつけたままだと患児がずり落ちてしまう
清潔	牽引を一時はずして入浴が可能．外転位を保持するようにする 清潔ケア終了後は速やかに牽引を再開する 牽引装置に敷くバスタオルは適宜交換する 発赤出現時は，トラックバンドをずらすか，皮膚保護材を貼付，またはガーゼで保護をして巻き直す．必要時は軟膏処置を行う 医師の指示のもと包帯を巻き直す（1日3回程度） 包帯の巻き方は，末梢から中枢へ，内から外へ巻く 片方の牽引がずれたら両方の重錘をはずし，巻き直す	一時的な牽引の除去は治療目的に支障はない 臥位時間が長く，背部がむれやすい 皮膚トラブル予防 巻き直しは30分以内に行う 腓骨神経麻痺に注意する 脱臼予防 片方の股関節に負担がかかる
環境	陰臀部のストッパーはレストン®で保護し，直接バーがあたらないようにする 成長発達に応じた遊びの提供，患児の好きなおもちゃを手の届く範囲に置いたり，見えるように釣り下げるなど工夫をする ベッドごと移動するなどして環境を変える	強力な対抗牽引により，陰臀部が発赤しやすい 長期にわたって安静臥床が続くため，刺激が少なく，成長発達が促されなくなることがないようにする
指導	事前に安静度や牽引中の日常生活について話し，理解を得る 牽引の目的，必要性を再確認し，入浴時や巻き直し時以外は，牽引をはずすことができないこと，家族の判断で牽引をはずさないように伝える 転落防止のため，患児のそばを離れるときは必ず臥床させ，抑制ベストと腹部ベルトを着用する必要性を伝え，着用方法を説明する **徒手整復決定** 　イメージがつきやすいよう，ローレンツ型開排ギプスの写真を見せながら説明する 　ギプス装着中の日常生活について説明したうえで，実際に自宅では体位保持やケア，観察を誰がどのように行っていくか家族と話し合う	家族は牽引装置をみて不安に思うことが多い 効果的な牽引治療が行われるよう家族の協力を得ることが重要

▶ 徒手整復―ローレンツ型開排ギプス固定中

項目	ポイント	備考（根拠など）
安静	上体がギプスより低くならないように，常に頭部挙上する 体動が激しく，体が前へ倒れる危険があるときは，抑制ベストでベッドに固定する 足部や臀部がベッドにつかないように，両大腿の下にバスタオルや砂囊を置いて浮かせるようにする 縦抱っこは可能．抱っこをするときは患児の大腿を下からすくい上げるようにして行う	患児の体重を利用して整復するため，上体がギプスより低くならないようにし，常に股関節に体重がかかっている状態にしておく 股関節に負担がかかることでギプス固定がずれ，整復されている股関節がずれることを防ぐ
排泄	おむつのテープが前になるように前後逆にあて，ギプスの前面にテープが貼れるようにする 臀部から陰部にかけて，おむつはギプス内に入れ込む できるだけ外側のおむつが汚染されないよう，中に新生児用のおむつや布おむつなどを入れ，こまめに交換する	排泄物によってギプスが汚染されないようにする 陰臀部のギプス辺縁部の皮膚は常に圧迫されている状態であるため除圧を図る 開窓部から陰臀部が下がりすぎることにより正しい整復が行われなくなるおそれがある
清潔	手が入るところまで清拭する 洗髪台で洗髪するときは2人で行う（上体がギプスより低くならないように1人が支え，1人が洗髪する） 陰部洗浄は，ギプスが濡れないよう，必要であればギプス辺縁をビニール袋などで保護して行う ギプス辺縁部が直接皮膚にあたらないようにテープで保護する ギプス辺縁部の発赤や，その他の皮膚トラブルがないか観察する 発汗・瘙痒感があるときは清拭，更衣を適宜行う．またドライヤーで冷風を送ったり，アイスノン®を使用する 必要時，軟膏処置を行う	腋窩付近，足関節までギプスに覆われ，発汗が多くなることで瘙痒感や不快感の原因になる ギプス内はむれて，汗をかきやすいため，こまめなケアが必要
指導	**術後・点滴抜去後** 　観察，抱っこ，おむつ交換，清潔ケアについて，初めは説明しながら看護師が実施し，家族の理解度を確認してから，看護師の付き添いのもとで実施してもらう 　自宅でのケア参加者全員が実施できるよう，家族と相談しながら退院までの計画を立てる	自宅でも正しい治療が継続されるようにする

▶ 観血的整復術―術前

項目	ポイント	備考（根拠など）
治療管理	分割マットを用意する	体幹ギプス固定中の排泄ケアの準備

項目	ポイント	備考（根拠など）
治療管理	術前オリエンテーション：体幹ギプスの写真を見せながら説明 日常生活：必要であれば、術後の排泄行為について説明し、ひもパンツを用意してもらう 術後、安静臥床が長期化するため、患児のストレス緩和にはどのような援助が必要か、家族からの情報を得ながらあらかじめ検討しておく	術後のイメージがつきやすいようにする おむつを使用しているときは、ひもパンツは必要ない

▶ 観血的整復術─体幹ギプス固定中

項目	ポイント	備考（根拠など）
安静	ベッド上で安静臥床、約20～30°の頭部挙上または下肢挙上とする 側臥位は禁止 振動禁止 状態が落ち着き、側臥位をとろうとするなどの行為がみられるときは抑制ベストを着用する	股関節の安静のため、股関節屈曲約20～30°でのギプス固定とする 骨盤骨切り部の安定化を図る
食事	臥床したまま摂取することになるため、必要時には介助する 食べやすいようにセッティングの工夫をする 主食はおにぎりにする（仰臥位で食べる） スプーンやフォークを使用し、水分はストローを使用する	
排泄	分割マットの陰臀部をはずし、差込便器や、尿器をあてて行う（抱き上げておろすときに振動を与えないようにする） ギプスが濡れないように注意する ギプスが汚染された場合は、汚染されたギプス辺縁部のテープを貼り替え、ドライヤーで乾かす おむつまたはひもパンツを着用する 患児の排便パターンを確認し、患児に合った排便誘導を行う 必要時は、下剤も検討する	骨切り部の安静。特に術後4週目は注意 体動制限により便秘になりやすい
清潔	清拭時、腹部や背部などは手の届くところまで拭く 皮膚トラブルがないか十分注意して観察する 見えにくい臀部は手鏡を用いて、ケアと観察を行う 陰部洗浄は、ギプス辺縁部をビニール袋などで保護して行う 寝衣は通気性、吸湿性のよいものを用意する 下着・おむつはギプスの中に入れる ギプス辺縁部が直接、胸、背部の皮膚にあたらないように、テープで保護する 発汗・瘙痒感があるときは清拭、更衣を適宜行う．またドライヤーで冷風を送ったり、アイスノン®を使用する 瘙痒感があるときでも手や物を入れて掻かないよう注意する 必要時は軟膏処置を行う	ギプス固定が長期となり清潔保持が困難となる ギプスが濡れることを防ぐ ギプス内はむれて、汗をかきやすいため、こまめなケアが必要 ギプス内の創部に触れる可能性があり、感染や皮膚トラブルの原因になる

項目	ポイント	備考（根拠など）
環境	発達年齢を考慮し，ベッドの配置を工夫したり，臥床したままでできる遊びを工夫する 状態が落ち着いたら，病棟内をベッドのまま散歩するなど気分転換を図る	安静臥床が長期化し，ストレスが増大しやすい

▶ 観血的整復術―ギプスシャーレ固定中

ギプスシャーレの作り方：1. ギプスの内側・辺縁全体に綿包帯をあて皮膚にあたる部分をソフトにする．
　　　　　　　　　　　2. テープでとめながら，ギプス全体をストッキネットで覆う．

項目	ポイント	備考（根拠など）
安静	24時間シャーレ固定，座位は可能 長期の臥床が続くため，座位への移行は本人のペースに合わせ，徐々にすすめていく 包帯は座位をとった状態で腹部にも巻く	シャーレ固定がずれないようにする
食事	ベッド上で座位になり，テーブルを使用し摂取する 座位が不安定な場合は，ふとんや枕などで背もたれをつくる	すぐには座位が安定しない
排泄	体幹ギプス固定中と同様	汚染時はシャーレをはずしてシャワー浴
清潔	シャーレ固定のまま抱き上げ，ストレッチャーへ移動し，浴室へ搬送する 浴室で包帯をはずし，股関節を外転したまま，座位または臥位の状態で抱き上げ，シャーレをはずす ゆっくりバスマットへ移動し，そのままの状態でシャワー浴を行う	再脱臼の防止 患児が立ち上がらないよう注意する
指導	外転荷重装具について，写真を見せながらパンフレットをもとに説明する 外転荷重装具の採型，仮合わせ，完成の経過について説明する 外転荷重装具装着時の洋服やサポーターを用意してもらう	完成までに家族，患児が装具を装着した生活をイメージしやすくする 外転荷重装具が完成したとき，すぐに使用できるようにする

▶ 観血的整復術―外転荷重装具装着中

項目	ポイント	備考（根拠など）
観察	疼痛 発赤などの皮膚異常 マジックテープの固定状況 歩行前後，激しい体動の後などにはその都度，装具にずれがないかを確認する シャワー浴時，または疼痛を訴えるときは装具をはずし，皮膚状態の観察を行う **正しく装具が装着できているかのチェックポイント** 　大転子と装具の金具の屈曲部が一致しているか 　腹部のベルトは座位をとった状態できつすぎない程度にきちんととめられているか 　両膝・大腿上部の装具による圧迫がないか 　膝は屈曲できるか	
安静	24時間装具を装着 ベッド上は制限なし，抱っこで移動も可能 入浴時など装具をはずしているときは立位を禁止し，外転位を保つ ベッド内での患児の過ごし方をみて，立位が安定してきているようであれば，病棟内で歩行練習を開始する（医師の指示のもと） 初めは患児の両手をもち，しっかり支えながら行う．丸い椅子を押すようにして練習してもよい 立位および歩行時は，足底を床に対して垂直に着床させる 家族にも歩行の仕方，注意点を理解してもらうため，できるだけ面会中に行う	正しい整復状態が保てなくなる 外転位をとったままの歩行で不安定であるため，転倒に注意する必要がある 体重移動を円滑にし，片寄った股関節への負担を軽減する
排泄	トイレにて排泄 歩行が不可能な場合は，抱っこでトイレへ連れて行く	
清潔	装具をはずして入浴可能 装具の着脱は2人で行うか，患児の協力のもとに行う 入浴中は外転位を保つ 直接皮膚に装具があたらないように，腹部には下着を，大腿部にはストッキネット，サポーターなどをあてて装着する 皮膚トラブルがみられ，改善されないようであれば，装具が患児のサイズに適していない場合もあるので医師に報告する	矯正された股関節の再脱臼を防止するため，股関節は内転させないように注意する
指導	自宅でのケア参加者全員が実施できるよう，家族と相談しながら退院までの計画を立てる（①入浴方法，②装具の着脱，③装具装着中の観察点） 24時間装着となるため，学校または幼稚園・保育園など，周囲の人々の理解と協力が必要となることを説明する	自宅でも正しい治療が継続されるようにする

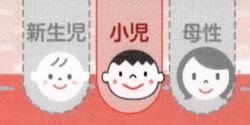

先天性内反足

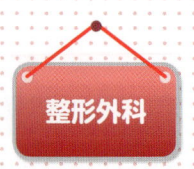

整形外科

概念 ▶ 生まれつき足の部分が内反・内転・尖足になっている病気である．ただし，神経筋疾患，多発性関節拘縮，骨系統疾患など，他の疾患に伴う場合は通常含めない．原因は不明だが，足を構成するいくつかの骨の形態ならびに，骨同士の配列の異常がみられる疾患である．男子のほうが女子より多い．

症状 ▶ 足部の変形（内反，内転，尖足）．

治療 ▶ 内反足の治療は次のような経過をたどるが，石膏ギプス治療開始後，内反の矯正状況をみながらすすめるため，患児によってギプスを巻いている週数は異なってくる．

外来：ギプス巻き．4〜10週間，毎週巻き直す．腱切り術日を控えた前々回のギプス巻き時に装具型取りを，腱切り術日を控えた前回の術前最終ギプス巻き時に装具仮合わせを行う（装具完成は腱切り後の外来になる）．

入院当日：術前診察（採血，X線）．入院当日に手術を行う場合は，手術前に診察．

入院翌日（手術当日）：手術前にギプスを除去する．腱切り術施行．腱切り術直後，手術室にてギプス巻き．

手術翌日：問題がなければギプスのまま退院．

術後3〜4週間：ギプスをはずして装具装着．

装具治療：歩行前はFAB装具を使用，歩行後は靴型装具・足底板を使用．

上記の治療にて改善しないときや，変形の再燃時には，①前脛骨筋腱の第3楔状骨への腱移行，②後方解離術，③距骨下解離術，④イリザロフ法による矯正を行う．

看護 ▶ 術後

項目	ポイント	備考（根拠など）
観察	ギプスのずれ，足趾の動き，腫脹，冷感，皮膚色，痛み，しびれの有無と程度	腫脹による循環障害，神経障害が起きやすい
安静	手術当日はベッド上で安静となる．理解できない患児には抑制ベストを着用する 患肢は高く挙上し，立位は禁止	創部の安静を保ち，回復を促す
食事	ベッド上で摂取する ギプスを汚染しないように介助する	軟らかいギプスなので濡れると形が変わる 感染予防
指導	ギプス汚染，衝撃を避ける 次回の外来までは原則として清拭	感染を予防し，安静を保つ

単純性股関節炎

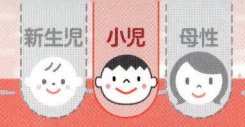

整形外科

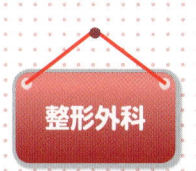

概念 ▶ 一過性の股関節炎で，感冒に続発することが多い．原因は感染，外傷，アレルギーなどの関与が考えられているが，いまだ不明．3～10歳の男児に多い．

症状 ▶ **股関節痛**：発症は急性で，幼児では大腿部や膝関節周辺の疼痛を訴えるものもある．
跛行：多くは症状が強く，座位や歩行ができない．
股関節の可動域制限
股関節の腫脹：熱感はない．
血液生化学検査所見：血沈正常，白血球増加なし，炎症反応陰性．
関節液の貯留：まれにみられるが，関節液は透明で細菌は認められない．
　類似の症状で重篤な後遺症を残すおそれのあるペルテス病などの疾患があるため，これらとの鑑別が重要．

治療 ▶ 　股関節の炎症に対する安静，鎮痛，拘縮予防を目的に水平外転牽引を2～3週間入院して行う．症状消失後も牽引を行い安静にすることが，再発防止のうえで必要である．2～3週間後に牽引は終了となり，ベッド上で安静．歩行を開始したら退院．

◎水平外転牽引

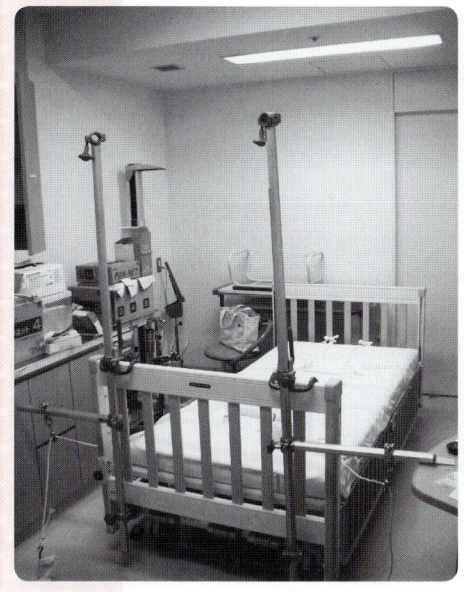

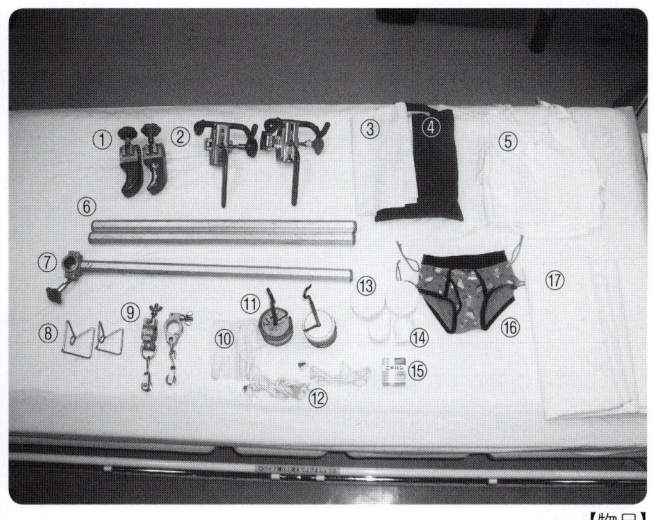

【完成図】

【物品】

◎必要物品
①②ベッド固定用クランプ上下×2，③砂嚢カバー（枕カバー），④砂嚢，⑤抑制帯，⑥プレインバー×2，⑦シングルクランプバー×2，⑧フック×2，⑨滑車×2，⑩重鎮カバー，⑪重鎮×2，⑫牽引用ロープ×2，⑬トラックバンド×2，⑭弾性包帯，⑮布絆創膏，⑯パンツ，⑰防水シーツ×2

看護

項目	ポイント	備考（根拠など）
観察	患肢の疼痛の部位・程度 足関節の底屈・背屈運動	牽引治療による効果が得られているか確認する
	足指，足背の知覚障害，しびれ 足部の皮膚色・冷感	包帯の圧迫，または同一体位による神経障害，循環障害が生じていないか確認する
	患児の言動，表情，安静内での過ごし方	体動制限によりストレスを生じやすい
	包帯の巻き直し時 　皮膚状態：水疱・発赤，皮膚の乾燥，瘙痒感	包帯，トラックバンドの圧迫，摩擦による皮膚トラブルが生じやすい
安静	**牽引中** 　ベッド上で臥位 　医師の指示により頭部挙上や座位も可能 　体幹をねじらない，膝を屈曲しない 　患児の年齢に応じて，安静が守られない場合やベッドからの転落の危険がある場合は，家族に抑制ベストの必要性を説明し，了解を得て着用させる	初期の疼痛，可動域制限がある時期には患部の安静が重要 骨頭の摩擦を避け，安静を保つ
	牽引除去後 　初回歩行時，歩行が安定するまでは必ず看護師が付き添う	ふらつきが強いため転倒を防止する
排泄	ベッド上にて便器・尿器を使用する 患児にあった便器を選択し，必要に応じて介助する	
清潔	清拭 炎症が落ち着けばシャワー浴も可能 浴室まではストレッチャーでの移動とし，移動時は立位，歩行，膝立ち禁止 ケア終了後は速やかに牽引を再開する 最低１日に３回は包帯の巻き直しを行う 包帯のずれが見られたとき，乳幼児などで特に皮膚が弱い場合はその都度，巻き直す 発赤出現時は，トラックバンドを発赤部位よりずらすか，ガーゼで保護して巻き直すか，悪化を防ぐために皮膚保護テープを貼付する 必要時，軟膏処置を行う	立位，歩行，膝立ちなどによる荷重は骨頭への負担となる 皮膚トラブルの悪化予防 一時的な圧迫の解放により皮膚トラブルの悪化を防止
治療管理	**牽引装置の確認** 　重錘の量，床についていないか 　牽引方向 　掛け物やベッド柵などによるひもの摩擦 　バー固定のゆるみ 　包帯のずれ	正しい牽引が行われているか確認する

口蓋裂

新生児 / 小児 / 母性

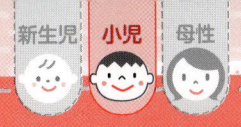

形成外科

概念 ▶ 口蓋の前方2/3の粘膜下に骨のある部分を「硬口蓋」，後方1/3の軟らかい部分を「軟口蓋」という．この口蓋は胎生の6～12週にかけて，内側鼻隆起由来の「正中口蓋突起」と，上顎突起由来の「左右の外側口蓋突起」が癒合して形成される．この癒合に支障をきたすと，さまざまな程度の披裂が生じる．その程度は，「両側完全唇顎口蓋裂」から粘膜下の筋層にのみ裂を認める「粘膜下口蓋裂」まで，さまざまである．

症状 ▶
(1) 音声障害・構音障害
(2) 顎・顔面の発育障害：上顎の発育障害・下顎前突症（受け口）
(3) 吸啜哺乳障害
(4) 咀嚼・嚥下障害
(5) 歯数・歯列の障害
(6) 聴力障害
(7) 上気道炎・中耳炎の誘発
(8) 機能的耳管狭窄：耳管開大に口蓋帆挙筋が関与している
(9) 精神心理障害

治療 ▶ 手術の時期は1歳2か月～8か月（体重9kg以上），遅くとも2歳まで．
　口蓋形成術は口蓋の披裂の閉鎖に伴い，良好な鼻咽腔閉鎖機能を得て，健常な言語機能，良好な嚥下機能を獲得することを目的として行われる．

Push-Back法：口蓋の粘骨膜を後方に移動し，十分延長させ，これとともに硬口蓋後端に付着する軟口蓋筋束（鼻咽喉閉鎖機能に関与する筋肉群）を健常位に移動し，左右の筋肉を縫合して筋束の再建を行う．

Furlow変法：口腔側と鼻腔側に各々反対向きにZ形成術を行い，軟口蓋の延長をすると同時に，硬口蓋後端に付着する軟口蓋筋束を健常位に移動し，左右の筋肉を縫合して筋束の再建を行う．

※ Push-Back法は世界的に主流であり代表的手術であったが，現在は上顎骨の劣成長をきたしにくく，裂隙と鼻咽喉の閉鎖を得ることができるFurlow変法が主流となっている．

手術当日：全身管理目的で気管挿管したままICUへ入室．
　　　　　　点滴による抗菌薬投与開始（3日間），胃管挿入．
術後1日目：覚醒・抜管．
**　　2日目**：状態が安定していれば一般病棟へ転棟．
　　　　　　胃管より経管栄養開始．
**　　4日目**：胃管抜去後，シリンジを用いた授乳やペースト食の経口摂取を開始し，順次きざみ食に変えていく．
　　　　　　家族への食事指導．
**　　7日目**：スリープスタディで呼吸状態に問題がなければ，退院．

看護

項目	ポイント	備考（根拠など）
観察	口腔・鼻腔からの分泌物の性状，凝血塊，出血，気道内分泌物の状態，発熱，SpO$_2$値 経口摂取した食物の鼻腔からの漏れ 創部のシリコンガーゼの脱落（シリコンガーゼは3週目ごろまでに自然剥離する）	術後は分泌物の増加や，術創からの出血，浮腫などにより呼吸状態が悪化しやすい 上気道炎も生じやすい
安静	抜管後より抱っこが可能 術後3日目より制限なし 肘関節固定具を用いて，上肢の抑制を行う	口腔内違和感が強いことから，創部に手や物を持っていくことにより，創の安静が保てなくなる 胃管の事故抜去予防
食事	**術前** 　栄養状態の把握 **術後** 　術後より経管栄養 　4日目からシリンジを用いた授乳やペースト食を開始する 　患児の成長や離乳食開始時期に応じて食事内容を検討する 　・ストローや乳首（口蓋裂用乳首も含め）の使用は禁止 　・箸・フォークなど鋭利なものは使用せず，スプーンで介助する．スプーンが術創にあたらないよう注意する	口蓋に披裂があるため飲食物が鼻腔に逆流しやすく，口腔内圧を十分につくれないため，嚥下に時間がかかる．そのため食事摂取量が減少する傾向があり，体重増加不良をまねくことがある 術創の安静を保つ
清潔	術後4日目までは清拭 術後5日目より入浴可能 **口腔ケア** 　術後4日目までは口腔内清拭 　術後5日目より含嗽可能 　歯ブラシは使用禁止 口腔内，鼻腔内の吸引は基本的には行わず，分泌物は拭う 吸引が必要な場合は，医師の指示のもと，口蓋や鼻腔底を強く突かないように吸引する	口腔内術創の乾燥を防ぎ，清潔に保つ 術創の安静を保つ
環境	室内の湿度・温度に注意する 看護師・家族の目の届く範囲で固定具をはずす 家族に抱っこしてもらう時間をもつ	上気道炎を生じやすい 患児は，口腔内の不快感，食事内容の制限への不満，肘関節固定による不自由などから強いストレス状態となる

項目	ポイント	備考（根拠など）
指導	家族へ下記の指導を行う **術創の保清・保護** 　毎食後白湯を飲ませ，口腔内の清拭を行う（術後5日目より含嗽可，歯ブラシは禁止） 　口腔内に鋭利なもの，硬いものは入れない 　必要時には肘関節固定具を使用する（術後3週目ごろまで） **食事** 　退院後3週間は，粥，スープ，プリン，ヨーグルトなどの軟らかいものをスプーンを使って与える．その後，医師と相談しながら食事内容をしだいに普通食へ変えていく **避けたほうが良いもの** ・噛まなければ食べられないもの（術後約1か月） ・口蓋に付くもの（術後約3週間） **言語** 　言語治療の専門家の指導を受ける 　言語の発達には家族の理解と協力が必要であり，特に母親と患児の関係が重要である 　"言葉の習慣は耳から聴き覚え理解する"という原則を忘れず，言葉の誤りを指摘したり，無理に直そうとしたりすることは禁物である．楽しい雰囲気のなかで，正しい言葉をたくさん聴かせるようにする **齲歯予防** 　乳幼児期より齲歯の予防に努める 　小児歯科専門医の指導と治療を受ける 　食後の飲水，含嗽の習慣をつける 耳鼻科疾患，聴力障害に注意する 滲出性中耳炎に対しては専門医の治療を受ける	 創部の安静を保つ 例）硬いご飯，トースト，生野菜，ごぼう，たけのこ，りんご，せんべいなど 例）ビスケット，キャラメル，ガム，バナナなど 患児によって家庭環境，言葉の発達状況が異なる 口蓋裂児は健常児より齲歯が多い 口腔内を清潔に保つ 滲出性中耳炎を繰り返すことにより，中耳腔に滲出液がたまると，鼓膜が内陥し伝音性難聴となる

口唇裂

形成外科

概念　口唇形成がなされる胎生第4～7週の時期に，何らかの原因で内側鼻突起と上顎突起が癒合できなかったため，先天的に口唇が披裂している状態である．唇裂の程度はさまざまで，赤唇にわずかな陥没がある程度の痕跡唇裂から鼻孔底まで完全に披裂した完全口唇裂までがある．また，口蓋裂や顎裂を合併することが多く，片側性と両側性とがある．

症状　哺乳障害．

治療　手術時期は生後2～3か月（体重5kg以上）．ただし，全身状態に他の重大な問題がある場合はその治療を優先し，口唇の手術を延期する場合もある．
　　手術方法は，Millard＋小三角弁法に準じて行っている．

- **術前**：哺乳困難な場合は口唇裂用の特殊な乳首などを用いて哺乳する場合もある．乳首に穴をあけたり，クロスカットするなど工夫し，哺乳を補助し体重増加を促す．印象採取（形どり）が可能であれば，哺乳の促進と歯槽骨の矯正を目的として口蓋床を作成し，さらに外鼻矯正を目的としたNAM (naso alveolar molding) を行う．
- **手術当日**：手術終了後，全身管理目的でICUへ入床．点滴による抗菌薬投与を開始（3日間）．
- **術後**：呼吸状態が安定していれば一般病棟へ転棟．
　　創部の安静を維持する目的で胃管より経管栄養（3日間）．
- **4日目**：シリンジを使用してミルク開始．
　　白唇部の抜糸，胃管抜去．
　　家族へ哺乳・テーピング方法の指導．
- **7日目**：鼻孔プロテーゼ（鼻孔レティナ®）装用開始．
　　退院．
- **3週間**：おしゃぶり・乳首禁止，上肢抑制．
- **2～6か月**：創部テープ固定と鼻孔レティナ®の使用．

看護

項目	ポイント	備考（根拠など）
観察	創部の出血の有無・程度 呼吸状態（胸郭の動き，呼吸音，チアノーゼ，SpO₂値），活気や機嫌，口鼻腔分泌物	創部の汚染による感染予防 披裂部の縫合，ボルスター縫合，術後の腫脹による鼻閉や胃管の挿入により鼻腔が狭くなっている
安静	上肢の固定（カフスを使用し，指しゃぶりなどによって創部に触れることを禁止する） 固いものを口にあてたり，ぶつけたりしないように注意する（おもちゃの選択） 泣かせない	胃管の事故抜去を防止する 創部感染や離開を予防する 啼泣により，形成創が伸展・緊張する
食事	術後3日目までは経管栄養 術後4日目よりシリンジを使用し経口摂取（乳首禁止） 家族にシリンジを用いた授乳の仕方を指導しながら実施する シリンジミルクの期間は約3週間	創部の安静・保護 退院後もシリンジでの授乳が続く
清潔	創部は鼻汁などで汚染されやすいため，ティッシュなどで拭き取り，清潔に保つ 汚染時に清拭 手術翌日よりガーゼ交換は毎日実施する テープの剥がし方は両側から創部へ向けて，上から下へ向けて行う 創部には医師の指示した軟膏を乾燥しないように適宜，塗布する 家族へガーゼ交換の仕方を指導しながら実施する	開放創であり汚染されやすいため，感染を予防する 創部保護
指導	退院後，自宅でも創部のテーピングを継続する 毎日テープは貼り替える 鼻孔レティナ®も1日1回は洗浄して清潔にする 創部に手がいかないようにカフス装着を継続する 口蓋裂を合併している場合，口蓋裂用のプレートは形を調節する必要が出てくるので，術後3週目に歯科を受診し，プレートの調節をする．それまでは使用しない	創部のテーピングはよせすぎるとかぶれるため，よせすぎないよう注意する 汚れたままの状態にすると皮膚炎を起こす

小顎症（顎骨延長法）

形成外科

概念 ▶ 下顎骨の形成不全である．下顎枝性，下顎体性およびその両方によるもの，片側性，両側性とがある．

　第1，第2鰓弓症候群，Treacher Colins症候群，craniofacial microsomia などの場合に顎骨延長法を行う．

症状 ▶ 上下顎の関係において反対咬合（Angle分類におけるclass Ⅲ）が一般的である．

　さらに，下顎骨の形成不全に伴い閉塞性睡眠時無呼吸，咬合不全，著しい顔貌の非対称などが起こる．

治療 ▶ 顎骨延長法とは，下顎骨骨切を行い，仮骨延長による下顎骨の骨量増加を期待する．多くの場合，創内骨延長器を用いる．

　合併症としては，延長中の骨癒合，延長器の離脱，延長部の感染，延長部の骨化不全，骨囊胞の形成，偽関節形成などがある．

- **手術当日**：術後は呼吸管理目的のためICUへ入室．
  - ・人工呼吸器による呼吸管理．
  - ・創部：J-VAC®ドレーン留置によるドレナージ．
  - ・末梢静脈ラインより抗菌薬投与開始．
- **術後1〜4日目**：呼吸状態をみて抜管，ドレーン抜去．
  - ・必要時には経鼻エアウェイ，酸素投与．
  - ・抗菌薬投与終了．
  - ・経管栄養．
- **4〜7日目**：一般病棟へ帰棟．
  - ・抜糸．
  - ・ペースト粥食開始．
  - ・ガーゼ交換．
  - ・延長は1日1回1mmより開始（症例による）．
  - ・家族へ延長指導を行う．
- **退院**：家族が消毒・ガーゼ交換・延長手技に自信がついたところで退院．
  退院後は定期的な外来受診，家族による骨延長の実施．

看護

項目	ポイント	備考（根拠など）
観察	発熱 疼痛の程度・部位 ガーゼ汚染 顎関節痛 **ガーゼ交換時** 　疼痛，滲出液の量・性状，創部・ピン刺入部の皮膚状態，発赤・腫脹 **延長時** 　延長時の疼痛，スクリューの回転の固さ，ピン固定の長さが適当か 　患児，家族の指導に対する理解度	閉創後であっても，延長器装着によりピン刺入部は外界と交通しているため感染のリスクは高い 骨癒合，延長器の離脱などの早期発見 退院後は家族が延長器の管理を行っていく
安静	延長部位に外部からの衝撃が加わらないよう注意する	延長器の固定部位の移動，離脱の防止
食事	術後4～7日目よりペースト粥食開始 食事による創部汚染がないよう，必要時には介助する 外来通院で医師の許可があるまでは軟食 基本的には約3週間（延長長さ約21mm）で常食	延長中は仮骨形成が不十分であり，顎関節への負担を軽減する
清潔	口腔ケア，歯磨きは患児の負担がない程度に通常どおり行う 洗顔はせず清拭を行う	開口による顎関節の負担を防ぐ 創部汚染による感染予防
治療管理	**延長方法（医師が施行）** 　回転方向，回転数，観察項目について理解できているか確認する 　消毒は1回/2日，汚染時は適宜施行	
指導	**家族指導** 　創部感染，再骨折の危険があるので注意する 　延長時のトラブルへの対応	創部状態や指導の理解度，技術の習得状況を把握し，フォローしていく 回転時にゆるすぎ・固すぎと感じたときは，無理に延長しようとせずそのままにし，外来を受診するよう説明する

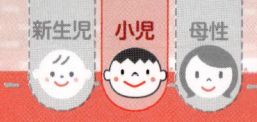

アデノイド増殖症

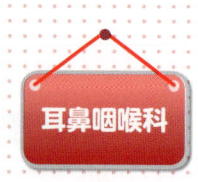

耳鼻咽喉科

概念

アデノイドとは上咽頭にあるリンパ組織で，口蓋扁桃と同様に3〜6歳に生理的肥大の時期を迎え，その後は自然と徐々に萎縮する．アデノイドがある程度以上大きい場合には，滲出性中耳炎の原因になると考えられており，また睡眠時無呼吸の原因として，扁桃摘出術と同時に切除術が施行される場合も多い．

症状

アデノイドが存在する上咽頭は，鼻腔，中耳，咽頭の3つが互いに連絡する場所であるため，それぞれに影響を及ぼし多彩な症状を引き起こす．

耳症状
耳管カタルを起こし，滲出性中耳炎の原因となる．

鼻症状
鼻閉塞，特に呼気障害をきたすため，口呼吸となる．また，副鼻腔炎や気管支炎の原因にもなる．

アデノイド顔貌
口呼吸が恒常化することによって起きる．顔面の筋肉や骨格の発育に悪影響を与え，独特な顔つきやかみ合わせの悪さを起こす．

神経症状
鼻性注意不能症，夜尿症．

治療

必要時：スリープスタディ（睡眠中の呼吸パターンの変化やSpO_2の変化を調べる検査）を行う．夜間および入眠時はパルスオキシメータにて術前の状態を観察する．

手術当日：アデノイド切除術施行．術後の輸液は抗菌薬の点滴を1日3回，3〜4日間行う．食事時の疼痛を抑えるため，食前に鎮痛薬を使用．

術後3〜4日目：抗菌薬の点滴終了後，食事の摂取がすすめば点滴をはずす．

1週間目：出血のリスクが低くなった時点で，外来診察後に退院．

退院後：1か月後に診察し，問題がなければ外来診療を終了．

看護 ▶ 術前

項目	ポイント	備考(根拠など)
観察	呼吸音，エア入り，いびき，鼻閉，無呼吸，SpO₂値，異常呼吸 睡眠パターン，夜泣き，夜尿	疾患による気道の閉塞により鼻閉塞，呼気障害をきたす 睡眠時無呼吸があると睡眠が浅く，夜中に起きてしまう

▶ 術後

項目	ポイント	備考(根拠など)
観察	出血の性状・量 嘔気・嘔吐 いびき，SpO₂値 無呼吸や呼吸パターンの異常 創部痛や嚥下時痛(痛みの程度により医師に報告し薬剤を使用) 口内炎 食事摂取状態	術直後と白苔のはがれやすい術後1週間ころの後出血に注意する 出血を飲み込むことで嘔吐を誘発する 術後は手術による創部の腫脹により呼吸状態が悪化することがある 手術操作により口内炎を生じやすい 疼痛により食事摂取困難を生じる
安静	手術当日より歩行可能 呼吸状態が悪い場合は，頭部挙上，肩枕，側臥位，腹臥位にするなど安楽な体位を保つ 通常の日常生活にもどるのは術後1週間以降であるが，入院中は運動を控えるのが望ましい	気道確保し，分泌物の誤嚥を防ぐ
食事	手術当日は状態に応じ，水分やゼリーなどの摂取が可能 翌日より食事形態をあげていく 疼痛が強く，嚥下が困難な場合は食前に鎮痛薬を飲んだ後に食事をするようすすめる	嚥下時痛があるため，鎮痛薬の服用を考える
清潔	毎食後，含嗽(ぶくぶくうがい)を促す 口腔ケアを行う	

新生児 | 小児 | 母性

口蓋扁桃肥大
（こうがいへんとうひだい）

耳鼻咽喉科

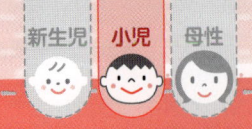

概念 ▶ 扁桃腺は一般に3〜6歳で生理的な肥大のピークを迎え，その後は徐々に萎縮していく．単に大きいだけで炎症を伴わないのであれば手術の必要はないが，極端に大きくなって，睡眠時無呼吸や食べ物がのどを通りにくくなる症状を生じた場合には手術を考える．

症状 ▶ 通常，疼痛はない．咽頭異物感や不快感を訴えることが多い．高度に扁桃が肥大した場合は，呼吸困難，摂食困難をきたす．

治療 ▶ **必要時**：スリープスタディ（睡眠中の呼吸パターンの変化やSpO_2の変化を調べる検査）を行う．夜間および入眠時はパルスオキシメータにて術前の状態を観察する．
手術当日：口蓋扁桃摘出術施行．術後の輸液は抗菌薬の点滴を1日3回，3〜4日間行う．食事時の疼痛を抑えるため，食前に鎮痛薬を使用．
術後3〜4日目：抗菌薬の点滴終了後，食事の摂取がすすめば点滴をはずす．
1週間目：出血のリスクが低くなった時点で，外来診察後に退院．
退院後：1か月後に診察し，問題がなければ外来診療を終了．

看護 ▶ 術前

項目	ポイント	備考（根拠など）
観察	呼吸音，エア入り，いびき，鼻閉，無呼吸，SpO_2値，異常呼吸	疾患による気道の閉塞により鼻閉塞，呼気障害をきたす
	睡眠パターン，夜泣き，夜尿	睡眠時無呼吸があると睡眠が浅く，夜中に起きてしまう
	食事摂取量	

▶ 術後

項目	ポイント	備考（根拠など）
観察	出血の性状・量	術直後と白苔のはがれやすい術後1週間ころの後出血に注意する
	嘔気・嘔吐	出血を飲み込むことで嘔吐を誘発する
	いびき，SpO$_2$値	術後は手術による創部の腫脹により呼吸状態が悪化することがある
	無呼吸や呼吸パターンの異常	
	創部痛や嚥下時痛（痛みの程度により医師に報告し薬剤を使用）	
	口内炎	手術操作により口内炎を生じやすい
	食事摂取状態	疼痛により食事摂取困難を生じる
安静	手術当日より歩行可能	
	呼吸状態が悪い場合は，頭部挙上，肩枕，側臥位，腹臥位にするなど安楽な体位を保つ	気道確保し，分泌物の誤嚥を防ぐ
	通常の日常生活にもどるのは術後1週間以降であるが，入院中は運動を控えるのが望ましい	
食事	手術当日は状態に応じ，水分やゼリーなどの摂取が可能	
	翌日より食事形態をあげていく	
	疼痛が強く，嚥下が困難な場合は食前に鎮痛薬を飲んだ後に食事をするようすすめる	嚥下時痛があるため，鎮痛薬の服用を考える
清潔	毎食後，含嗽（ぶくぶくうがい）を促す	
	口腔ケアを行う	

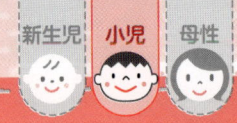

真珠腫性中耳炎（中耳真珠腫）

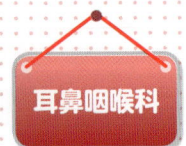

耳鼻咽喉科

概念

真珠腫性中耳炎とは，中耳炎を繰り返し発症した結果として，鼓膜付近の中耳道の上皮が一層状に肥厚して真珠のように白く光沢のある球状となった病態．小児に多い先天性真珠腫と成人に多い後天性真珠腫に分類される．周囲の骨壁を破壊しながら伸展するため，放置すると，難聴，臭いを伴う耳だれ，顔面神経麻痺，脳腫瘍，髄膜炎を発症する．

先天性真珠腫

胎児期に細胞の一部が中耳腔内へ迷入もしくは遺残することによって生じた病態であり，幼少期に多く認められるため，症状を訴えることが少なく，健診で偶然見つかることも多い．真珠腫が増大し，耳小骨を破壊すると難聴をきたす．鼓膜には穿孔や陥凹，肉芽を認めず，鼓膜表皮と真珠腫上皮の連続性がない点が後天性真珠腫と異なる．また，後天性真珠腫と比較して炎症性変化が少なく，真珠腫を完全に摘出できれば予後は良好だが，上皮の遺残による再発率は高く，再手術が必要なことも多い．

後天性真珠腫

鼓膜弛緩部や緊張部が陥凹し，鼓膜上皮が中鼓室や上鼓室，乳突洞，乳突蜂巣へと連続性に侵入して発症する．幼少期に滲出性中耳炎を反復した患児が成人になって真珠腫を発症することも多く，耳漏および難聴を主訴として受診することがほとんどである．先天性真珠腫と比較して，術後に正常な中耳腔の含気を維持することが困難な症例も多く，術後鼓膜が再度陥凹し，真珠腫へと移行する再形成性再発を生じる可能性が高い．また，真珠腫の伸展により，めまいや顔面神経麻痺，さらには髄膜炎や脳膿瘍といった頭蓋内合併症を引き起こすこともある．

症状

聴力低下，感染（耳漏），耳痛，顔面神経麻痺，めまい，ごくまれに頭蓋内合併症．

治療

上・下鼓室，乳突部の病巣の徹底除去を行い，耳小骨連鎖を修復し，中耳伝音機構の改善を図るため，鼓室形成手術・乳突削開を行う．手術終了時は止血目的でゼラチンスポンジ（ゼルフォーム）を挿入し，抗菌薬の軟膏を塗布したコメガーゼを挿入し圧迫固定をする．

入院期間は約1週間．

術前に聴力検査とCTを施行する．

感染予防のため1〜3日ほど抗菌薬の点滴を施行し，その後，抗菌薬の内服・点耳薬の点耳を施行する．手術後7日ほどで抜糸する．

看護 ▶ 術後

項目	ポイント	備考（根拠など）
観察	耳痛，ガーゼ出血，耳漏 ガーゼがはずれていないか 頭痛，めまい，嘔気・嘔吐，顔面神経麻痺症状	術後出血・感染の早期発見 小児はガーゼをはずしてしまうことがある 三半規管周辺の手術操作のため，真珠腫が顔面神経を圧迫していることがある
安静	原則としてベッド上で安静（手術部位が耳小骨に及んだ場合） 術後3日後：座位許可 術後4日後：トイレ歩行許可，その後は病棟内で制限なし	
排泄	ベッド上で排泄，歩行許可後はトイレも可能	
清潔	術後：清拭介助．洗髪は禁止 抜糸後：シャワー浴が許可．洗髪は退院まで禁止のことが多い	感染予防
治療管理	術後7日ほどで抜糸をするが，それまでは外層のみの消毒，ガーゼ交換 コメガーゼを交換する際には，記録している挿入枚数すべてが除去できたか確認する．再度挿入した際には，枚数を必ず記載しておく	挿入したコメガーゼが耳内に遺残していないか確認する

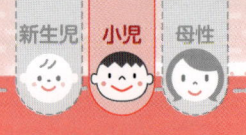

滲出性中耳炎

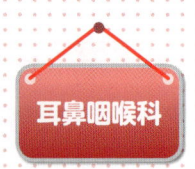

耳鼻咽喉科

概念

中耳炎とは，中耳腔に起こるさまざまな障害によって生じる炎症の総称で，発症様式，病態によって細かく分類される．

そのなかでも滲出性中耳炎が小児に多い．未熟な耳管機能により中耳腔内にたまった滲出液が排泄されなくなり中耳伝音障害を生じる．小児の場合は急性上気道炎に併発することが多く，急性中耳炎の続発症として発症することもあれば，アデノイドによる耳管咽頭口の閉塞や細菌感染が原因となることもある．放置すると，慢性中耳炎，癒着性中耳炎に移行することがある．

症状

難聴，耳閉感，自声強調などの聴覚異常症状が主である．患児本人から難聴の訴えは少なく，テレビの音が大きい，呼んでも返事をしないなどで家族が気づくことが多い．

治療

耳管通気療法により耳管の通気性を改善したり，鼓膜切開により中耳腔滲出液の吸引除去を行う．小児では鼻炎，副鼻腔炎の合併が多いため，並行して鼻疾患の治療を行う．

難治性の場合は，鼓膜チュービングを施行し中耳腔の滲出液を外耳道に排泄する治療が効果的であり，チューブは1〜2年留置する（詳細は『小児滲出性中耳炎診療ガイドライン2015年版』を参照）．

アデノイドが原因の場合は，アデノイド切除手術を行う場合もある．

滲出性中耳炎は手術施行の有無にかかわらず，寛解後も再燃することが多い．継続した観察・治療の必要性を十分に説明し，理解を得ることが重要である．

看護

▶ 術前

項目	ポイント	備考（根拠など）
観察	症状（疼痛，耳漏），バイタルサイン	
安静	鼻は静かにかむように注意する	

▶ 術後

項目	ポイント	備考（根拠など）
観察	疼痛，耳漏，めまい，バイタルサイン，全身状態	創部の清潔と感染予防
安静	疼痛の程度に合わせて鎮痛薬を投与する 通園・通学は退院翌日より可能	安楽の保持
清潔	入浴が可能になるまでは清拭 入浴・洗髪時には外耳道に水が入らないように気をつける（水中に潜るのは禁止） 耳漏があれば耳内には触れず，耳の入口部のみ清拭する	外耳道を清潔に保つ チュービングされている場合は中耳内を汚染するリスクがある
指導	感冒に注意する 症状がある場合は早めに外来受診をする	

声帯麻痺

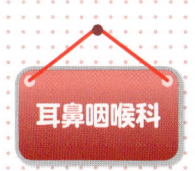

耳鼻咽喉科

概念 ▶ 声帯の運動不全により吸気性喘鳴や呼吸困難，嗄声など異常をきたす．小児の場合には，反回神経麻痺（先天性心疾患や胸部の術後など），気管挿管による肉芽形成，脳疾患，特発性（原因不明）が多い．両側性と片側性があり，両側性の場合は呼吸困難が出やすい．

症状 ▶ 吸気性喘鳴，嗄声，発声障害，呼吸障害．

治療 ▶ 根本的な治療はない．両側性で呼吸困難が強ければ，気管挿管あるいは気管切開を行うことがある．一方，片側性の場合には経過観察のみでよいことがほとんどである．

検査 ▶ 喉頭鏡検査，CT，MRI など．

看護 ▶

項目	ポイント	備考（根拠など）
観察	吸気性喘鳴，嗄声，呼吸数，呼吸音，異常呼吸 SpO_2 値 心拍数 機嫌 発声	気道狭窄の状態を判断し，異常の早期発見・合併症の予防
安静	呼吸困難があれば安静を保ち，不必要な酸素の消費をできるだけ少なくする	酸素消費量を抑え，体力の消耗を防ぐ 合併症（炎症）予防
食事	体位と食事形態を工夫する 呼吸困難があれば無理に食事をすすめることはせずに栄養を補う	麻痺による誤嚥予防 食事摂取が原因で異常呼吸を生じないようにする
清潔	感染に注意する	上気道感染などによる症状悪化に注意を要する

先天性後鼻孔閉鎖症

耳鼻咽喉科

概念 ▶ 先天性後鼻孔閉鎖症は，両側性もしくは片側性に後鼻孔が骨性か膜性に閉鎖される．

症状 ▶ 両側性閉鎖の場合，新生児が口呼吸を修得するまでは呼吸困難やチアノーゼが生じる．泣いたときは口呼吸となるため，むしろ症状は軽くなる．片側性は成長してから発見されることもある．呼吸困難やチアノーゼ，カテーテルが通過しないことで疑われ，ファイバースコープによる視診や鼻腔造影，CTのもとで確定診断される．

検査 ▶ 視診，鼻腔造影検査，CT．

治療 ▶ 両側性の場合，経口エアウェイを挿入して口呼吸を確保する．その後，後鼻孔の開放手術を行う．

術後の経過
　手術施行後はステント（ネーザルエアウェイや気管挿管チューブをカットしたもの）が挿入される．状態が落ち着き，耳鼻科でファイバー検査の結果がよければ，ステントを日中抜去し呼吸状態を観察する．呼吸状態が安定していれば，1日1回ステントを挿入して鼻腔が閉塞していないことを確認し，問題なければ退院となる．退院後に再狭窄・再閉鎖の可能性もあり，定期的な受診が必要となる．

看護 ▶ 術前

項目	ポイント	備考（根拠など）
観察	呼吸音，異常呼吸，口呼吸，SpO₂値	分泌物により閉塞しやすく呼吸困難の原因となる

▶ 術後

項目	ポイント	備考（根拠など）
観察	呼吸音，異常呼吸，口呼吸，SpO₂値	分泌物により閉塞しやすく呼吸困難の原因となる
	ステント閉塞（こまめな吸引，分泌物の硬さ・量・色）	ステントの圧迫により皮膚トラブルの出現が考えられる
	皮膚トラブル（ステント交換時に鼻孔周囲，鼻翼の皮膚状態）	
	ミルクの鼻への逆流（啼泣時，授乳時）	ステントが深く挿入されすぎていると起こる
安静	病棟内制限なし，抱っこも可能	ステントの閉塞を避ける
	腹臥位は避ける	
食事	授乳前は必ず吸引する	
	授乳はSpO₂値の低下，顔色，ミルクの逆流に注意し，状態を観察しながら休み休み行う	
	哺乳困難な場合は，少量ずつで回数を増やすなど調節をする	鼻呼吸が困難である
清潔	術後は清拭	術後は発熱や発汗を伴うため毎日の清拭が必要
	医師の許可（術後1週間くらい）により沐浴開始	
	消毒・ステント交換：医師の指示が出てから，ステント交換は1日1回	
	ステント閉塞時は医師に報告．医師の許可があるまでは，必ず医師とともにステント抜去，洗浄，交換を施行	
	ステント交換時は，リンデロン®，キシロカイン®ゼリーを使用する	リンデロン®は肉芽形成予防のため使用する
指導	ステント交換	
	吸引・呼吸の観察	
	育児指導（沐浴，授乳）	出生時からの入院が多いため，育児指導を受けていないので必要となる
環境	必要時には酸素吸入	
	術後早期および夜間（睡眠時）は，パルスオキシメータ管理	

新生児 | 小児 | 母性

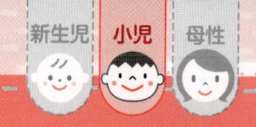

先天性耳瘻孔（せんてんせいじろうこう）

耳鼻咽喉科

概念 ▶ 耳介周囲に生じる先天性の瘻孔で，瘻孔の内面は皮膚と同様の重層扁平上皮に覆われている．耳介の発生時期に，第1，第2鰓弓上に現れるそれぞれ3個の小丘の癒合不全とされる．耳輪上行脚前縁に位置するものが大半で，約8割を占める．単一の瘻管の場合と分岐多房性の場合がある．化膿すると，瘻管周囲に感染性の肉芽が増生し，耳前部皮膚に自潰する場合もある．

症状 ▶ 瘻管からの白色の分泌物，感染症状，疼痛，圧痛，膿排出，発赤，瘻孔周囲炎症などの他に，美容上の問題も生じる．
耳前部に膿瘍が自潰して肉芽を形成する場合もある．多房性になっていて全摘できなかった場合は，再感染の可能性がある．

治療 ▶ 軽度〜中等度
　抗菌薬軟膏塗布，抗菌薬内服．
重度
　切開排膿，手術（切開を1〜2回繰り返している人，腫脹を繰り返す人）．
　手術を行ったら翌日退院し，退院後1週間で縫合部抜糸．

看護 ▶ 術後

項目	ポイント	備考（根拠など）
観察	出血 ガーゼ圧迫の状態 ガーゼ上滲出液 感染症状	きちんと圧迫されていないと血腫ができてしまう
清潔	清拭 ガーゼ圧迫 1週間後，抜糸（手術翌日には退院のため，外来で行う）	創部汚染を防ぐ
指導	創部を汚染しないように指導する	再感染を防ぐ

斜視

眼疾患

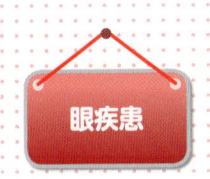

概念 ▶ 物を見ようとするときに，片目は正面を向いていても，もう片方が違う方向を向いてしまっている状態のこと．生まれた直後に斜視が明らかに存在する場合と，成長してから目立ってくる場合とがある．

症状 ▶ 片目が正常な位置にあるときに，もう片方が内側に向いてしまっている状態を「内斜視」，外側に向いてしまっている状態を「外斜視」，上側に向いてしまっている状態を「上斜視」，下側に向いてしまっている状態を「下斜視」という．常に斜視が存在する状態の「恒常性斜視」と，ときどき斜視の状態になる場合の「間歇性斜視」とがある．

治療 ▶ 斜視の原因が遠視の場合には，凸レンズの眼鏡をかけて遠視を矯正する．原因が遠視以外の場合には，眼の筋肉を調整する手術を行う．

斜視手術は，眼鏡の周りについている筋肉の位置を後方に動かして筋の力を弱める後転法，短くして縫いつけることによって筋肉の動きを強める前転法などがある．どちらの眼を手術するかということや，どれだけ眼球の向きを変えるかは，斜視の種類や術前診察での斜視角の検査，両眼視機能，眼球運動の状態によって決定される．

また，斜視では，ずれているほうの眼が弱視になっていることがあるため，アイパッチによる遮断法を行い，視力を回復させる．

術後
点眼：抗菌薬，抗炎症薬（1日5回，手術後約1か月継続）．
内服：抗菌薬4日間．

看護 ▶ **術後**

項目	ポイント	備考（根拠など）
観察	全身状態，バイタルサイン，出血，複視，めまい，嘔気・嘔吐，充血，疼痛，眼脂	
安静	手術当日は，臥床安静，トイレ歩行のみ可能 術眼は翌日朝，医師の診察まで眼帯保護 翌日から制限なし	眼帯をすることで不隠状態になる危険がある 眼帯を除去し，患児が創部を触ることによる感染，損傷の危険がある
食事	手術当日は気分不快や嘔吐がなければ，ベッド上で食事を開始する	
清潔	手術後の洗顔，洗髪は医師の指示があるまで禁止（およそ手術後1週間）．首下入浴は翌日から可能	水がかかることによる創部汚染を防止する
環境	術後1日目まで眼帯で保護するため，転倒防止など安全に留意する	片目のため，平衡感覚がなくなる

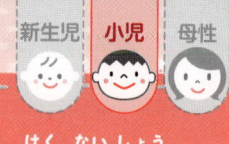

白内障

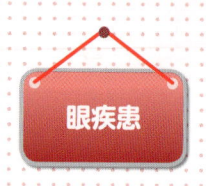

眼疾患

概念 ▶ 眼の水晶体が濁る病気である．進行性のものでは手術が必要になる．原因としては加齢によるものが最も多く，その他には外傷によるもの，先天的なもの，薬剤による副作用などがあげられる．小児は視力発達途上にあるので，出生時からの先天性白内障は生後1〜6か月までに手術をしないと視力発達の予後が悪く弱視となるため，早期治療が重要である．

症状 ▶ かすんだり，物が二重に見えたり，まぶしく見えるなどの症状が出る．進行すると視力低下につながる．

治療 ▶ 白内障がごく初期あるいは軽度であれば，治療の必要はない．

進行した白内障に対しては，濁った水晶体を手術で取り除き，眼内レンズをはめ込む方法が行われている．ただし，小児の場合，眼内レンズの適応は限られている．その場合は手術で濁った水晶体を除去した後でコンタクトレンズ，または眼鏡で矯正する．さらに，健眼遮閉によるリハビリテーションを行う．成人では局所麻酔で手術を行うが，小児では全身麻酔下で行う．

看護 ▶ 術後

項目	ポイント	備考（根拠など）
観察	創部のガーゼ汚染，疼痛，眼球結膜充血，眼瞼腫脹，眼脂	感染徴候や眼圧上昇の把握
安静	金属カプセル眼帯を装着する．当日はベッド上で臥床安静．翌日はベッド上で座位．だっこは可能 術後4日目以降は患児の状態により医師に確認をする 入院中は腹臥位禁止 発達段階に応じて固定具を使用する	創部の圧迫予防
排泄	当日はベッド上で排泄．翌日以降トイレ歩行可能	
清潔	洗髪や洗顔は，医師の指示があるまで禁止 首下の入浴は術後4日目以降は可能であるが，患児の状態により医師の指示に従う	水がかかることによる創部汚染の予防
環境	転倒・転落防止など安全に留意する	眼帯をしていることや視力障害があることにより，周囲の状況を把握しにくい

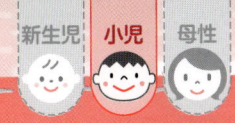

網膜剥離

眼疾患

概念　網膜剥離とは，なんらかの原因で網膜が網膜色素上皮から剥がれてしまう状態のことをいう．網膜に孔が開くことによって起こるものや，滲出液が網膜の下にたまって起こるもの，眼内の血管増殖によって牽引されるものなど原因はさまざまである．最も多いのは，網膜に孔（網膜裂孔）が開いてしまい，眼の中にある水（液化硝子体）がその孔を通って網膜の下に入り込むことで発生する網膜剥離（裂孔原性網膜剥離）である．

　一般に，はじめのうちは剥離した網膜の範囲は小さくても，時間とともにこの範囲が拡大するというような経過をたどる．網膜に孔が開く原因として，網膜の萎縮・外傷などがある．剥がれた網膜は光の刺激を脳に伝えることができなくなり，また，栄養が十分行き渡らなくなるため，網膜剥離の状態が長く続くと徐々に網膜の機能が低下して最終的には失明してしまう．そうなると，たとえ手術によって網膜を元の位置に戻せたとしても，見え方の回復が悪いといった後遺症を残すことがある．

症状　網膜剥離の前駆症状として飛蚊症（小さなごみのようなものが見える症状）や光視症（視界のなかに閃光のようなものが見える症状）を自覚することがあるが，無症状のこともある．病状がすすんでくると，視野欠損（カーテンをかぶせられたように見えにくくなる症状）や視力低下が起きる．網膜には痛覚がないので，痛みはない．

治療　網膜裂孔だけであれば，レーザー治療で網膜剥離の進行が抑えられることもある．すでに網膜剥離が発生してしまった場合は，多くは手術が必要となる．手術は大きく分けて2つの方法がある．
(1) 眼の外から網膜裂孔に相当する部分にシリコンをあてて，さらに孔の周りを熱凝固や冷凍凝固を行って剥離した網膜に癒着力をつけ，必要があれば網膜の下にたまった水を抜く方法．
(2) 眼の中に細い手術器具を入れ，眼の中から網膜剥離を治療する「硝子体手術」という方法．この方法では，剥がれた網膜を押さえるために，ほぼ全例で眼の中に空気や特殊ガス，シリコンオイルを入れる．

看護 ▶ 術後

項目	ポイント	備考（根拠など）
観察	全身状態，眼球結膜充血，眼瞼腫脹，眼脂，頭痛，嘔気・嘔吐 創ガーゼ汚染 顔面・眼瞼浮腫	感染徴候，眼圧上昇の把握 腹臥位安静の指示がある場合
安静	ベッド上 事前に網膜裂孔部位を把握し，医師に術後体位を確認する 眼内に空気，ガス，シリコンオイルが入っている場合は，医師の指示に従う（期間は医師の指示を確認する） ガスが入っていなければ術後4日目から制限なし 入院中は医師の指示がない限り，腹臥位禁止	網膜復位を図るため，裂孔部位にガスがあたることが不可欠である ガスを効果的にあてるため，医師に体位変換の指示を適宜確認する 創部の圧迫防止
食事	術後は指示された体位で食事介助を行う 4日目から制限なし	ガス充填による治療効果を得る
排泄	術後2日まではベッド上 その後は医師の指示に従う	
清潔	入院中は洗顔禁止 洗髪・首下入浴は術後4日目から可能	
環境	患児を取り巻く環境を整備する	患児は視力障害を伴うため，周囲の状況を把握しにくい

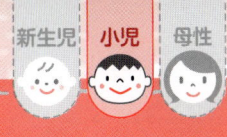

緑内障

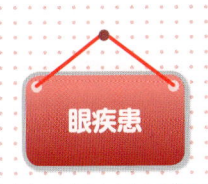

眼疾患

概念 ▶ 眼の内部の房水循環において排出路に障害があり，圧力（眼内圧）が高くなる状態．これにより，視神経が損傷され，視野の一部が欠けたり，失明することもある．

症状 ▶
急性：目の激痛，顔面痛，視野欠損，視野が曇っており，光の周囲には暈（かさ）が見える．眼球結膜充血，角膜径の拡大，嘔気・嘔吐などが現れる．

慢性：めがねを変えても，ぴったり合うものがない．劇場など暗い場所で目を調節することができない．周辺視野が徐々に失われる．視野が曇る，または霧がかかったようになる．軽い慢性頭痛，光の周辺に虹色の暈が見える．自覚症状に気づかず発見が遅れることもある．

先天性：羞明，流涙，角膜混濁，角膜径の拡大，眼球結膜充血．

治療 ▶ 治療の目的は眼内圧を下げることである．緑内障のタイプによって，薬の投与や手術が行われる．急性の場合は，ただちに治療が必要である．慢性の場合は，まず薬物療法（眼圧下降薬の点眼，内服）を行い，効果がなければ手術となる．先天性の場合は，薬物療法は効果的でないため，手術で治療する．

薬物療法：眼内圧は通常，経口，経静脈的または局所的（点眼薬など）に薬を投与して下げる．

手術：急性緑内障の緊急手術では，虹彩切開術を行う必要がある．これにより，虹彩に房水を排出する穴をあけて，圧力が高くなるのを防ぐ．レーザーで行う場合もある．先天性緑内障の手術は，防水流水路の切開（トラベクロトミー）あるいは，新規流水路を作る濾過手術（トラベクレクトミー），毛様体凝固術がある．

看護 ▶

項目	ポイント	備考（根拠など）
観察	創部のガーゼ汚染，疼痛，眼球結膜充血，眼瞼腫脹，眼脂，頭痛，嘔気・嘔吐	感染徴候，眼圧上昇の把握
安静	金属カプセル眼帯を装着する 術後2日目までベッド上で安静 発達段階に応じて固定具を使用する トラベクロトミー：手術当日〜2日目までベッド上臥床安静 トラベクレクトミー：手術当日〜4日目までベッド上臥床安静	創部の圧迫予防
食事	手術当日はベッド上，臥床のまま．翌日以降はベッド上座位可能	
排泄	手術当日はベッド上，翌日以降トイレ歩行可能	
清潔	手術後の洗髪や洗顔は，医師の指示があるまで禁止．首下入浴は4日目から可能であるが，患児の状態により医師の指示に従う	水がかかることによる創部汚染の予防
環境	ベッド上や患児を取り巻く環境を整理し安全に留意する	視野欠損など視力障害を伴うため，周囲の状況を把握しにくい

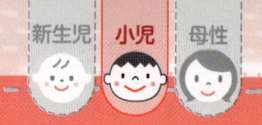

RSウイルス感染症

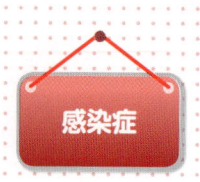

感染症

概念　秋〜冬に好発する（最近は通年性に発生している）呼吸器感染症の主要ウイルスで，鼻汁，発熱などの上気道感染症状から始まり，その後，細気管支炎，喘息性気管支炎，肺炎を引き起こす．特に月齢の低い乳児や肺疾患・心疾患のある児は重症化する場合がある．RSウイルス (respiratory syncytial virus) が細気管支に感染し，白血球が集まることにより浮腫が生じて，粘液の分泌が多くなった結果，細気管支が閉塞して呼吸困難が生じる．感染力が強く，飛沫と接触の両方で感染する．症状が消失しても1〜3週間感染力を失わない．

症状　発熱，咳嗽，鼻汁などの上気道症状が2〜3日続いた後，喘鳴，多呼吸，呼吸困難が出現する．乳児では，まれに無呼吸発作を起こすことがある．

早産児，低出生体重児，呼吸器・循環器に基礎疾患をもつ児は，重症化しやすく，急激な症状悪化や死亡に至る例もある．

検査　RSウイルス迅速検査でウイルス抗原が検出できる（入院中のみ保険適応）．

治療　ウイルスによるため抗菌薬の効果はない．そのため，対症療法が行われる．発熱に対して冷却と解熱薬の使用．喘鳴を伴う呼吸器症状には去痰薬や気管支拡張薬が使用される．多呼吸，チアノーゼ，喘息などの呼吸困難がある場合は，呼吸補助のため，人工呼吸器が必要な場合もある．

細菌感染の合併がある場合は，抗菌薬を投与する（輸液療法）．吸入，吸引などの呼吸理学療法の施行や，血中酸素濃度の低い場合に酸素投与を行うと，1週間ほどで軽快する．特定の基礎疾患のある場合は，予防としてヒト化抗RSV-F蛋白モノクローナル抗体製剤（パリビズマブ）の投与を行うことができる．

看護

項目	ポイント	備考（根拠など）
観察	体温，脈拍，呼吸数，呼吸音，異常呼吸，咳嗽，分泌物の量・性状，SpO₂値，活気や機嫌	
安静	安静を保ち酸素の消費を少なくする	
食事	食欲に応じてすすめる 特に乳児は授乳で呼吸状態が悪化する場合が多いため，医師の指示のもと慎重にすすめる 発熱など全身状態が悪い場合は輸液で水分を補う	
排泄	ベッド上で排泄または個室内のトイレかポータブルトイレで行う	
清潔	発熱や発汗が続くため清拭は毎日行う 呼吸困難があるときは手際よく行う 全身状態がよく，患者療養エリア内で行える場合は入浴やシャワー浴を行う	他児に感染するおそれがあるため，患者療養エリア内で行う
環境	個室隔離が望ましい．大部屋の場合はカーテンを閉め，隔離解除されるまで他児と接触させない RSウイルスに感染した患児が複数いる場合は同室に収容可能 症状がなくなった場合に隔離解除する	接触感染への対応が必要 気道分泌中に含まれたものが飛沫するため飛沫予防策も行う 個室が難しい場合は，ベッドの間隔を少なくとも1m以上離して，カーテンを閉めるようにすれば，場合によっては大部屋も可能
指導	隔離の必要性，感染予防の方法を説明する	

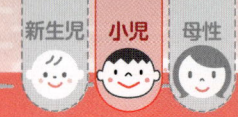

アデノウイルス感染症

感染症

概念
夏季に好発し，咽頭結膜熱（プール熱），流行性角結膜炎，急性胃腸炎，気道炎，扁桃炎，急性出血性膀胱炎を起こす．幼児，学童に好発する．感染経路は飛沫・接触感染であるが，プールでは直接の接触や水を介して結膜から直接，あるいは経口的にも感染し，感染力が強い．

症状
咽頭結膜熱は5～7日の潜伏期間後，発熱から発症し，頭痛，食欲不振，全身倦怠感とともに，咽頭炎による咽頭痛，結膜炎に伴う結膜充血，眼痛，羞明，流涙，眼脂の症状が出現し，3～5日間持続する．眼症状は一般的に片方から始まるが，その後他方にも出現する．また，頸部，特に後頸部のリンパ節の腫脹と圧痛を認めることがある．
上気道炎の場合は感冒様症状，出血性膀胱炎の場合は排尿時痛，血尿がみられる．

検査
アデノウイルス迅速検査でウイルスの検出を行うことができる．

治療
ウイルスそのものに対する薬剤はなく，発熱や脱水に対する対症療法を行う．咽頭症状に対しては抗菌薬治療，結膜炎症状に対しては点眼が行われることもある．
重症例に対してはステロイド薬やγグロブリンを使用する場合もある．

看護

項目	ポイント	備考（根拠など）
観察	体温，脈拍，呼吸数 活気や機嫌 咽頭痛 結膜充血，眼痛，流涙，眼脂 発疹，頸部リンパ節腫脹 下痢 排尿時痛，尿性状	
安静	安静を保ち，症状を悪化させない	
食事	食欲に応じてすすめる 発熱など全身状態が悪い場合は輸液で水分を補う	
排泄	ベッド上での排泄または個室内のトイレかポータブルトイレで行う	
清潔	発熱や発汗が続くため清拭は毎日行う 全身状態がよく，患者療養エリア内で行える場合は入浴やシャワー浴を行う	他児に感染するおそれがあるため，患者療養エリア内で行う

項目	ポイント	備考（根拠など）
環境	個室隔離が望ましい．大部屋の場合はカーテンを閉め，隔離解除されるまで他児と接触させない アデノウイルスに感染した患児が複数いる場合は同室に収容可能 アデノウイルス抗原検出検査で2回陰性，もしくは症状がない場合に隔離解除する 学校伝染病の一つであり，主要症状がなくなった後2日間は登校が禁止されている	罹患部位により，飛沫・接触・経口感染する 個室隔離が望ましいが，大部屋での療養を行う際にはベッドの間隔を少なくとも1m以上離してカーテンを閉める
指導	隔離の必要性，感染予防の方法を説明する	

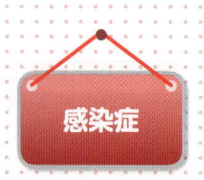

急性胃腸炎

感染症

概念 ▶ 急性胃腸炎は小児期の下痢を主症状とする疾患である．2歳までの乳幼児に多い．原因はウイルス（ノロウイルス，ロタウイルスなど）や細菌（病原性大腸菌など）である．

症状 ▶ 嘔吐，下痢，腹痛，発熱，嘔吐や下痢による脱水，低血糖や電解質の喪失による痙攣も出現することがある．その他にも腸管出血性大腸菌（O157）では，溶血性尿毒症症候群（HUS）や特発性血小板減少性紫斑病（TIP），脳炎を合併することがある．サルモネラによる腎不全，脳症，ロタウイルス腸炎に伴う脳梁膨大部脳炎，カンピロバクター腸炎などでは，のちにギランバレー症候群を合併することもある．

検査 ▶ 血液検査，便培養検査，ウイルス迅速検査（ロタウイルス，ノロウイルス，アデノウイルス）．

治療 ▶ 胃腸炎症状や合併症に対して対症療法を行う．補液療法（水分・栄養補給，電解質補正，血糖値補正）．

看護 ▶

項目	ポイント	備考（根拠など）
観察	バイタルサイン，活気 腹痛，嘔気・嘔吐，吐物の性状，下痢，便回数と性状 IN-OUT バランス ロタウイルス：白色～淡黄色水様便，酸臭 ノロウイルス：白色水様便，酸臭 細菌性：褐色水様便，泥状便，腐敗臭 脱水症状（顔色，口唇色，意識レベル，痙攣，排尿状況〈尿量，尿比重，尿ケトン〉） 低血糖症状（神経症状，痙攣，意識障害，傾眠，不安，発汗，頻脈，不機嫌，哺乳量低下） 血液検査値（Na, K, Cl, BUN, Cr, 血液ガス分析，血糖値，CRP）	嘔吐や下痢による脱水，低血糖，電解質の喪失が起きやすい
安静	安静を保つ 嘔吐の危険がある場合は，頭・顔を横にして側臥位とする 保温する	吐物の誤飲および窒息予防 適度に保温し，腸管運動の亢進を避ける
食事	絶飲食 医師の指示により，薄めたミルクやお粥から開始する	
排泄	ベッドサイドまたはベッド上での排泄を介助する	排泄物からの感染を防ぐため，ベッド上での排泄をする

項目	ポイント	備考（根拠など）
清潔	清拭，陰臀部の洗浄を行う．洗いすぎには注意する 皮膚トラブルに対して軟膏は厚めに塗る	下痢により，臀部の皮膚トラブルを起こす可能性がある
環境	標準予防策に加え，接触予防策を行う 個室隔離が望ましい．大部屋の場合はカーテンによる隔離を行う 体温計，血圧計，聴診器は患児専用のものを準備する おむつの場合はビニール袋に入れ，他児の排泄物とは別に処理する（室内におむつ捨てを準備する） トイレは本人用のものを準備する．使用後は消毒をする **腸管出血性大腸菌（O157）** 　潜伏期間は通常 3～4 日間 　24 時間空けて 2 回陰性化が確認できれば隔離解除とする 　リネン類はビニール袋に入れて口を閉じ，感染性としてランドリーに提出する **アデノウイルス** 　便のウイルス出現は 10～14 日間程度 　症状が軽快したら隔離解除とする **ノロウイルス，ロタウイルス** 　症状軽快後も 1 週間程度はウイルスが便中に排泄される 　嘔吐物や便の処理，急性期は飛沫予防策も実施する 　手が媒介となることが多い．流水による手洗いを徹底する 　リネン類はビニール袋に入れて口を閉じ，感染性としてランドリーに提出する 　環境が汚染された場合は，次亜塩素酸ナトリウム（塩素濃度 200ppm 以上）を使用し，消毒する	ノロウイルス，ロタウイルスは嘔吐物や便が乾燥した飛沫でも感染する アルコールは無効である
指導	手洗いを徹底する おむつの処理方法を伝える 洗濯物はビニール袋に入れ，口を閉じて持ち帰り，家族のものとは別に洗濯する 排泄物が付いたリネンは消毒後に洗濯する **ノロウイルス・ロタウイルスの場合** 　帰宅後すぐに更衣し，衣服は速やかに洗濯する 　汚染された衣類は次亜塩素酸ナトリウムを使用して消毒後に洗濯する	次亜塩素酸ナトリウムのつくり方：塩素系漂白剤（5%）の場合，水 5L に対して，20mL の漂白剤を溶く

水痘 (すいとう)

感染症

新生児 / 小児 / 母性

概念

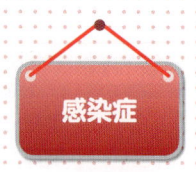

ヘルペスウイルス科α亜科（HHV-3）のDNAウイルスである水痘・帯状疱疹ウイルス（VZV：varicella-zoster virus）に感染して発症する．ウイルスが気道粘膜あるいは眼結膜に接触して侵入することで感染を発症する．感染期間は発疹出現1～2日前から発疹が痂皮化するまでである．

家庭内でのきょうだいの接触による感染率は90%と報告されている．患者と接触して感染が疑われる場合は，72時間以内遅くとも5日以内にワクチンを接種すると，発生の予防が期待できる．

空気感染が主な感染経路である．咽頭や下気道からのウイルスが5μm以下の飛沫核となって，空気中に浮遊する．また，水疱を介する接触感染もある．

発生機序は，感受性者の眼球結膜や鼻咽頭にウイルスが定着する．局所で増殖したウイルスが所属リンパ節に到達後，さらに増殖し，一次ウイルス血症となる．全身の網内系リンパ組織で増殖，二次ウイルス血症となり，皮膚や呼吸器粘膜に到達して症状が出現する．合併症は皮膚の細菌感染，肺炎，脳炎，血小板減少症，ライ症候群（アスピリン使用時）などがある．

症状

感染から約2週間（10～21日）程度の潜伏期間を経て，発疹が現れる．γグロブリンを投与した場合，潜伏期間は28日まで延長する．

発疹は顔面，頭部，体幹に現れ，痒みを伴い，紅斑，丘疹を経て6～12時間で水疱を形成し，さらに痂皮化する．数日にわたり新しく出現するため，急性期には紅斑，丘疹，水疱，痂皮などが混在するのが特徴である．38℃前後の発熱を伴うことが多いが，2～3日続く程度で一般的には予後は良好である．

悪性腫瘍，ネフローゼ症候群など，抗がん剤やステロイド投与中の免疫抑制状態にある患児は重症化しやすい．母体の分娩前5日～分娩後2日の水痘罹患は重篤な新生児水痘を起こす．

水痘予防のためのワクチンとVZVに対する抗ウイルス薬が開発されている．2014年から水痘ワクチンは定期接種化されており，2回の接種を行うことになっている．水痘ワクチンの1回の接種により重症の水痘を予防でき，2回の接種により軽症の水痘も含めてその発症を予防できると考えられている．しかし，ワクチンの普及によって接種後の罹患が増えてきている．修飾水痘の発症は軽症であるものの感染力はあるため留意する．

検査

水痘の発疹の特徴的な形状から臨床診断は可能であるが，確定診断には，ウイルス学的検査が必要である．

水痘のウイルス学的検査法

抗体（液性免疫）検査	・CF（補体結合反応） ・NT（中和反応） ・FA（蛍光抗体法） ・EIA, ELISA（抗素免疫測定法） ・IAHA（免疫粘着赤血球凝集法）	細胞性免疫検査	・リンパ球幼若化反応 ・水痘皮内テスト
		病原体検査	・VZV 抗原（FA） ・ウイルス分離 ・VZV DNA（PCR）

治療

基本的には健常児では対症療法と軟膏塗布である．抗ウイルス薬のルーティンな投与は推奨されない．

先天性免疫不全あるいは免疫抑制薬服用などで二次性免疫不全の重症化の可能性が高い患児には，抗ウイルス薬の使用が推奨される．ただし，水痘が中等度か重症化しそうな場合にも，抗ウイルス薬の投与を考慮する．これには長期アスピリン服用者，12歳以上でワクチン接種を受けていない者，慢性皮膚疾患，慢性肺疾患，ステロイド投与（吸入を含む）を受けている患児などが含まれる．家庭内での二次感染の場合も，発端者より重症化することが多いので考慮する．

看護

項目	ポイント	備考（根拠など）
観察	バイタルサイン，発疹の部位と性状（頭皮を含む全身），リンパ節の腫脹の有無と部位，瘙痒感，倦怠感，顔色 合併症（紫斑，関節痛，意識の低下，検査値）	発疹は，頭皮や口腔内に出現することもある 合併症の早期発見
安静	室内で安静を保つ	
食事	飲食できない場合は輸液管理	
排泄	室内で行う	
清潔	個室管理中は清拭，皮膚の清潔保持，爪切り，皮膚に刺激の少ない衣類を選択する 発疹部位に軟膏塗布，瘙痒感に対しては薬物療法	皮疹の掻破による二次感染予防
環境	感染期間中は陰圧個室管理 病室の2重ドアは常に閉めておくこと．内ドアと外ドアを同時に開けることのないよう留意する	空気感染予防 感染期間：発疹が出現する2日前から発疹がすべて痂皮化するまで
指導	隔離の必要性 隔離中であるため，面会は必要最小限の人数とする 免疫のない者の面会は禁止 家族内の罹患歴，ワクチン接種歴を確認する必要がある 妊娠初期の感染では流産の危険性があり，中期以降であれば先天性水痘症候群の危険性がある．免疫のない妊婦が曝露を受けた場合には，かかりつけの産科医へ相談することが必要である 入退室時の手洗いを徹底する 血液，体液，排泄物に触れたときは手洗いをする 保育園，幼稚園，学校への発症報告を依頼する	

手足口病（てあしくちびょう）

感染症

概念 ▶ 原因となるウイルスは複数みられる．主なウイルスはエンテロウイルス属に分類されるウイルスで，コクサッキーウイルス（A，B）群やエコーウイルス，エンテロウイルス群である．咽頭から排泄されたウイルスが飛沫して感染する飛沫感染や，便中に排泄されたウイルスが口から侵入する糞口感染がある．

潜伏期間は3～4日．主な症状が消失した後も，糞便中にウイルスが排泄されるため，3～4週間は感染に注意する必要がある．

症状 ▶ 水疱および発疹（口唇内，手掌，足底），口内の疼痛，食欲低下，発熱，咽頭炎．

検査 ▶ 咽頭拭い液，便，水疱内容物からのウイルス分離，血液検査（血清のウイルス抗体価が急性期と回復期のペア血清）．

治療 ▶ 対症療法（特別な治療法はない）．

看護 ▶

項目	ポイント	備考（根拠など）
観察	発疹の程度・範囲，疼痛，瘙痒感，発熱，食欲，活気や機嫌 脱水症状：尿量，皮膚・舌の乾燥，眼の落ちくぼみ 髄膜炎症状：頭痛，嘔気・嘔吐，頭を動かすと痛がる，意識レベル	まれに中枢神経系，心筋炎など重症化することがある
安静	室内で安静を保つ	
食事	摂取状況に応じて口当たりの良いものをすすめる 水分摂取を頻回にする	脱水予防
排泄	ベッドサイドまたはベッド上での排泄を介助する 処理後の手洗い，含嗽，使用器具の洗浄	
清潔	清拭 口腔衛生	口腔内からの流涎が多くなることから，口腔衛生について説明する
環境	ベッド周囲の環境整備の徹底 有症状時は，他児とは接触させないように隔離が必要	飛沫感染予防
指導	手指衛生の必要性 保育園，幼稚園，学校への発症報告を依頼する 隔離中であるため，面会は必要最低限の人数とする	

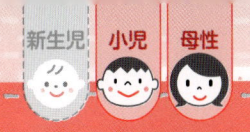

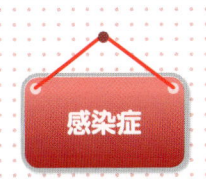

尿路感染症

感染症

概念 ▶ 尿路感染症とは，病原体の感染によって尿路系に炎症が起こる疾患である．尿道，膀胱などの下部尿路に起こる下部尿路感染症と尿管，腎盂，腎臓などの上部尿路に起こる上部尿路感染症に分けられる．

感染経路は上行性がほとんどだが，新生児などでは血行性の場合もある．上行性感染では，外陰部周辺の細菌が尿道を経て膀胱に達し，下部尿路感染症をきたす．血行性感染は，腎動脈から細菌が侵入する．

発生機序としては，小児の場合，①腎尿路系が発達過程であること，②排尿・排便機能が未熟であること，③膀胱尿管逆流などの先天的尿路奇形があること，が挙げられる．また，妊婦の場合，子宮による尿路の圧迫などにより，生理的に尿のうっ滞を生じやすくなっているため，尿路感染症が起こりやすい．

起因菌のほとんどは腸管細菌であり，グラム陰性桿菌では，大腸菌，クレブシエラ，プロテウスが3大起因菌であり，そのほかにシトロバクター，エンテロバクター，セラチア，緑膿菌が起因菌となりうる．球菌では，腸球菌がそのほとんどを占める．

症状 ▶ **上部尿路感染**
発熱，悪寒，腰背部痛，顔色不良，倦怠感，嘔気・嘔吐，菌血症，敗血症，ショック．

下部尿路感染
頻尿，排尿痛，残尿感，下腹部痛，尿の混濁・悪臭．

検査 ▶ 一般検尿（定性・沈渣），尿培養検査，血液検査．
腹部超音波検査，膀胱尿道造影検査，99mTc-DMSA静的腎シンチグラフィ．

治療 ▶ 輸液，抗菌薬投与．

看 護

項目	ポイント	備考（根拠など）
観察	バイタルサイン，熱型悪寒，全身倦怠感，腰背部痛，排尿痛，残尿感，排尿回数，1回尿量と性状 活気や機嫌，姿勢 血液検査値，尿検査値	
食事	水分を多めに摂取する	尿量を確保し，細菌増殖を防止する
排泄	トイレ歩行ができない場合は，ベッドサイドまたはベッド上での排泄を介助する 起床時，食事の前後，就寝前などのほか，意識的に排尿を促す	
清潔	輸液をしていても，病状によっては，短時間のシャワー浴は可能である その他は清拭，陰部洗浄を行う 下着などを清潔に保つようにする	陰部の清潔保持
指導	おむつは排泄ごとに交換することが望ましく，清拭は前から後ろに行う．交換前後に手洗いを行う トイレットトレーニングが終了している場合は，排泄後の拭き方を確認し，間違っている場合には，正しい拭き方を指導する 排泄前後で手洗いを行う 意識的に水分を摂取し，トイレに行くことを我慢しないようにする	

風疹

感染症

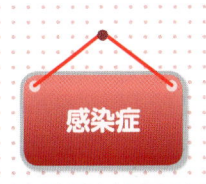

概念

　風疹ウイルスは，トガウイルス科に属しエンベロープを有するRNAウイルスである．血清学的には亜型のない単一のウイルスである．上気道粘膜より排泄されるウイルスが飛沫を介して伝播されるが，先天性風疹症候群では，唾液，尿中にもウイルスが排泄されるため，接触伝播する．感染期間は発疹出現前から5～7日後までとされているが，解熱すると排出されるウイルス量は激減し，急速に感染力は消失する．

　一度感染し，治癒すると大部分の人は終生免疫を獲得する．潜伏期間は，14～23日（平均16～18日）である．

　発生機序は上気道に侵入，鼻咽頭粘膜上皮細胞や所属リンパ節で増殖し，ウイルス血症となり全身臓器に拡大する．合併症は先天性風疹症候群（免疫のない妊婦で妊娠2週までの妊娠初期の初感染に多くみられ，20週を過ぎるとほとんどなくなる），血小板減少性紫斑病，関節炎，脳炎，肝炎，溶血性貧血などである．

症状

　発熱，倦怠感，上気道症状，発疹，リンパ節腫脹が出現するが，発熱は風疹患者の約半数にみられる程度である．多くの場合，発疹は薄い小紅斑で麻疹とは異なり癒合しない．発疹は顔面，耳後部に出現し，速やかに頭部，体幹，四肢に拡大し，3日間前後で消退する．通常，色素沈着や落屑はみられないが，発疹が強度の場合にはこれらを伴うこともある．リンパ節腫脹は発疹数日前からみられ，部位は耳介後部，後頭部，後頸部に多い．

　先天性風疹症候群の3徴は，白内障，先天性心疾患，難聴である．その他に，神経疾患（行動異常，髄膜脳炎，精神発達障害）がある．

検査

　ウイルス分離，ペア血清により診断する．
先天性風疹症候群
　咽頭ぬぐい液，唾液，尿からのPCR法による病原体遺伝子の検出，血液検査（血清，IgM抗体の検出）．

治療

　特異的な治療法はなく，対症療法を行う．発熱，関節炎などに対しては解熱鎮痛薬を用いる．

看護

項目	ポイント	備考（根拠など）
観察	バイタルサイン 発疹の部位と性状，出現時期 リンパ節の腫脹の有無と部位，倦怠感，顔色 合併症（紫斑，関節痛，意識障害，意識の低下，肝炎，溶血性貧血，検査値） **先天性風疹症候群** 　音への反応，白内障の症状，四肢の運動・つっぱり，心雑音，チアノーゼ	発疹は，3日程度で消失することもある 血小板減少性紫斑病，関節炎，脳炎，肝炎，溶血性貧血の早期発見
安静	室内で安静を保つ **先天性風疹症候群** 　個人スペースを作り，活動を促す	
食事	飲食できない場合は輸液管理 **先天性風疹症候群** 　哺乳力・量を観察しながら調整	
排泄	ポータブルトイレもしくはおむつ **先天性風疹症候群** 　尿中からの排泄があるため，おむつの管理に留意する	
清潔	清拭，皮膚の清潔保持 皮膚に刺激の少ない衣類を選択する **先天性風疹症候群** 　刺激による反応をみながら実施 　ケア後の清掃を実施	
環境	感染期間中は個室に入室 個室が準備できなければ大部屋も可能だが，患者間は1m以上の間隔をあける．同室者は罹患歴があるか，ワクチン接種歴が2回あるものがのぞましい 妊婦に限っては，罹患歴があるかワクチン接種歴があるものに限る 病室のドアは閉めておく **先天性風疹症候群** 　ウイルス排泄期は，個室が望ましいが，大部屋でも可能 　日常における環境整備を徹底する	飛沫感染予防
指導	隔離の必要性 隔離中であるため，面会は必要最小限の人数とし，免疫があることを確認 ドアは常に閉めておく 入退室時の手洗いを徹底する 血液，体液，排泄物に触れたときは手洗いをする 保育園，幼稚園，学校への発症報告を依頼する 妊娠中の母親の免疫がない場合は，産科医に相談する **先天性風疹症候群** 　ウイルス排泄期の対処方法について説明 　妊婦がいる家庭内の同居家族へのワクチン接種	

ヘルペス感染症

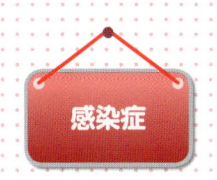

概念 ▶ ヘルペスウイルスに感染して起こる．単純ヘルペスウイルスには，Ⅰ型とⅡ型がある．

初感染後，ヘルペスウイルスは一生涯，知覚神経節に潜伏する．宿主の免疫力低下や発熱，精神的ストレスなどの誘因でウイルスの再活性化が起こる．

DNAウイルスであるヘルペス群ウイルスの種類と感染症

	初感染	防御機能低下時の初感染	病名
単純ヘルペスⅠ型ウイルス	ほとんどが不顕性	脳炎	口唇ヘルペス 角膜炎，口内炎
単純ヘルペスⅡ型ウイルス	性器ヘルペス	新生児全身感染	性器ヘルペス
水痘−帯状疱疹ウイルス	水痘（30％が不顕性）	脳炎 脳炎を合併した水痘	水疱瘡 帯状疱疹
サイトメガロウイルス	ほとんどが不顕性	先天性巨細胞封入体症	肺炎 網膜炎
EBウイルス	小児：ほとんどが不顕性あるいは感冒様症状 青年〜成人：伝染性単核球症	Burkittリンパ腫	

単純ヘルペス脳炎

単純ヘルペスウイルスによる脳炎で，好発季節はなく一年中起こりうる．小児・成人の急性ウイルス脳炎の10〜20％を占め，最も激しい臨床症状を呈する脳炎の一つであり，致死率は60〜70％にも達する．原因となるヘルペスウイルスにはⅠ型とⅡ型があり，単純ヘルペス脳炎はほとんどがⅠ型によるものだが，まれにⅡ型によるものもある．

口唇ヘルペス，性器ヘルペスなどの局所疾患を起こした後に，神経節に潜伏していた単純ヘルペスウイルスが再活性化されることによって発症するとされる．

口唇ヘルペス（歯肉口内炎，アフタ性口内炎）

Ⅰ型ヘルペスウイルスによることが多い．

性器ヘルペス

Ⅱ型ヘルペスウイルスによることが多い．垂直感染を起こす．

ヘルペス脳炎

成人ではⅠ型が多いが，新生児にはⅡ型が多い．病変は側頭葉に多い．まれだが予後は悪い．

その他

樹枝状，地図状，円板状などの角膜炎をきたす．

症状 ▶ 　ヘルペス脳炎の初発症状は一般に発熱，嘔気・嘔吐，頭痛，意識障害，痙攣，脳局所症状などであるが，一部の症例では異常行動，幻覚，妄想，嗜眠，運動障害，倦怠感もみられる．項部硬直などの髄膜刺激症状がみられた数日から数週間後に，意識障害，精神神経症状，痙攣などの脳炎症状を呈する．髄液検査でリンパ球増加，蛋白増加がみられる．血清および髄液の単純ヘルペス抗体価は，発病初期と回復期で比較すると4倍以上の上昇がみられる．

　単純ヘルペス Ⅰ・Ⅱ 型の初感染の場合は，感染後4～7日で感染部位が赤くなり，後に水疱が出現する．その近くのリンパ節が腫脹し，痛みを伴い，発熱，倦怠感，頭痛なども伴うことがある．

脳炎の一般症状
　頭蓋内圧亢進症状（頭痛，嘔気・嘔吐，徐脈），髄膜刺激症状（項部硬直，ケルニッヒ徴候，グルジンスキー徴候），重症では痙攣，意識障害．

　小児では（特に1歳以下）定型的症状は著明ではなく，痙攣や嘔吐，易刺激性，大泉門の膨隆などがみられる．

側頭葉症状
　クリューバー・ビューシー症候群（多食，性欲亢進）．

錐体路症状
　筋萎縮を伴わない痙性麻痺，深部腱反射の亢進，バビンスキー徴候などの病的反射の出現，表在反射（腹壁反射や挙睾筋反射など）の減弱．

検査 ▶ 　臨床症状で判断されるが，帯状疱疹や毛嚢炎との鑑別のため，血液検査，皮膚の細胞診が行われることもある．ヘルペス脳炎の場合は，腰椎穿刺による髄液検査を実施し，必要に応じて脳波，CT，MRIを行う．

治療 ▶
ヘルペス脳炎
　単純ヘルペス脳炎が疑われた場合には，ただちに抗ヘルペス薬（アシクロビル，ビダラビンなど）の投与を行う．濃グリセリン－果糖液（グリセオール®）などの頭蓋内圧（脳圧）降下薬も併用されることがある．生命予後は非常に悪く，救命できた場合にも半数以上に後遺症を残す．

単純ヘルペスウイルス，水痘-帯状疱疹ヘルペスウイルス
　症状は自然に軽快するが，抗ヘルペス薬（アシクロビル，バルトレックス®）の投与が行われるときがある．発熱や経口摂取不良が続く場合は補液を行い，皮膚症状に関しては軟膏塗布が行われる．

看護 ▶ ヘルペス脳炎

項目	ポイント	備考（根拠など）
観察	意識状態，呼吸状態，頭痛，嘔気・嘔吐，項部硬直 眼症状：瞳孔の異常（瞳孔の大きさ・対光反射の有無・左右差・位置），眼球運動の異常（眼振，角膜反射） 麻痺（部位，種類，程度） 感覚の異常（部位と範囲，温度感覚，痛覚，触覚，深部覚） 姿勢（徐脳硬直，徐皮質硬直） 痙攣・振戦・不随意運動 尿・便失禁，尿閉，便秘	
安静	ベッド上で安静を保つ	
食事	全身状態が安定するまでは輸液管理 状態が安定したら経管栄養に切り替える 意識障害が改善し，嚥下機能に問題がなければ経口摂取を開始 食事の摂取状況や栄養状態を観察しながら必要な栄養・水分を補給する	脱水予防
排泄	ベッド上で排泄	
清潔	清拭	
環境	転倒・転落防止など安全に留意する	意識障害がある場合，患児自身で安全の認識が困難なため注意が必要

▶ 単純ヘルペス，水痘-帯状疱疹ヘルペスウイルス

項目	ポイント	備考（根拠など）
観察	皮膚状態（発赤，水疱，熱感，滲出液） 疼痛 バイタルサイン（発熱）	
食事	発熱や口内炎の疼痛によって経口摂取ができない場合は補液を行う（制限はない）	
安静	接触感染予防のため，ベッド上〜室内で安静にする	
清潔	皮膚症状が身体の表面にある場合は，感染予防のため共同のシャワーは使用しないほうがよい．しかし，皮膚を清潔に保つためにも，個室シャワーの利用などを考慮する	
環境	ヘルペスウイルスは主に接触感染（飛沫感染）するため，接触予防策を徹底する	
排泄	ベッド上で排泄	

麻疹

感染症

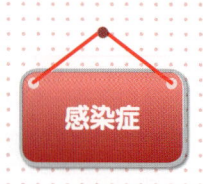

概念

　麻疹ウイルスは，パラミクソウイルス科に属するエンベロープを有するRNAウイルスである．麻疹ウイルスを含む空気（飛沫核）による感染で，感染期間は発病1～2日前から発疹出現の4～5日後までであり，感染力はカタル期が最も強い．潜伏期間は7～18日（平均8～12日）．

　発症機序は，上気道の粘膜上皮細胞で増殖し，リンパ球やマクロファージに感染した後，所属リンパ節に運ばれ増殖し，一次ウイルス血症となる．全身の網内系リンパ組織に拡大し，二次ウイルス血症となり，全身臓器に拡大する（皮下の末梢血管炎により発疹が出現）．

　合併症として，肺炎，中耳炎，クループ症候群，心筋炎，脳炎，亜急性硬化性全脳炎があげられる．

肺　炎：麻疹の二大死因は肺炎と脳炎である．

中耳炎：麻疹患者の約5～15％にみられる最も多い合併症の一つである．細菌の二次感染により生じる．乳幼児では症状を訴えないため，中耳からの膿性耳漏で発見されることがあり，注意が必要である．乳様突起炎を合併することがある．

クループ症候群：喉頭炎および喉頭気管支炎が合併症として多い．麻疹ウイルスによる炎症と細菌の二次感染による．吸気性呼吸困難が強い場合には，気管挿管による呼吸管理を要する．他に，中枢神経系合併症，心筋炎，亜急性硬化性全脳炎などがある．

　妊娠中に罹患した場合，流早産する可能性がある．免疫のない母親から出生した新生児が罹患した場合は，重症化することがある．

症状

　麻疹の臨床経過は，カタル期，発疹期，回復期に分けられる．麻疹ウイルスは，発疹が出る前のカタル期と，発疹が現れてから36時間以内が最も感染力が強い．

カタル期

　8～12日の潜伏期間の後，38～39℃台の発熱とともに鼻汁，咳嗽，結膜充血，眼脂などのカタル症状を認め，しだいにこれらの症状が強くなる．発熱3～4日目に頬粘膜にコプリック斑とよばれる赤みを伴った白い小斑点が出現する．コプリック斑は出現率90％以上であり，診断の決め手となる．

発疹期（4～5日間）

　発症後3～4日目にいったん解熱した後，再度高熱が出現し（二峰性発熱）持続する．同時に境界鮮明な斑状丘疹が出現して全身に広がる．この時期は鼻汁，咳嗽，結膜充血，眼脂などのカタル症状が強い．

回復期

　熱は下降し，カタル症状は漸減する．発疹はその後，落屑や色素沈着を残して出現順序に消退し，発熱から7～9日で治癒する．

検査

血液検査にて，①白血球減少，②LDHの上昇，③CRPは通常陰性．身体所見として，①カタル症状，②発疹，③コプリック斑，④二峰性発熱，⑤色素沈着の特徴的症状から診断する．

酵素免疫反応（EIA法）でIgM抗体陽性あるいは受身血球凝集反応（PHA法），粒子凝集反応（PA法），血球凝集抑制反応（HI法），中和反応（NT法），補体結合反応（CF法）で，抗体価の4倍以上の有意な上昇があることで診断となるが，最も有用なのはEIA法である．

治療

麻疹ウイルスに対する特異的な治療法はなく，自然治癒するのが一般的であるため，対症療法が中心となる．中耳炎，肺炎など細菌性の合併症を起こした場合には抗菌薬の投与が必要となる．

一般療法

有熱期間中は安静臥床させ，解熱後少なくとも3日間は安静にする．適度の室温と湿度を保つようにし，口腔内や皮膚の清潔に留意する．有熱期間が長いため，十分な水分と栄養の補給が必要である．

薬物療法

解熱鎮痛薬，鎮咳・去痰薬．
輸液療法．

看護

項目	ポイント	備考（根拠など）
観察	**カタル期（カタル症状）** 　鼻汁，結膜充血，眼脂，咳嗽，発熱 **発疹期** 　発熱，発疹（紅斑で始まり，癒合後に斑丘疹となる），コプリック斑 　呼吸状態，意識状態，咳嗽，耳の痛み	感冒症状からはじまり，二峰性の発熱がみられる 麻疹は肺炎，気管支炎，脳炎など重篤な合併症を起こすことがある 発症初期は感冒症状など非定型的な症状が多く，鑑別が困難である
安静	室内で安静が保てるようにする	
食事	食欲に応じてすすめる 一度に多く与えず，少量ずつ与える 発熱など全身状態が悪いときには輸液で水分を補う	
排泄	病室内のトイレを使用するかおむつを使用する	
清潔	口腔内のケアを工夫する **カタル期** 　眼周囲，鼻周囲の清潔を保持する	

項目	ポイント	備考（根拠など）
環境	陰圧個室管理とする 免疫のない者は室内への入室を禁止する 病室の2重ドアは常に閉めておく やむを得ず患児が病室外に出るときは，患児にサージカルマスクを装着させ，事前に相手先に連絡し，免疫のない他患児と接触しないように調整する	空気感染予防 患児から病原体が排泄されるときは，飛沫の状態で排泄される
指導	隔離の必要性 隔離中であるため，面会は必要最小限の人数とする 二重ドアは常に閉めておく（内ドアは外ドアが閉まってから開ける） 入退室時の手洗いを徹底する 免疫のない者の面会は禁止 保育園，幼稚園，学校への発症報告を依頼する 母親が免疫をもたず妊娠中の場合は，産科医師に相談する 家族内の罹患歴を確認する 洗濯方法は通常と同様でよいことを説明する	

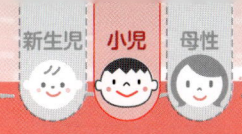

流行性耳下腺炎

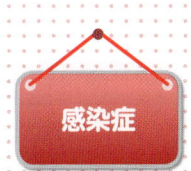

感染症

概念

ムンプスウイルスは，パラミクソウイルス科に含まれる．エンベロープを有するRNAウイルスであり，これが原因で起こる伝染性疾患である．唾液腺の腫脹（主に耳下腺腫脹）と疼痛を特徴とする．ウイルスは上気道に侵入後，鼻咽頭粘膜上皮細胞や所属リンパ節で増殖してウイルス血症となる．その後，髄膜・中枢神経から聴神経を経由して侵入，各組織，腎臓，心筋で増殖し二次性ウイルス血症となり，唾液腺腫脹をきたす．感染期間は，発症2日前から症状出現後5日．空気中のウイルスや感染者の唾液中のウイルスが気道を介して感染する．潜伏期間は12～25日（平均16～18日）．合併症として，無菌性髄膜炎，脳炎，難聴，膵臓炎，睾丸炎，乳腺炎，卵巣炎がある．

症状

両側の耳下腺腫脹（どちらか一方が腫脹した場合は1～2日後に他方にも腫脹がみられるのが普通），疼痛，発熱，全身倦怠感，頭痛．
思春期以降の男性が罹患すると，精巣萎縮を起こすことがある．

検査

ウイルス分離，抗体検査（ペア血清），尿検査・血液検査（尿中，血中アミラーゼ）．
髄膜刺激症状のない患児でも髄液細胞数の上昇が約半数でみられる．

治療

基本的に症状に対応した治療を行う（対症療法）．
経口摂取不良時には，輸液を行い，無菌性髄膜炎の合併が疑われるときには絶食となる．

看護

項目	ポイント	備考（根拠など）
観察	発熱 耳下腺の腫脹と程度，痛みの有無・場所・程度，聞こえ方 食事摂取量 頭痛，嘔気・嘔吐 全身倦怠感 意識状態 尿中，血中アミラーゼ値（上昇）	難聴の多くは，片側性 最も頻度の高い合併症は，無菌性髄膜炎である
安静	室内で安静が保てるようにする	
食事	疼痛への対応をしながら，食事内容・形態を工夫する 唾液分泌を促す酸味のある食事は控える	痛みにより食事量は減少しやすい
排泄	病室内のトイレを使用するか，おむつを使用する トイレ歩行する場合は，サージカルマスク着用 手指衛生の実施	飛沫感染予防
清潔	清拭 皮膚の清潔保持	

項目	ポイント	備考（根拠など）
環境	飛沫感染を起こすため個室管理が望ましいが，大部屋でも可能．患者間は1m以上の間隔を設け，他の患者と接しないようにする 同室者は罹患歴がある患者とし，それ以外の入室を禁止する 病室のドアは他の患者が入らないように閉めておく やむを得ず患児が病室外に出るときは，患児にサージカルマスクを装着させ，事前に相手先に連絡し，免疫のない他患児と接触しないように調整する 日常の環境整備	飛沫感染予防
指導	隔離の必要性 隔離中であるため，面会は必要最小限の人数とする 入退室時の手洗いを徹底する 罹患歴がある，あるいは予防接種が済んでいる者以外の面会は禁止する 保育園，幼稚園，学校への発症報告を依頼する	

アトピー性皮膚炎

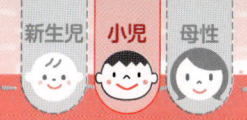

アレルギー疾患

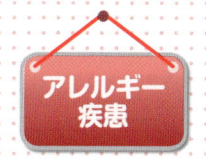

概念

アトピー性皮膚炎は，瘙痒感を伴う皮疹が，増悪と寛解を繰り返しながら経過する慢性疾患である．そのメカニズムは完全に明らかにはなっていないが，周産期における母体環境や新生児・乳児期における成育環境と，遺伝的要因が複雑にアトピー素因の成立にかかわっており，そのうえダニ・ブドウ球菌・花粉・動物の毛・食物などのさまざまな外来刺激などが加わって発症すると考えられる．

アトピー素因とは，アレルギー疾患の家族歴・既往歴（気管支喘息，アトピー性皮膚炎，食物アレルギー，アレルギー性鼻炎・結膜炎など），総 IgE 抗体の高値や抗原特異的 IgE 抗体が陽性を示す体質のことである．

症状

年齢によって好発部位や湿疹の特徴に若干違いがみられる．ただ，個人差が大きいので年齢によってはっきりと症状の分類ができるわけではない．

乳児期

顔面から始まることが多く，体幹および四肢に及んでいく．びらんや紅斑を中心とした湿疹で，顔面や搔破部の湿潤性病変を伴いやすい．四肢の屈曲側にも病変をつくりやすい．

幼児期

乾燥性の皮膚と，顔や首に加えて四肢関節屈曲部に皮疹が好発し，治療が不十分な患者では苔癬化病変（皮膚が肥厚してしわが目立つ状態）が認められる．

学童思春期

多くの患児は軽快もしくは治癒するが，この時期まで持ち越した患児には重症者が多い．また，思春期から発症する患児もおり，弱いステロイド外用薬では消失しない痒疹結節（湿疹がしこり状に固くなったもの）に悩まされる患児が目立つようになる．

検査

血液検査や皮膚ぬぐいによる培養検査を行う．

治療

皮膚の清潔を保つためのシャワー浴と軟膏塗布を行う．皮膚が薄くなるという副作用を避けるために長期間にわたるステロイド外用薬の連用は避ける．最初は数日から数週間にわたりステロイド外用薬を連日塗布し，完全につるつるの皮膚にしたところで，徐々に保湿薬に置き換えていく方法（ステップダウン）をとる．最終的には保湿薬だけで正常な皮膚状態が維持できるようにするのが目標である．

最近はタクロリムスを主成分とするプロトピック®軟膏が使用されることもある．プロトピック®軟膏は，強い皮疹は消失させることができないことや，使用初期に刺激感があり塗布を嫌がる患児もいる．瘙痒感が強い場合は抗ヒスタミン作用のある抗アレルギー薬の内服を行う．また，皮膚の感染がひどいときには，ポビドンヨード（イソジン®消毒薬）の使用や抗菌薬の内服も行う．湿潤がひどい皮膚には，亜鉛華軟膏（サトウザルベ®）を塗ったリント布を巻き保護する．搔破防止として，爪を短くし，就寝時には手袋（ミトン）をはめる場合もある．

アトピー性皮膚炎の皮膚は，角質層の水分保持機能が低下しているため，皮膚のバリア機能が下がり，外部からの刺激で容易に湿疹を生じやすい状態となっている．そのため，日常生活上さまざまな注意が必要である．外用薬の塗り方のみならず，入浴，食事，睡眠，衣類などに関する生活指導を通して皮膚を良い状態にもっていくことが大切である．

看護

項目	ポイント	備考（根拠など）
観察	皮膚の湿潤，滲出液，乾燥，掻破，瘙痒感，体温，機嫌，睡眠状態	瘙痒感をコントロールできれば掻破による皮疹の増悪を予防できる
	スキンケアの実施状況	スキンケアを勝手に中断したり，正しいスキンケアが行われていないと皮疹は改善しない
	患児・家族の指導の受け止め方（特にステロイド外用薬について）	患児によっては，治療，特にステロイド外用薬について間違った認識をしている場合がある
	患児・家族のストレスの程度（睡眠不足や学習活動への影響，他人の視線やボディイメージの変化）	患児は瘙痒感からくるつらさや，外見の変化によりストレスを感じやすい
		瘙痒感により睡眠障害が起きるだけでなく，夜間の成長ホルモンの分泌が低下し，成長が障害される
食事	食物アレルゲン・仮性アレルゲンや薬理活性物質を含む食品の除去	飲食物によっても痒みが誘発される
排泄	おむつを使用している場合は，繊維のやわらかいものを使用し，頻回に交換する	尿や便で皮膚が汚染し湿潤すると，瘙痒感が増強する
清潔	シャワー浴（ぬるめの湯で洗う，皮膚が重なるところは広げてよく洗う，低刺激のシャンプーや石鹸を使用し泡で優しく洗う，石鹸をよく洗い流してタオルで押すようにして拭く）	1日数回のシャワー浴を行うと，ブドウ球菌が増殖しないうちに次のスキンケアを行うことになるので，皮膚炎は改善しやすくなる
		温かい湯を使用すると血液循環がよくなり，瘙痒感が増強する
		こすると，皮膚に過度な刺激を与えてしまう
	軟膏塗布はシャワー浴直後の潤った皮膚に行い乾燥を防ぐ	皮膚が乾燥すると瘙痒感が増強する
環境	厚着を避け室温は低めに設定する	発汗により瘙痒感が増強する
	冷罨法を行う	体が温まると瘙痒感が増強する
指導	正しい軟膏塗布の仕方やスキンケア方法	患児・家族が効果的な清潔維持の方法を理解し，退院後もスキンケアを継続できるようにする
	気分転換やリラクセーション法	アトピー性皮膚炎を悪化させる要因の一つに精神的ストレスがある
	衣類の選択（刺激の少ない肌着）生活環境の改善（ダニ・カビ・花粉・動物の毛の除去）食物抗原の排除などバランスのよい食事	アレルゲンとの接触が，アトピー性皮膚炎の悪化をまねくため，環境を整える必要がある

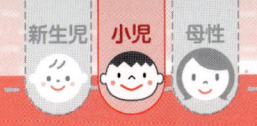

食物アレルギー

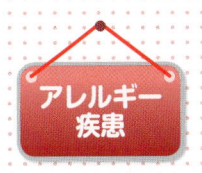

アレルギー疾患

概念

　食物アレルギーは0〜10歳ごろまでに発症しやすく，特に消化管機能の未発達な乳幼児に最も発症しやすい．卵，牛乳，小麦は「三大アレルゲン」といわれているが，その他さまざまな食物にも多種類の蛋白質が含まれており，そのなかの特定の蛋白分子が食物アレルゲンとしてはたらいている．

　食物アレルゲンは多くの場合，消化管から吸収されて血液やリンパ液を介して全身に運ばれ各所でアレルギー反応が起こり，症状が発現する．食物アレルゲンが生体に侵入してから症状発現までの時間をもとに即時型，遅発型，遅延型に分類される．また，同じ患児で単一のアレルゲンにより複数の型の反応が同時に進行していることもある．

症状

全身性：アナフィラキシー．
皮膚・粘膜：蕁麻疹，血管浮腫，咽頭浮腫，アトピー性皮膚炎，瘙痒感．
消化管：嘔気・嘔吐，血便を伴う下痢，便秘，腹痛，腹部膨満，口腔アレルギー症候群（口腔瘙痒，口唇腫脹，口周囲発赤，口腔内違和感，喉頭浮腫）．
神経系：アレルギー性筋弛緩症候群，頭痛．
呼吸器　上気道：鼻症状（鼻閉，鼻汁，くしゃみ，鼻の痒み）．
　　　　　下気道：気管支喘息（くしゃみ，咳，呼吸困難，チアノーゼ，嗄声）．
腎臓：蛋白尿，血尿，むくみ，アレルギー性膀胱炎，頻尿，夜尿．
眼：アレルギー性結膜炎，結膜浮腫，充血，目の周囲の腫脹．
口：口腔アレルギー症候群（口唇腫脹，口周囲発赤，口腔内違和感，口腔瘙痒，喉頭浮腫）．
循環：低血圧症，動悸，心拍亢進，四肢冷感．

検査

　十分な病歴聴取から，疑わしい食物について血液検査（アレルゲン特異的IgE抗体．RAST：radioallergosorbent test），皮膚テスト（プリックテスト，スクラッチテスト，皮内テスト）を行い，過去のエピソードを考慮しアレルゲンとなる食物の推定を行うか，二重盲検食物負荷試験（疑わしい食物を負荷して症状発現の再現性を確認する）が信頼性の最も高い診断法である．

治療

　除去食療法を行う．ただし，生体の恒常性の維持，特に小児期は成長・発達の過程の重要な時期であることを考え，必要な栄養素の摂取を念頭において，必要かつ最小限の除去食療法を施行しなくてはならない．

　除去食療法を開始してから3〜6か月ごとにIgE抗体検査や皮膚テストなどを行う．6か月〜1年ごとに食物負荷試験を行い，耐性を確認する．これらが陰性になれば，体調のよい日に原因食物を少量ずつ摂取していくようになる．

　食物負荷試験には心理的要因の影響が否定できないため，検査内容が被験者にも明らかなオープン法に加えてプラセボを検査サンプルに併用する単純盲検法，さらに第三者であるコントローラーのもとで施行する二重盲検法がある．

看護

項目	ポイント	備考（根拠など）
観察	皮膚・粘膜症状，消化器症状，呼吸器症状 全身性反応，発症時間，食事の内容 アレルギー歴，治療歴，睡眠状態・疲労の有無や程度，検査値 家族の病気や治療の受け止め方	食物アレルギーにより起こる局所および全身症状に早期に対処する
安静	アレルギー症状が出た場合，ベッド上で安静にして循環不全の改善を図る	運動により症状を悪化させない 早期対応にて悪化を防ぐ
食事	配膳時に除去食物の点検 他の患児と同席させない 初めて摂取する食物の点検 治療が長期にわたるため，食事療法がストレスになったり成長・発達に支障をきたさないように配慮する必要がある	発症防止 誤って摂取させない
排泄	排便時に肛門周囲の皮膚炎の有無を確認	
清潔	安静度に合わせ清潔援助を選択する シャワー浴後，医師の指示に基づく薬物の使用（軟膏の塗布，点眼など）	皮膚トラブルを防ぎ，二次感染を防ぐ
環境	安静に過ごせる環境をつくる	
指導	**栄養指導** 　食物日誌の指導 　保育園，幼稚園や学校給食などの配慮も必要	原因食物の推定に有用

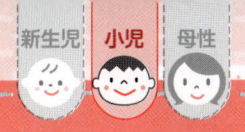

悪性リンパ腫

血液・腫瘍性疾患

概念

リンパ球を中心とした免疫系の細胞が腫瘍性増殖をきたし，リンパ節，脾臓，扁桃などが腫大する悪性疾患である．ホジキン病と非ホジキンリンパ腫に大別される．

ホジキン病

基本的にはリンパ節を原発とする腫瘍性疾患であり，その病理組織に2核～多核の巨細胞（リード・シュテルンベルク細胞）や単核のホジキン細胞が認められることが特徴である．

非ホジキンリンパ腫

免疫系組織に発生するホジキン病以外の悪性腫瘍である．ほとんどすべての器官に発生しうる．その組織像，臨床像，予後も多彩である．ホジキン病に比べて，30～40%が胃などのリンパ節外に発生し，その進展様式も非連続性であることが特徴である．

症状

初発症状として，無痛性のリンパ節腫脹が頸部に発生することが多く，腋窩・鼠径部にみられることもある．深部のリンパ節（肺門部，腹部など）から発症することもある．

その他，発熱，倦怠感，貧血などの症状もみられる．リンパ節腫脹が増大すると周囲臓器への影響が現れ，咳，息苦しさ，声がれ，腹痛，腰痛などの症状も出現する．

検査

(1) リンパ節生検による病理組織検査（細胞表面抗原，染色体，遺伝子検査）．
(2) 骨髄穿刺，髄液検査，末梢血検査．
(3) 胸腹部X線，全身CT，腹部超音波，ガリウム（Ga）シンチグラフィ，MRIなどの画像検査．

治療

化学療法および放射線療法をそれぞれ単独で，あるいは組み合わせて用いる．組織型と臨床病期をもとに治療方針を決定する．腫瘍が大きい場合には手術を行うこともある．造血幹細胞移植や骨髄移植が行われることもある．

看護

項目	ポイント	備考（根拠など）
観察	**治療開始後** バイタルサイン，血液検査値 アナフィラキシー症状	抗がん剤により抗原抗体反応が起こり，アナフィラキシーショックを起こすことがある
	尿の量・性状（尿比重・尿pH・尿潜血）	抗がん剤による細胞破壊に伴い尿中の尿酸値が増加する 化学療法によってはpHが酸性に傾きやすく結石がつくられ，腎障害につながることがある
	嘔気・嘔吐の程度，下痢	抗がん剤はがん細胞に作用すると同時に，正常細胞にも作用する．その結果，消化器粘膜の細胞が破壊され消化器症状が出現する
	腹部膨満・緊満，便秘	抗がん剤によっては末梢神経麻痺を起こすこともあり，便秘が出現する 薬剤によってはイレウスを起こす可能性もある
	倦怠感，精神症状 使用する抗がん剤の副作用の症状（肝障害・膵炎など） 抗がん剤による骨髄抑制（白血球，赤血球，血小板の減少）によって貧血症状，出血，口内炎など	副腎皮質ホルモン薬の投与により，精神が不安定になることがある
安静	**治療開始前** 患児の状態により変わるため，医師の指示に従う	発熱の程度，症状により安静度は異なる
	浮腫のある部分を挙上し，体位の工夫を図る．呼吸器症状が出現しているときは，半座位をとる	起座位は横隔膜の伸展を促し，胸郭が広がるため安楽になる
	治療開始後 骨髄抑制が出現したときは，貧血によるふらつきなどが考えられるため，安静にする	
食事	水分摂取を促したり食べやすい食事に変更するなど工夫する 必要に応じて，高カロリー輸液を行い，栄養バランスの維持を図る	食事が摂れない状況が継続すると，脱水，電解質異常，体重減少をまねき，患児の体力の消耗をきたす
清潔	皮膚の清潔を保つために，基本的に毎日清拭，あるいはシャワー浴を行う	
	口腔内の清潔を保つ，含嗽を励行する	化学療法中は，免疫力が低下するため口内炎が起こりやすい
環境	骨髄抑制の出現時はクリーンウォール管理となる 成長発達を促す環境の工夫をする ベッド周囲の整理 吐物はすぐに片づける	出血傾向が強くなり，また貧血によるふらつき・転倒のおそれがある
	脱毛が著明になると毛髪が散乱し，不潔になりやすいので，粘着テープなどを使用し，ベッド周囲を清潔にする	

● クリーンウォール管理

目的
原疾患や薬物療法に伴い顆粒球が減少し易感染状態となった患児を清浄な環境下におくことにより，細菌・真菌感染を予防する．

適応
好中球 500 未満の患児，または免疫不全などの原疾患や免疫抑制薬の投与により易感染性が認められる患児．

特徴
超高性能フィルターで濾過された清浄な空気を，一定の速度で患児の頭部から足元まで流せる．

必要物品
クリーンウォール，清潔なフィルター，アルコール，紙コップ，滅菌綿棒（大・小），ポータブルトイレまたはチャンバー・尿器・おむつ・お尻拭き（年齢に応じて用意する）．

手順

手順	留意点	根拠
1. クリーンウォールの設置 ①患児・家族へ説明をする	初めての場合は，目的や期間，注意事項などの説明を行う．処置に不安があるときや，わからないことがあれば，いつでも相談に応じることを伝える	
②クリーンウォールのフィルター（両サイドに大2枚，底面に小2枚）を掃除機で掃除しセットする	設置中は，両サイドは週に1回，底面は月に1回の掃除を行う．予備のフィルター（クリーンウォール1台につき1枚）と交換し，掃除機で埃を取り除く 使用後に片づけるときは，特に処置はしなくてよい	埃が多く付着した場合，圧力損失が高くなり風量が減少し，本来の性能を得ることができない 使用開始時に新しいフィルターと交換する
③ビニールカーテンの内側をアルコール清拭する（埃の付着がひどいときには外側も清拭する）		患児が触れる可能性があるため，消毒する
④電源コードを装置（左右どちらかコンセントに近い方）に差し込み，右に回してしっかりと接続する		
⑤ベッドの頭部にクリーンウォールを設置し，ビニールカーテンを開く	移動時は，必ず補助輪を使用し2人以上で行う ベッドは使用中のものでよい	薄型で，転倒しやすい
⑥メインスイッチ（ON/OFF）を押し電源を入れる		
⑦患児入床の1時間前に HIGH 運転をする		クリーンウォール自体についた埃を吹き飛ばすためと，電源を入れた直後はフィルターの匂いがする

手順	留意点	根拠
⑧患児を入床させる ⑨HIGHとLOWのどちらかを選択しスイッチを押す	患児入床後は，常に患児の風下側からかかわる 日中はHIGH，夜間はLOWにしておく	ベッドの風上から吹いている清浄な空気が常に患児に当たるようにする 日中は処置や人の出入りが多いため，強い風を送り清浄な環境を保つことが必要となる．夜間は睡眠を妨げないようにする
2．排泄 （排泄に関する手袋着用，手洗いに関しては「感染対策マニュアル」に準ずる） 《排尿の場合》 　・男子：尿器，ポータブルトイレ 　・女子：チャンバー，ポータブルトイレ 　・乳児：おむつ ①尿器，チャンバー，おむつ使用時はベッド上で行う ②医師より許可があり，トイレへ行く際には，患児はマスクをつけてからベッドを降りる 　ベッド上で尿器やチャンバーを使用するとき，またはベッドサイドでポータブルトイレを使用する際はカーテンを閉める ③ズボンが長い場合は裾をあげる ④排尿後はお尻拭きで汚れを拭き取る．陰部の発赤・出血・びらんの有無を観察する ⑤陰部周囲の皮膚を観察する（亀裂，発赤，出血，びらん，疼痛，脱肛など） ⑥排尿後はウェットティッシュで手を拭くか，手浴を行う 《排便の場合》 　・男女とも：チャンバー，ポータブルトイレ 　・乳児：おむつ	患児の成長発達段階に応じた物品を選択する チャンバーは床に置かず，清浄室またはトイレの棚に置く 全身状態が良好であれば，ベッド上で排泄する必要はなくトイレへ行ってよい 陰部の汚れがひどいときは陰部洗浄をする．強く拭かない．びらんがひどいときは，抑えるように拭き取るオムツ交換のたびに洗浄することはしない 異常を発見したときは速やかに医師に報告し，指示を仰ぐ	 床は不潔と考える クリーンウォールの空調内から出ることになるので，マスクをして呼吸器感染を防ぐ 排泄しやすい環境を整えるとともに，プライバシーへの配慮を行う ズボンが床について不潔になるのを防ぐ 薬物療法に伴う便秘・下痢のため陰部の皮膚は荒れやすい．陰臀部は汚染されやすく感染しやすいので，清潔を保つようにする．強く拭き取ると，皮膚を傷つけ感染を起こす危険がある 洗浄しすぎると皮膚のバリア機能を低下させる危険がある 患児の手指を清潔に保ち，手指からの感染を防ぐ

手順	留意点	根拠
①医師より許可があり，トイレへ行く際は，患児はマスクをつけてからベッドを降りる ・ベッドサイドでポータブルトイレを使用する際はカーテンを閉める ②ズボンが長い場合は裾をあげる ③排便後は温水洗浄便座で洗浄する ④お尻拭きで水分，汚れを拭き取る ⑤陰部周囲の皮膚を観察する （亀裂，発赤，出血，びらん，疼痛，脱肛など）	 皮膚にトラブルがあるときは洗浄時にしみることがあるため，刺激の低い生理食塩水を使用することもある 異常を発見したときは速やかに医師に報告し，指示を仰ぐ	クリーンウォールの空調内から出ることになるので，マスクをして呼吸器感染を防ぐ 排泄しやすい環境を整えるとともに，プライバシーへの配慮を行う ズボンが床について不潔になるのを防ぐ 薬物療法に伴う便秘・下痢や粘膜障害により，肛門周囲は荒れやすい 洗浄することにより陰臀部の清潔を保つ
3．口腔ケア ①食後・眠前・嘔吐後には含嗽を行う ・含嗽ができない乳幼児は綿棒で口腔内全体をやさしく拭くようにする ②歯肉出血や血腫，腫脹，口内炎，疼痛，口唇の亀裂や乾燥・出血などを観察する	大綿棒を使用する 含嗽はガラガラ（喉），ブクブク（口腔内）の両方を行う 歯ブラシでのブラッシング，含嗽の継続は口内炎の予防につながる．保湿剤入りの含嗽薬は効果的である 口内炎が悪化したときは，医師に報告し，鎮痛薬の使用を検討する 口唇は乾燥し亀裂から出血しやすいため，必要時にはワセリンを塗布する	血小板が5万以下になると出血しやすいため，歯肉・口腔内粘膜を傷つけないように歯ブラシではなくやわらかい綿棒を用いる 口腔内，咽頭の保湿を行う
4．環境整備 ①ベッド内に物を入れるときや床に落ちてしまった際には，洗えるものは水洗いし，ペーパータオルで拭く．洗えないものはウェットティッシュで拭く ②ベッド内を整理する ③風上に物を置かない	ぬいぐるみはベッド内に入れない 硬いものや尖ったおもちゃは避ける	埃や塵，病原菌との接触を避け，感染予防に努める 患児がぶつかって皮下出血を起こす可能性がある クリーンウォール内の空調が風上から流れているため，物を置くことで空調を遮ることになる

手順	留意点	根拠
5. 清潔ケア ①基本的にシャワー浴で全身の保清に努める ②乳幼児で発熱などがなく，状態が落ち着いていればベビーバス・ベースンなどを使用して入浴させる ③清拭だけでなく手浴や足浴，座浴，洗髪などを患児の状態に応じて行う ④全身の皮膚の観察を行う （出血斑とその新旧，発赤，疼痛，発疹，皮膚の乾燥，ポートやIVH刺入部のガーゼ汚染など）	強くこすらない 湯冷めしないように配慮し，手早く行う	強くこすると点状出血が起こりやすい 乳幼児は発汗が多く，清潔を保つとともに爽快感を得る 長期間，清拭だけでは清潔が保たれにくい．より効果的に清潔を保ち，患児が爽快感を得られるように体調に合わせて清潔ケアを行う
6. 家族への援助 ①クリーンウォール収容時は，そのなかでの患児の生活や排泄後の処理の仕方などについて説明する	疑問点があれば，いつでも質問してよいことを説明する 説明だけでは理解できない場合は，実際に一緒に行ってみる	治療や患児の状態について不安が増強する可能性があるので十分な説明を行う 手順をもとに統一した看護を提供する

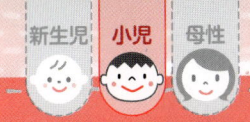

ウィルムス腫瘍

血液・腫瘍性疾患

概念 ▶ 代表的な小児固形腫瘍の一つで，胎生期の後腎腎芽細胞由来と考えられている．ウィルムス腫瘍ではさまざまな奇形を合併することが知られている．

疫学 ▶ 小児悪性腫瘍のなかで腎腫瘍は約7%，その約90%がウィルムス腫瘍である．日本では年間50例程度が発症している．
　ウィルムス腫瘍の発生原因として，いくつかの遺伝子異常が関与している．それに伴い，約10%に症候群があることが知られている．
　例：WAGR症候群（ウィルムス腫瘍，無虹彩症，生殖器異常，精神発達遅延を合併），デニス・ドラッシュ症候群（ウィルムス腫瘍，ネフローゼなどの腎疾患，生殖器異常を合併），ベックウィズ・ウィードマン症候群（無虹彩症，生殖器異常，半身肥大，巨大舌，臍帯ヘルニア，低血糖を合併）．

症状 ▶ 腹部腫瘤，腹痛，血尿などで気づかれることが多い．約1/4の症例において高血圧がみられる．腹痛は腫瘍出血や腫瘍破裂が原因とされることがある．

検査 ▶ 超音波検査，CT，MRI，経静脈性腎盂造影，血液検査，尿検査．

治療 ▶ 外科的切除と化学療法が基本である．完全切除が望めないときは，放射線療法が行われることがある．

看護 ▶ ▶ **開腹生検前**

項目	ポイント	備考（根拠など）
観察	感染徴候（感冒症状） 排尿状態（尿量，血尿） 腎機能（Cr，BUN，バイタルサイン，輸液管理） 腹部症状（腹部膨満，食事摂取状態）	腫瘍に伴う腎血流量の増加による血圧上昇がある 腫瘍の圧迫により食欲の低下がみられることがある

▶ **開腹生検後**

項目	ポイント	備考（根拠など）
観察	バイタルサイン，IN-OUTバランス 胃管からの排液の量・性状 ドレーンからの排液の量・性状 尿量，創部の状態（ガーゼ汚染，創部の発赤），浮腫の有無と程度 創部痛，腹部症状（嘔気・嘔吐，腸蠕動音，腹部膨満）	手術の侵襲による全身状態の変化，二次的な合併症の早期発見に努め，それらの予防を行う

項目	ポイント	備考（根拠など）
安静	自己による体動がないときは，2時間ごとに体位変換を行う 術後1日目より医師に確認のうえ，早期離床に努める	早期離床は術後合併症の予防に有効
食事	医師の指示があるまで飲食は禁止 医師の指示のもと段階をふんで飲水や食事をすすめる	術後の状態により指示が出る
排泄	膀胱留置カテーテルを挿入し尿量を測定する 膀胱留置カテーテルの抜去後も，医師の指示があるまで尿量測定を続ける 検査の指示が出たときは24時間の蓄尿を行う	片腎しか機能していないため，腎機能が低下することがある

▶ **化学療法時** ―「白血病」の項（p.233）参照．

▶ **腫瘍摘出術前**

　化学療法による骨髄抑制から骨髄機能が回復した後，腫瘍摘出術となるため，化学療法時の看護を継続する．

▶ **腫瘍摘出術後**

項目	ポイント	備考（根拠など）
観察	バイタルサイン IN-OUTバランス 胃管からの排液の量・性状 ドレーンからの排液の量・性状 尿量，創部の状態（ガーゼ汚染，創部の発赤） 浮腫の有無と程度 創部痛 腹部症状（嘔気・嘔吐，腸蠕動音，腹部膨満） 検査値（Cr，BUN）	手術の侵襲による全身状態の変化，二次的な合併症の早期発見に努め，予防を行う
安静	自己による体動がないときは，2時間ごとに体位変換を行う 術後1日目より医師に確認のうえ，早期離床に努める	早期離床は術後合併症の予防に有効
食事	医師の指示があるまで飲食は禁止 医師の指示のもと段階をふんで飲水や食事をすすめる	術後の状態により指示が出る
排泄	膀胱留置カテーテルを挿入し尿量を測定する 膀胱留置カテーテルの抜去後も，医師の指示があるまで尿量測定を続ける 検査の指示が出たときは24時間の蓄尿を行う	片腎しか機能していないため，腎機能が低下することがある

▶ 放射線療法時

項目	ポイント	備考（根拠など）
観察	放射線宿酔（食欲不振，嘔気・嘔吐，全身倦怠感，発熱） 照射部位の皮膚・粘膜の状態（発赤，びらん，色素沈着，水疱形成，潰瘍） 腸炎・膀胱炎などの粘膜症状 放射線肺炎（呼吸器症状の観察） 骨髄抑制 生殖腺障害 食事摂取量	放射線照射によって，放射線宿酔，照射部位の皮膚・粘膜の変化，汎血球減少の状態を呈する
食事	食事時の苦痛，摂食困難などがみられた場合は，刺激性の食事を避け，食事形態をきざみ食やペースト状などに変える	放射線照射により，食欲低下や消化管の粘膜障害が起こる
排泄	尿・便の性状，排尿・排便の回数	照射による粘膜の変化，消化器・膀胱障害が起こる
治療管理	**皮膚のケア** 　照射部位のマーキングが消えないようにする 　照射部位の皮膚粘膜の保護に努め，刺激を与えないようにして皮膚トラブルを防止する 　着用する寝衣は，皮膚に刺激のないものを選択する 　清潔ケア時に刺激を与えないようにする 　皮膚・粘膜に異常が現れたとき，医師の指示を確認して適切な軟膏処置を行う	照射部位に確実に照射する 放射線照射を受けた皮膚は，刺激に対して弱くなる

肝芽腫（かんがしゅ）

血液・腫瘍性疾患

概念

未分化な肝細胞の前駆細胞由来の肝悪性腫瘍である．

小児の固形悪性腫瘍としては神経芽腫，ウィルムス腫瘍に次いで多い．

新生児期から1歳未満の発症が多く，8割が4歳未満で診断される．また，低出生体重児でより頻度が高いことが知られている．転移は肺に多い．

肝芽腫の多くの例で腫瘍マーカーである血中AFP（αフェトプロテイン）値が上昇する．また，hCG-βの高値，血小板増多，高コレステロール血症も認められることがある．

症状

腹部腫瘤，腹痛，発熱などが多い．その他，食欲不振，体重減少，貧血，黄疸などもみられ，まれに腫瘍破裂による出血性ショックを呈することもある．

検査

腹部超音波検査，CT，MRI，血液検査，血管造影，生検など．

治療

原則は切除手術である．開腹生検のうえ，化学療法により腫瘍を縮小させてから根治切除することが多い．化学療法のみで腫瘍が十分小さくならない場合，肝動脈にカテーテルを留置して動注療法を行うこともある．また腫瘍の栄養血管の塞栓療法も行われる．

看護

▶ 開腹生検前

項目	ポイント	備考（根拠など）
観察	呼吸状態（呼吸数，異常呼吸，呼吸音，SpO_2値） 感染徴候（感冒症状）	巨大な肝腫瘍による腹部膨満や腹水貯留から横隔膜が圧迫され，換気不全や呼吸障害になりやすい
安静	セミファーラー位など安楽な体位をとる	呼吸障害の予防

▶ 開腹生検後

項目	ポイント	備考（根拠など）
観察	バイタルサイン，IN-OUTバランス，呼吸状態 胃管からの排液の量・性状 ドレーンからの排液の量・性状，ドレーン挿入部の状態 尿量，創部の状態（ガーゼ汚染，創部の発赤），浮腫の有無と程度，体重 創部痛，腹部症状（嘔気・嘔吐，腸蠕動音，腹部膨満）	出血性合併症の早期発見のため，特に呼吸状態やチアノーゼ，脈拍数上昇，血圧低下などのバイタルサインの変動に留意する 腹痛は胆汁漏出や出血などの腹膜刺激症状が疑われる
安静	自己による体動がないときは，2時間ごとに体位変換を行う 術後1日目より医師に確認のうえ，早期離床に努める	早期離床は術後合併症の予防に有効
食事	医師の指示があるまで飲食は禁止 医師の指示のもと段階をふんで飲水や食事をすすめる	術後の状態により指示が出る
排泄	膀胱留置カテーテルを挿入し尿量を測定する	術後の安静と正確な尿量計測が必要

▶ **化学療法時** —「白血病」の項 (p.233) 参照.

▶ **腫瘍摘出術前**

　化学療法による骨髄抑制から骨髄機能が回復した後，腫瘍摘出術となるため，化学療法時の看護を継続する．

▶ **腫瘍摘出術後**

項目	ポイント	備考（根拠など）
観察	バイタルサイン IN-OUT バランス 胃管からの排液の量・性状 ドレーンからの排液の量・性状 尿量，創部の状態（ガーゼ汚染，創部の発赤） 浮腫の有無と程度 創部痛 腹部症状（嘔気・嘔吐，腸蠕動音，腹部膨満） 腫瘍マーカー（AFP）の変化 顔色，動悸，息切れ，倦怠感，黄疸，総ビリルビン，プロトロンビン 血液値（赤血球数，Hb）	ドレーン排液が濃い黄色から褐色へ変化した場合，胆汁漏を疑う 出血により貧血症状を呈することがある
安静	自己による体動がないときは，2時間ごとに体位変換を行う 術後1日目より医師に確認のうえ，早期離床に努める	早期離床は術後合併症の予防に有効
食事	医師の指示があるまで飲食は禁止 医師の指示のもと段階をふんで飲水や食事をすすめる	術後の状態により指示が出る
排泄	膀胱留置カテーテルを挿入し尿量を測定する 排ガス，排便を促す	術後の安静と正確な尿量計測が必要 便貯留によりアンモニアをはじめとする肝性脳症の因子が増加する

血友病

血液・腫瘍性疾患

概念

血友病は先天的に血液が固まりにくい病気である．

血友病Aでは血液凝固第VIII因子が，血友病Bでは第IX因子が欠乏している．

凝固因子が正常の1%以下に低下すると重症となって出血を繰り返す．頭蓋内，気道（喉頭や気管），後腹膜，尿路などで大きく出血すると生命の危険や重大な後遺症が心配される．また，関節に繰り返し出血すると徐々に損傷していく．

血友病の遺伝子はX染色体上にあり，X連鎖劣性遺伝形式をとるため患児のほとんどは男子である．患児の中には母親から血友病の遺伝子が伝わったのではなく，初めて遺伝子が変化したために血友病になる人もいる（突然変異）．

症状

血友病では年齢と重症度によってさまざまな部位に急性出血が認められる．

これら急性出血に加えて，筋肉・関節などに出血を繰り返すと慢性的な変化を引き起こし，QOLの低下へつながる．

急性出血
関節内出血，皮下出血，筋肉内出血，腸腰筋出血，口腔内・歯肉出血，鼻出血，腎出血，消化管出血，頭蓋内出血，頸部出血，事故・外傷．

慢性障害
血友病性関節症，慢性滑膜炎，関節拘縮，血友病性偽腫瘍，血友病性囊腫．

検査

血液検査

出血傾向のスクリーニング検査：出血時間，血小板，APTT，PT．スクリーニングで内因系凝固異常が疑われたら，確定診断のため第VIII因子または第IX因子活性を測定する．

※血友病は内因系凝固機能の異常のため外因系凝固機能を反映するPTは正常であり，血管や血小板の異常ではないため出血時間や血小板数も正常である．

X線，MRI

血友病性関節症の評価・診断目的で実施する．

治療

凝固因子補充療法

出血部位や程度，種類に応じた輸注量・方法がある．補充のタイミングとして，出血時補充療法（出血してから補充する），予備的補充療法（運動前など事前に補充する），定期補充療法（定期的に補充する）がある．インヒビター（凝固因子製剤に対する抗体）陽性の場合は，バイパス療法が必要である．

出血に対しては，早期発見，早期輸注，早期止血が大切である．

手術

慢性滑膜炎，血友病性偽腫瘍，血友病性囊腫の場合は，症状によっては除去手術が必要である．

補助的ケア（RICE）
　早期の補充療法と同時にすぐ実施できるケア（R〈rest〉：安静，I〈ice〉：冷却，C〈compression〉：圧迫，E〈elevation〉：挙上）．

看護

項目	ポイント	備考（根拠など）
観察	出血・けがの有無と程度 実施されている治療内容と効果・副作用 インヒビター **中心静脈（CV）カテーテル・CVポートの場合** 　刺入部の状況，管理方法，手技 **家庭での定期補充療法導入後** 　注射手技の確認，疾患理解度の確認	出血の有無だけでなく，本人・家族が出血時にどのような対応をしたかも確認．必要時，適切な対処行動が取れるように指導する
安静	出血時には安静にする 日常生活では適度な運動は必要である	筋肉が関節保護の役割をはたす
食事	特に制限なし	
清潔	歯磨きによる歯肉の軽度出血は恐れる必要はないため，歯磨きはきちんと行う	虫歯などが原因で抜歯などの歯科的処置が必要になったときは補充療法を行う
指導	**乳幼児期** けが予防のための環境・衣服調整（クッションマット，コーナー保護，サポーター装着，ひざ部分を厚くしたズボン，ハイカットタイプのスニーカー着用など） 保育園，幼稚園などの集団保育開始時の指導 家庭での定期補充療法導入に向け，両親へ注射指導（末梢またはCVカテーテル，ポート） **学童期** 学校生活の指導と支援 血友病の知識と自己注射手技の指導 **思春期，青年期** 定期的な自己注射手技および知識の確認 就職，結婚の相談 成人移行に向けた準備 公費補助制度（医療費助成制度）の説明（小児慢性特定疾病治療研究事業，先天性血液凝固因子障害等治療研究事業，特定疾病療養）	転倒時などの出血を予防する 出血していないときは他の子と同じように園生活を送ることができる 出血時や頭部打撲時は早期の対応が必要 末梢の場合は外来で，CVカテーテルおよびポートの場合は入院での指導が中心 体育やクラブ活動の指導 小学校高学年の宿泊行事までに自己注射の確立を目指す 親や周囲の言うことを聞かなくなり，定期補充療法の実施率も低下することが多い．自己管理できているか確認する 就職などで病気についてどのように話すのかが問題となる

再生不良性貧血

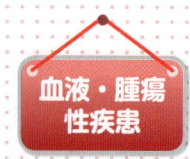

血液・腫瘍性疾患

概念 ▶ 再生不良性貧血とは，造血幹細胞の異常により，血液中の白血球，赤血球，血小板のすべてが減少する疾患である．この状態を汎血球減少症とよぶ．

大きく分けて，①先天性の再生不良性貧血（Fanconi貧血とよび，種々の奇形を合併することが多い）と，②後天性の再生不良性貧血がある．後天性再生不良性貧血は，一次性あるいは特発性（原因不明）と二次性（薬剤・薬物・放射線被曝など）に分類される．その他，特殊型として肝炎後再生不良性貧血と発作性夜間血色素尿症（PNH：paroxysmal nocturnal hemoglobinuria）に合併する再生不良性貧血症候群などがある．

症状 ▶ **白血球減少に伴う易感染**：発熱，肺炎，敗血症．
赤血球減少に伴う貧血症状：顔色不良，息切れ，動悸，めまい，易疲労感，頭痛．
血小板減少に伴う出血傾向：皮膚や粘膜の点状出血，鼻出血，歯肉出血，紫斑．重症になると血尿，性器出血，消化管出血，脳出血．

検査 ▶ 採血をして白血球・赤血球・血小板数を調べる．
血液検査の数値が低いときには骨髄穿刺（胸骨または腸骨から）を行い，骨髄の造血状態・染色体の異常がないかを調べる．

治療 ▶ 治療法は蛋白同化ステロイド療法，免疫抑制療法，造血幹細胞移植，対症療法（輸血）がある．末梢血所見，骨髄所見などから軽症，中等症，重症に分類され，それによって治療法が決まる．

蛋白同化ステロイド療法
腎臓に作用し，赤血球産生を刺激するエリスロポエチンというホルモンを分泌させるとともに，造血幹細胞に直接作用して増殖を促す治療法．

免疫抑制療法
造血幹細胞を傷害しているリンパ球を抑えて造血を回復させる治療法．抗胸腺細胞グロブリン（ATG）とシクロスポリンが使用される．

造血幹細胞移植
患児の骨髄を他の人の正常な骨髄に入れかえる治療法．HLAという白血球の型が一致しているきょうだい，骨髄バンク提供者から造血幹細胞を移植する．最近では，臍帯血移植も施行されている．

看護

項目	ポイント	備考（根拠など）
観察	**感染徴候** 　体温，鼻汁の有無・性状，咳嗽の有無・性状，呼吸音，エア入り 　下痢，嘔吐，腹部の状態，腸蠕動音 　CV刺入部の状態（発赤，滲出液の有無・性状，疼痛の有無・程度） **貧血症状** 　頭痛，心拍数，血圧，呼吸数，動悸・息切れ，倦怠感，顔色 **出血傾向** 　皮膚粘膜の点状出血，紫斑，鼻出血，歯肉出血，眼底出血，脳出血，血漿，下血 　服薬のアドヒアランス，血中濃度，副作用	
安静	特に制限はないが，貧血症状が強い場合は日常生活程度にとどめ，できる限り安静を保つ 血小板が少ないときは，走ったり，飛び跳ねたりしない	不必要な酸素の消費をできる限り少なくする 転倒，打撲による出血を予防する
食事	特に制限はないが，好中球が減少しているときは，生ものは避けるようにする 出血傾向が強いときは，口当たりの良いものを少しずつ摂取するようにすすめる 発熱や倦怠感で全身状態が悪く，食事や水分摂取が難しい場合は補液を行う	白血球減少に伴う感染を予防する 口腔内の粘膜を傷つけないようにし，出血と感染を予防する 栄養を補い，低栄養からくる貧血症状を緩和する
排泄	排泄場所に制限はないが，貧血症状が強いときや発熱時はベッド上で行う 排泄物に血尿・血便を認めないか観察する	不必要な酸素消費を少なくするとともに転倒を予防する 消化管出血，膀胱からの出血の早期発見につながる
清潔	手洗い，含嗽，入浴を行い，皮膚や口腔内を清潔に保つ 発熱や出血傾向が強いとき，出血斑があるときは入浴を避け，清拭を毎日行う	白血球減少に伴う感染を予防する
環境	室内は清潔に保つ 部屋から出る際は必ずマスクを装着する 感染症者との接触を避ける ベッド周囲など環境整備を厳重に行う 周囲の物に体をぶつけてしまう危険がある場合には，必要に応じて柵に保護パッドを使用する	白血球減少に伴う感染を予防する 打撲による出血を予防する
治療管理	注射や採血後は長めに圧迫止血を行う 血圧測定は必要最小限とし，カフによる過剰な圧迫を避ける	血小板減少に伴う出血を予防する
精神的ケア	表情，訴えの観察と傾聴	治療への不安（服薬による副作用の出現，造血幹細胞移植への不安）や将来への不安を抱きやすい

紫斑病

血液・腫瘍性疾患

概念 ▶ 紫斑病とはさまざまな原因によって皮下や消化管などの粘膜下に出血が起こり，それが「紫斑」という症状ないしは病態となって現れる症候群の総称である．血小板の減少を伴う血小板減少性紫斑病と，血小板の減少を伴わない血小板非減少性紫斑病に大別される．

症状 ▶ **特発性血小板減少性紫斑病 (ITP)**

小児の血小板減少性紫斑病で最も頻度が高いのは，特発性血小板減少性紫斑病 (ITP：idiopathic thrombocytopenic purpura) である．ITP は何らかの原因によって自己の血小板を破壊する抗体（血小板付着抗体とよばれる免疫グロブリン）が生成され，それによって血液中の血小板の数が著しく減少する疾患である．

その経過により，およそ 6 か月以内に多くは自然に治る急性型と，経過が年余にわたる慢性型に分けられる．小児の ITP は約 90％ が急性型である．急性型の多くは発症前 2〜3 週以内に上気道感染症や風疹などの感染症から発病する．まれに生ワクチン接種後に発病する．

症状は種々の出血症状を呈する．出血症状に気づかず血液検査で，偶然に血小板減少を指摘されることもある．血小板数と出血症状は必ずしも相関しないが，鼻出血，皮下出血，口腔内出血，消化管出血，血尿がみられ，頭蓋内出血（頻度：1％ 未満）なども起こりうる．

アレルギー性紫斑病

小児の血小板非減少性紫斑病の代表的なものにアレルギー性紫斑病があり，紫斑は主に両側の下肢に好発し，蕁麻疹様の丘疹が混在する．また関節痛や腹部症状（腹痛，嘔吐，下血）を伴うことが多い．さらに顔面や手背の血管性浮腫などをみることもあり，約半数は血尿・蛋白尿などの腎炎症状を呈する．腎炎症状は他の症状よりも遅れて出現するため，発症から 6 か月間は外来で観察を継続する．発病前の 2〜3 週以内に先行感染が認められる．血小板数は正常であり，紫斑の出現する原因は血小板の減少ではなく，血管炎による出血であると考えられている．血液中の免疫グロブリン A (IgA) の増加や組織への IgA 免疫複合体の沈着がみられることから，何らかの外来抗原に対するアレルギー反応と推測されるが，その原因は不明である．

検査 ▶ 血液検査，尿検査，X 線，便潜血検査．

治療 ▶ **特発性血小板減少性紫斑病 (ITP)**

血小板数が比較的多く，出血傾向がない症例では，無治療とし経過観察とする．効果の認められている治療としては，大量のγグロブリン静注療法 (IVIG)，副腎皮質ステロイド (ACS) がある．また近年は，難治例に対する抗 CD20 モノクローナル抗体（リツキシマブ）の有効性が報告されている．血小板減少が 6 か月以上続く慢性型では，血小板数にかかわらず，出血症状が比較的軽く，QOL が保てる場合は無治療で経過観察とする．出血症状によっては QOL に影響があり，1 年以上経過した 5 歳以上の症例では，脾臓摘出

も考慮される（詳しい治療方法は，『小児特発性血小板減少性紫斑病　診断・治療・管理ガイドライン』を参照）．

アレルギー性紫斑病

対症療法が主となる．下肢に荷重がかかると紫斑が増加するため，安静を指示する．浮腫，関節痛，腹痛の抑制に対して，コルチステロイドの投与が有効である．重症の急性腎不全を起こした患児の炎症を抑えるために免疫抑制療法を試みることがある．また，細菌の先行感染が疑われれば抗菌薬を投与し，アレルギーの関与が疑われる場合には，アレルギー性疾患治療が併用される．

看護

項目	ポイント	備考（根拠など）
観察	出血の有無・形態（部位，形式）・量・範囲・回数・様式（持続的，断続的，突発的）・色（鮮紅色，暗赤色）・誘引	出血部位に対しては物理的刺激を避け，凝血を促進させ止血を助長する
	過去の抜歯・手術・外傷などの出血状況および止血困難の有無と程度	
	出血部位の熱感・疼痛・腫脹など	
	検査結果（血小板，凝固能，線溶系，出血時間，尿，便，骨髄，肝・腎機能）	貧血を伴っている場合は酸素消費量を軽減する
	実施されている治療内容と効果・副作用	
	心電図モニター装着，頻拍，血圧変動	
	症状（皮下出血，口腔内出血，鼻腔内出血，消化管出血，頭蓋内出血など）	出血は生命を脅かす事態にもつながるため，出血がみられた場合には，随伴症状もあわせて観察する．重篤な出血（頭蓋内出血，肺出血，消化管出血など）は，見た目にすぐ判断がつかないことが多いため，特に注意する
	随伴症状（頭痛，意識障害，腹痛，消化器症状）	
	ステロイド治療中は副作用症状の確認を行う	ステロイドの副作用により，免疫機能が低下するため感染徴候に注意して観察を行う
	感染徴候（微熱，鼻水，咳嗽，咽頭痛）	
	ステロイド薬の内服状況	ステロイドは苦味があるため，単シロップを使用するなど，内服の工夫も必要
	検査値（白血球，CRPなど）	
安静	**特発性血小板減少性紫斑病（ITP）** 　転倒・打撲・外傷の予防	転倒，打撲，外傷などは致命的な出血を誘発する危険性がある
	血小板非減少性紫斑病 　制限に応じた日常生活の援助 　安静の保持	患児の発達や活動をできるだけ妨げないような療養環境を整えていく
食事	食事摂取や哺乳を促す ステロイド治療中は，栄養コントロールを行う	抵抗力の低下を予防 ステロイドの副作用により，食欲が増進する可能性もあるが，エネルギー消費に見合った食事内容を提供する
	血小板非減少性紫斑病 　補液	強い腹痛のため，食事摂取が困難になる場合もあるため，脱水を予防する

項目	ポイント	備考（根拠など）
排泄	**特発性血小板減少性紫斑病（ITP）** 　排便コントロール（便秘予防）	排便時の怒責は，肛門部位の出血や皮下出血をきたしやすい
清潔	**特発性血小板減少性紫斑病（ITP）** 　口鼻腔内の清拭・含嗽 　やわらかい毛の歯ブラシを使用する 　清拭時は強くこすらないように注意する 　清拭時は保温に留意する	咳や発熱などを伴う上気道感染は腹腔内圧の上昇，血管拡張を引き起こし，出血しやすくさせる わずかな物理的刺激でも出血を増強するおそれがある 皮膚への刺激を最小限にする
環境	室温・湿度・空気清浄に留意する **特発性血小板減少性紫斑病（ITP）** 　出血した血液の除去，血液付着物の交換（寝衣・寝具） 　安全で快適な療養環境（ベッドの種類，ベッド柵，ベッド上・周囲，廊下，プレイルームなど）	上気道感染の予防 出血は不安・恐怖につながりやすい 危険防止
指導	内服薬の確実な投与，ステロイドの副作用症状について説明し，食事指導や感染予防行動の励行を促す **特発性血小板減少性紫斑病（ITP）** 　歯科的処置や特定薬剤（例えば，抗血小板効果をもつ解熱鎮痛薬など）の禁止について説明する	ステロイドの副作用症状を患者と家族とともに共有していくことが大切であり，退院後の生活もイメージしやすくなる 感染により紫斑病が増悪する可能性もあるため，予防行動が必要となる

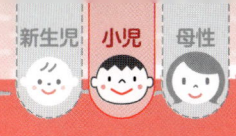

神経芽腫

血液・腫瘍性疾患

概念

神経芽腫は，交感神経母細胞または交感神経芽細胞が腫瘍化して生じる．約70%は腹部に発生し腹部腫瘤となり，その半数は副腎原発である．その他，後縦隔，頸部，骨盤内などの交感神経節や肝臓，頭蓋内からも発生する．

腫瘍は初期では原発巣に限局することもあるが，診断時すでに周辺組織への浸潤を認める場合も多い．早期から卵巣，腎臓，皮膚などにも侵入し，またしばしばリンパ節以外にも肝臓，骨，骨髄，肺などの遠隔転移や播種をきたす．

好発年齢は5歳以下が90%を占め，初診時すでに転移している例が多い．1歳未満では予後は良く，進行例でも高い治癒率が望める．日本での発生頻度は年間300例前後で，白血病，脳腫瘍，悪性リンパ腫に次いで多い．

症状

症状は発生部位や病期により異なる．初発症状は特異的ではなく，元気がない，顔色不良，倦怠感，ごろごろしている，不機嫌，発熱など，他の疾患に共通する症状が多い．腹部原発では腹部膨満，嘔吐，腹痛，便秘，後縦隔原発では咳嗽，呼吸困難などがみられる．脊椎傍部の神経芽腫では，下肢麻痺，膀胱・直腸障害を認める．

また転移の部位により，骨痛，眼周囲の皮下出血，眼球突出，リンパ節腫大，肝腫大などの症状を生じる．

その他，体重減少，食欲不振，また進行性，播種性の場合は発熱や全身衰弱も多く認める．

検査

血液・尿検査：神経芽腫の腫瘍マーカーとして，尿中のバニリルマンデル酸（VMA），ホモバニリン酸（HVA）や血中の神経特異エノラーゼ（NSE）が診断や治療のモニターに有用である．

CT，MRI，超音波検査：腫瘍の原発部位や周囲の臓器との関係の把握，遠隔転移の有無の診断を行う．

^{123}I-MIBGシンチグラフィ：神経芽腫に特異的に取り込まれるため，診断，転移部位の判定，治療効果の評価に用いられる．

骨シンチグラフィ：骨転移の診断に有用である．

骨髄検査：骨髄穿刺，骨髄生検を行い，骨髄転移の有無を診断する．

生検と病理診断：確定診断を行う．

治療

病気の進行度などにより組み合わせて考慮される．

低リスク・中間リスク

外科療法や化学療法が行われる．

高リスク

全身への治療として多剤併用の化学療法，造血幹細胞移植を併用した大量化学療法，局所療法として外科療法と放射線療法を行う集学的治療が一般的である．

看護

項目	ポイント	備考（根拠など）
観察	**化学療法時** バイタルサイン，検査値 化学療法の副作用：詳細は白血病の項目（p.233）を参照．特に骨髄抑制による易感染・貧血・出血傾向，粘膜障害による口内炎や下痢，嘔気・嘔吐，食欲低下，脱毛，腎機能障害や心機能障害 **腫瘍摘出術後** バイタルサイン，活気や機嫌，呼吸状態（呼吸音，呼吸数，エア入り，SpO_2値，チアノーゼ），消化器症状（嘔気・嘔吐，腹部状態），創部痛，創部状態，IN-OUTバランス（輸液，排泄，ドレーン排液），中心静脈ラインや末梢ライン，各種ドレーンなどの挿入部の状態 **放射線療法時** バイタルサイン，検査値 放射線療法の有害事象：放射線宿酔（食欲低下，嘔気・嘔吐，眩暈），倦怠感，皮膚障害，放射線治療部位と治療線量に応じた有害事象	患児の年齢や発達段階に応じた観察を行う
食事	患児の希望や食欲に応じて食事摂取できるように援助する 化学療法や放射線療法に伴う嘔気・嘔吐出現時には，無理に食事をすすめず，患児のペースに合わせる 栄養相談による個別対応や，十分な食事摂取ができていない場合は高カロリー輸液などにより補う	嘔気の原因などに合わせて制吐剤が使用されることもある
排泄	化学療法中は大量輸液を行うためIN-OUTバランス，体重の変化に注意する 膀胱留置カテーテルを挿入することもある エンドキサンやイホマイド投与時には出血性膀胱炎の観察を行う 化学療法の副作用に伴う便秘が見られる一方，粘膜障害による下痢が出現することもあるため，排便状態の確認と排便コントロールを行う	IN-OUTバランスのみでなく，体重の変化も追うことで，異常の早期発見を行うことができる
清潔	清潔を保つため毎日シャワー浴を施行し，発熱や倦怠感などがある場合は清拭を行う 化学療法の副作用により，皮膚が乾燥しやすいため，皮膚の損傷を防ぐためケア後に保湿剤を塗布する 感染門戸となりやすい口腔内や肛門部の清潔保持と感染徴候の観察を行う 中心静脈カテーテルを挿入している場合は，1回/週の消毒を行う 患児と家族へ感染予防行動（手洗い・含嗽，マスクの着用，歯磨き）の指導を行う	化学療法の副作用に伴う易感染状態であるため，清潔を保ち，感染予防に努める必要がある
環境	ベッド周囲の環境整備を行う 入院が長期化することもあるため，乳幼児は院内保育，学童は院内学級の利用を考慮する 検査や処置の前には，患児に応じたプレパレーションを実施し，患児がもっている力を引き出せるよう援助する 家族のサポート状況の確認を行う 貧血，血小板減少があるため，転倒・転落を防止するためにベッド周囲の環境を整える 面会者の体調（感冒・胃腸炎症状など）に注意する	患児と家族が長期の入院期間を乗り越えられるよう，さまざまな角度から援助を行う

脳腫瘍

血液・腫瘍性疾患

概念 ▶ 脳腫瘍とは頭蓋内に発生する占拠性病変の総称である．頭蓋内の各組織から発生する腫瘍には，脳実質から発生する腫瘍（神経膠腫），髄膜から発生する腫瘍（髄膜腫），脳神経から発生する腫瘍（神経鞘腫），脳下垂体前葉から発生する腫瘍（下垂体腫瘍），血管から発生する腫瘍（血管性腫瘍），先天性腫瘍，頭蓋内原発性肉腫，転移性脳腫瘍がある．小児に多く認められる脳腫瘍は，髄芽腫，上衣腫，脈絡叢乳頭腫，胚細胞腫，脳幹部神経膠腫などである．脳腫瘍は乳児にはまれであるが，5〜6歳に最も多い．小児期に発生する固形腫瘍のなかでは最多である．

症状 ▶ 小児脳腫瘍の半数近くが小脳と脳幹部に生じるため，脳脊髄液の循環不全による水頭症が生じやすい．また，生じる場所によっても症状が異なる．

小児特有の症状としては，不機嫌，斜視，行動異常，発育遅延，頭囲拡大，食欲低下，易刺激性，多飲多尿，夜尿などがあげられる．

頭蓋内圧亢進症状
頭痛，嘔気・嘔吐，血圧上昇，徐脈，うっ血乳頭（二次性視神経萎縮，視力低下）．
小児の頭蓋骨は骨縫合が開存しており，頭蓋内に腫瘍があってもある程度の大きさまでは頭蓋内圧亢進症状を呈さないことが多い．

巣症状
脳実質の欠落，刺激症状（運動障害，失語症，半身知覚鈍麻，視野欠損，痙攣，精神症状，内分泌症状），出血（脳実質内または髄液腔内），意識障害，呼吸麻痺，循環障害，瞳孔不同など．

小脳失調症状
ふらつき，歩行異常など．

検査 ▶ **診断時**：CT，MRI，腫瘍生検，腰椎穿刺，脳波など．
化学療法・手術前：X線，超音波検査，心電図，腎機能評価など．

治療 ▶ 基本的には，化学療法，手術，放射線療法を合わせた集学的治療を行う．手術で取りきれたり，腫瘍の種類によっては，手術や放射線のみの治療のこともある．
頭蓋内圧亢進に対する治療：髄液シャント術，脳室ドレナージ術など．
手術：腫瘍摘出術（全・部分摘出術）．
放射線療法：全脳照射・部分照射など．場合によって全脊照射．
化学療法：多剤併用療法が行われる．症例により大量化学療法・造血幹細胞移植．腫瘍の種類により，外来通院でできるものから，入院管理が必要なものまでさまざま．

看護 ▶ 術後

項目	ポイント	備考（根拠など）
観察	頭蓋内圧亢進症状：意識レベル，バイタルサイン（収縮期血圧や脈圧の上昇，徐脈，呼吸），神経学的徴候（眼振，瞳孔，麻痺，反射，知覚，痙攣など），瞳孔散大と対光反射の左右不同または消失，四肢の麻痺，失語，頭痛，嘔気・嘔吐，項部硬直	術後の出血や脳浮腫により頭蓋内圧亢進症状が起こる可能性があるため，経時的かつ頻回に観察する．異常の早期発見により合併症の予防につながる 術後の出血や脳浮腫による頭蓋内圧亢進症状，また，呼吸数の減少や深さの変化は頭蓋内圧亢進や脳幹部呼吸中枢の圧迫によることが考えられる
	ドレーンからの排液状態：量，性状，流出状態，呼吸性移動，手術創（ドレナージ，出血，髄液漏れ，発赤・腫脹） IN-OUTバランス：輸液量，水分摂取量，尿量，比重など CT，X線検査結果の把握	
	感染徴候：髄膜炎症状（項部硬直，発熱，頭痛，嘔気・嘔吐），倦怠感，悪寒，腰椎穿刺施行時の髄液の性状と細胞数，血液検査値	ドレーン留置のため術後髄膜炎を起こす可能性がある
	神経症状：四肢麻痺，視力，視野，眼球運動，眼球偏位，眼瞼異常，顔面神経麻痺，反回神経障害（誤嚥，嗄声）	腫瘍摘出により新たな麻痺，神経症状が出現する可能性がある
	患児の状態：意識レベル，瞳孔反応，痙攣，大泉門の状態（乳児の場合）	
	ドレーン挿入部：漏れの有無・程度，発赤，腫脹，ガーゼ汚染，出血，浸潤の有無・程度，ドレーンの屈曲・閉塞（クランプしていないか）	チューブの屈曲，閉塞により頭蓋内圧亢進が起こる可能性がある
	低頭蓋内圧症状，頭蓋内圧亢進症状 ドレナージ圧（外耳孔を0点とし髄液滴下部までの高さ），エアフィルター，ドレナージバッグの高さ	頭部の高さにより頭蓋内圧が変動する．安静が保てないと低頭蓋内圧，脳室内出血が起こる可能性がある
安静	指示により頭部を15～30°挙上する	静脈還流を促し，頭蓋内圧亢進を予防し，頭部のうっ血，肺合併症を予防する
	疼痛・発熱などの苦痛の緩和 患児の好きな音楽やおもちゃなどを準備し，落ち着いて過ごせるように工夫する 術後，安静が保てないなど，必要時には固定する	術後出血，頭蓋内圧亢進，低頭蓋内圧，脳室内出血を予防する
食事	誤嚥しないような体位を工夫する 必要時，食事形態やリハビリテーションなどを検討する	嚥下障害や嘔吐により誤嚥性肺炎を併発する可能性がある
排泄	排便のコントロール（便秘の予防）をし，排便時の怒責を避ける	怒責は頭蓋内圧を亢進させる
環境	外的刺激を減らし，静かで落ち着いた環境を整え，睡眠休息がとれるようにする ドレーンは適宜ミルキングを行い，閉塞を予防する	頭蓋内圧を低下させるのに役立つ 患児の苦痛を可能な限り緩和する

▶ 放射線療法・化学療法時

項目	ポイント	備考（根拠など）
観察	感染徴候：バイタルサイン，呼吸器症状（咽頭発赤，咳嗽，分泌物性状，呼吸音，SpO₂値），消化器症状（胃痛，腹痛，嘔気・嘔吐，下痢），皮膚・粘膜症状（発赤，腫脹，びらん，熱感，排膿，皮膚剥離），中心静脈カテーテル挿入部（発赤，腫脹，熱感，膿） 出血傾向：皮膚の出血斑，口腔内出血，鼻出血，血尿，血便，吐血 貧血症状：顔色，口唇，口腔粘膜，眼瞼結膜蒼白，動悸・息切れ，不機嫌，倦怠感，めまい，頻脈，活気不良 放射線照射野の皮膚状態：発赤，腫脹，びらん，疼痛 食事摂取量 食欲不振，嘔気・嘔吐の程度 吐物の量と性状 腹痛，下痢 IN-OUT バランス 口腔内の観察：口腔粘膜障害の有無や程度 臀部：頻回な下痢に伴い，皮膚が荒れる危険性がある	放射線・化学療法の副作用に伴う骨髄抑制で易感染状態，出血傾向，貧血の状態を呈する．異常の早期発見により合併症の予防につながる 化学療法の種類によっては，骨髄抑制が強く出ることもある 放射線療法とかぶせて化学療法を行っているときは，照射部位によっては骨髄抑制や嘔気・嘔吐，食欲不振などの副作用が強く出ることもある 放射線療法により皮膚，粘膜障害が起こる可能性がある 放射線・化学療法の副作用により食欲不振，嘔気・嘔吐などの消化器症状が起こる．頻回な嘔吐，下痢による電解質バランスのくずれ・脱水に注意する **脳への照射に伴う副作用（早期）** 　脱毛 　脳浮腫，頭蓋内圧亢進 　照射部位の皮膚炎　など **全脊照射に伴う副作用** 　食道などの粘膜障害出現の可能性がある 　骨髄抑制が起こる
安静	検査値，全身状態により安静度を制限する	
食事	食事の工夫，配膳時の配慮 制吐薬の使用 環境整備（吐物の片づけ）	放射線・化学療法の副作用により食欲不振，嘔気・嘔吐などの消化器症状が起こる 味覚障害や唾液の分泌低下なども起こることがある
排泄	排便のコントロール（必要時，整腸薬や緩下薬を使用する）	化学療法，長期ベッド上安静，経口摂取低下などに伴う便秘 痔の発生は，出血のリスクや感染源になってしまうので，排便のコントロールは必須

項目	ポイント	備考（根拠など）
清潔	白血球減少時はクリーンウォール管理（p.209）とする 清潔ケア，口腔ケア 輸液管理は清潔操作で行い，閉鎖式輸液ラインを用いる ガーゼ交換は1週間に1回行う 検査などで病室外へ出るときにはマスクを着用する 面会者の制限 家族に手洗い，マスクの必要性について指導する．患児にも指導し，生活習慣として身につける 皮膚・粘膜の保護（強くこすらない，やわらかい毛の歯ブラシを使用）	放射線療法，化学療法に伴う白血球減少により易感染状態となる 身体・口腔内を清潔に保ち，二次感染を予防する
環境	危険防止（家族にも指導） 転倒や打撲に注意 ベッド周辺の環境整備（おもちゃをたくさん置かない，尖ったおもちゃは避ける，埃がたまるものは避ける，など）	放射線療法，化学療法に伴う血小板の減少により出血傾向であるため，重篤な出血を予防する 感染のリスクにもなるため環境整備は必須

白血病

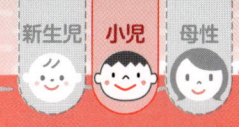

血液・腫瘍性疾患

概念 ▶ 白血病は造血幹細胞に遺伝子異常が生じ，分化能を失った芽球（白血病細胞）が増殖する疾患である．骨髄が白血病細胞で置き換えられることで正常な造血が行えなくなり，造血不全（白血球，赤血球，血小板などが作られなくなること）による症状と白血病細胞の増殖により各臓器に浸潤し，臓器障害による症状が現れる．

　幼若な白血病細胞が増殖する病態を急性白血病，白血病細胞が成熟を伴いながら増殖する病態を慢性白血病とする．さらに，白血病細胞がリンパ球系細胞の性質を有する場合にリンパ性白血病，骨髄系細胞の性質を有する場合に骨髄性白血病と分類する．

　白血病は小児の悪性腫瘍において最も頻度の高い疾患であり（30〜40％），そのうちの70〜75％が急性リンパ性白血病，20〜25％が急性骨髄性白血病，1〜2％が慢性骨髄性白血病である．

症状 ▶ 白血病による症状は多彩で，非特異的である．急性白血病では，白血病細胞の増殖の結果，正常造血が障害され，貧血，血小板減少による出血症状，正常白血球の減少に伴う易感染を認める．中枢神経（脳，脊髄，髄膜，脳脊髄液）に浸潤がある場合には，頭痛，嘔吐，痙攣，麻痺，意識障害などの頭蓋内圧亢進症状を示すことがある．

検査 ▶ 血液検査（血液一般，生化学など），骨髄穿刺・生検，腰椎穿刺，画像検査（胸部・腹部X線，全身CT，頭部MRI）など．

治療 ▶ 化学療法が主であるが，化学療法だけでは治すことが難しい場合に，造血幹細胞移植による治療が行われる．

化学療法
　すべての白血病細胞を根絶させるために多剤併用化学療法が行われる．まずは完全寛解を目指し，寛解導入療法が行われ，その後，地固め療法，維持・強化療法を行い白血病細胞の根絶を目指す．また，中枢神経浸潤の治療や予防のために抗がん剤の髄腔内注射が行われる．

造血幹細胞移植
　造血幹細胞移植とは前処置として放射線や大量の化学療法を行い，その後に造血幹細胞を移植する治療法をいう．難治性白血病の根治療法として行われ，造血幹細胞移植には骨髄移植，末梢血幹細胞移植，臍帯血移植がある．

看護

項目	ポイント	備考（根拠など）
観察	感染徴候：バイタルサイン，呼吸器症状（咽頭発赤，咳嗽，分泌物性状，呼吸音，SpO$_2$値），消化器症状（胃痛，腹痛，嘔気・嘔吐，下痢），皮膚・粘膜症状（発赤，腫脹，びらん，熱感，排膿，皮膚剝離） 貧血症状：顔色，眼瞼結膜蒼白，動悸・息切れ，不機嫌，倦怠感，めまい 出血傾向：皮膚の出血点・出血斑，口腔内出血，鼻出血，血尿，血便，吐血 疼痛：頭痛，腹痛，骨・関節の痛み 不安：表情，行動，言動 **輸血** 　悪寒，発熱，呼吸困難，発疹，血圧低下，嘔気・嘔吐などの副作用	正常造血の障害により易感染状態，出血傾向，貧血の状態を呈する おむつを使用している場合はおむつかぶれや下痢により陰部〜臀部にかけて皮膚トラブルが生じやすい 白血病の初期では白血病細胞の各腫臓器や骨への浸潤により疼痛を訴えることがある 突然の入院や度重なる検査や処置などは患児にとって大きな不安の原因となる
安静	検査値や全身状態により安静度を設定する 白血球減少時にはクリーンウォール管理（p.209）とし，ベッド上安静となる	
食事	正常白血球が少ない場合には生ものを避け，加熱食を提供する	細菌・ウイルス性腸炎を予防する
清潔	全身状態に配慮し，日常的な清潔ケアを行う．特に口腔内や肛門周囲の清潔に留意する 手洗い・含嗽を習慣づけ，外出時のマスク着用を指導する	易感染状態
環境	ほこりやカビなどの衛生に留意する 貧血，血小板減少があるため，転倒・転落防止のためにベッド周囲の環境を整える 面会者の体調（感冒・胃腸炎症状など）にも注意する	感染予防 重篤な出血の予防

▶ 化学療法時

項目	ポイント	備考（根拠など）
観察	感染症状：発熱，鼻汁，倦怠感 呼吸器症状：咳嗽，肺雑音，呼吸音，SpO_2値 消化器症状：腹痛，下痢，嘔吐 皮膚粘膜状態：発赤，腫脹，熱感，皮膚剥離，びらん，膿 血液検査値：白血球，好中球，CRP 出血傾向：皮膚の出血斑，鼻出血，口腔内出血，血尿，血便，吐血，血液検査値（血小板） 貧血症状：顔色不良，動悸，息切れ，倦怠感，頻脈，活気不良，血液検査値（赤血球，Hb） 体液平衡バランス：IN-OUTバランス，尿性状，体重の変動，浮腫の有無や部位，血圧の変動 抗がん剤による副作用：食欲不振，嘔気・嘔吐，脱毛，倦怠感，不整脈，アナフィラキシー症状，便秘，下痢，口内炎，ムーンフェイス	化学療法に伴う汎血球減少により，易感染状態，出血傾向，貧血の状態を呈する 骨髄抑制期の感染は敗血症など致死的状態になりうる 治療中は水分負荷をかけるため，体液の不均衡が生じる可能性がある 脱毛やムーンフェイスはボディイメージの変化を伴う
安静	検査値（好中球，血小板）や全身状態により活動を制限する	易感染傾向，易出血傾向がある
食事	基本的に制限はないが，生ものは控える．調理後2時間以内に摂取する 食欲不振時にはゼリーなど口あたりの良いものを提供する	
排泄	排便のコントロール（必要時，整腸薬や緩下薬を使用する）	化学療法，長期ベッド上安静，経口摂取低下などに伴う便秘 痔の発生は，出血のリスクや感染源になってしまうので，排便のコントロールは必須
清潔	白血球，好中球減少時はクリーンウォール管理（p.209）とする 日常的な清潔ケアを行う（シャワー浴，手洗い，含嗽，マスクの着用など） 含嗽薬を使用し口腔ケアを行い，口腔内環境を清潔に保つ 排便ごとに抗菌薬の軟膏を塗布する	白血球減少により易感染状態となる 身体を清潔に保ち感染を防ぐ 口腔や肛門粘膜からの感染を防ぐ
治療管理	**出血予防** 　皮膚・粘膜の保護に努める（処置やケアのときは必要以上の圧や摩擦を加えないよう注意する） 　やわらかい毛の歯ブラシなどの選択 　患児周囲の環境整備を行い，打撲や転倒の予防に努める **カテーテル管理** 　自己抜去，ルートトラブルに注意する 　決められた頻度でカテーテル刺入部の消毒やルート交換を行う	血小板の減少により易出血状態となる 重篤な出血を予防する カテーテルに関連した事故を防ぎ，安全・円滑に治療をすすめる カテーテル留置による感染予防

慢性肉芽腫症

血液・腫瘍性疾患

概念 ▶ 先天性免疫不全症のなかで最も多い疾患である．白血球のなかの好中球は活性酸素をつくり病原体を攻撃する．しかし慢性肉芽腫症の好中球は活性酸素をつくることができないため，細菌や真菌がいろいろな場所で増え続け感染を起こす．病原体の周りにマクロファージやリンパ球などが凝集し，局所に菌体をためようと生体が反応するので，肉芽腫を形成しやすい．日本では伴性劣性遺伝が多く，男児に多くみられる．

症状 ▶ 肺炎，リンパ節炎，皮膚膿瘍，肛門周囲膿瘍，下痢や腹痛（腸炎）を繰り返し，治りにくくなる．その他，肝臓や骨に膿がたまることもある．感染を繰り返すため，成長が妨げられ成長の遅れがみられる．

検査 ▶ CT，血液検査，超音波検査など．

治療 ▶ 抗菌薬・抗真菌薬の投与，インターフェロンγを週1～3回投与することで感染症の頻度と程度を抑制できる．根本的な治療は骨髄移植・遺伝子治療である．

看護 ▶

項目	ポイント	備考（根拠など）
観察	バイタルサイン，体温，呼吸音，咳嗽，分泌物の有無・性状 活気や機嫌，食思，便の性状 口腔内粘膜の状態 リンパ節腫脹	感染徴候の早期発見
清潔	含嗽，手洗いの励行 体調がよければ毎日シャワー浴を行い，シャワー浴ができないときは清拭を行う 排便後は温水洗浄便座で洗浄する	齲歯，口内炎の予防 身体を清潔に保つ 肛門周囲膿瘍の予防
環境	移動が可能であればシーツ交換時，患児には部屋から出てもらい，シーツ交換終了後にもどるようにする 移動ができないときはマスクを着用する	埃とともに真菌や細菌などが舞い，感染する可能性がある

網膜芽腫

血液・腫瘍性疾患

概念
乳幼児に発症する網膜の悪性腫瘍．1〜5歳に発症することが多い．95％が5歳までに発症する．日本における年間発症数は，約70〜80例である．両眼に発症する場合と片眼だけの場合とがある．脳，肺，骨髄などに転移する場合もある．

症状
遺伝性例は，全患者の約40％を占め，両側性がほとんどであり，1歳までに診断される．非遺伝性例は，全患者の約60％を占め，片側のみであり，2〜3歳に診断されるものが多い．白色瞳孔（瞳孔が白く光ってみえる），斜視，結膜充血，視力の低下などがある．

検査
眼底検査，頭部CT，MRI，超音波検査，血液検査．

治療
眼球摘出術
眼球保存療法
　化学療法，放射線療法，レーザー療法（温熱療法），光凝固・冷凍凝固．

看護

▶ 眼球摘出術後

項目	ポイント	備考（根拠など）
観察	創部出血，圧迫状態，創部痛	眼症状の早期発見により，異常の早期発見につながる
安静	創部の安静保持，圧迫・ガーゼ保護 医師の指示があるまではベッド上，臥床安静	術後の出血を予防する
清潔	医師の指示があるまでは清拭	
治療管理	術後は医師が眼軟膏を塗布 その後は医師の指示にて点眼・眼軟膏の塗布を行う	創部の滲出液の排出・創部の形成のため義眼を装着する

▶ 眼球保存療法

項目	ポイント	備考（根拠など）
観察	感染徴候，出血傾向，貧血症状	化学療法，放射線療法に伴う軽度の汎血球減少により，易感染状態，出血傾向，貧血となる場合がある
	患部の皮膚の状態	放射線照射により，皮膚障害，眼部の骨の成長障害を呈する
	患側の眼の状態	冷凍凝固療法により結膜充血を生じる
安静	血液検査値，全身状態に応じて安静度を制限する	
食事	化学療法中の食欲低下時は患児の摂取しやすい食事に変更する	

▶ 化学療法時 ―「白血病」の項（p.233）参照．

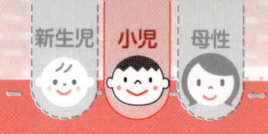

ユーイング肉腫

血液・腫瘍性疾患

概念

好発年齢は5歳～20代であり，成人での発症は少ない．男性に多い傾向にある．骨盤，大腿骨，上腕骨，脛骨に発症することが多く，その他，脊椎や肩甲骨などにもみられる．発熱，腫脹，赤沈亢進，白血球増多など，炎症症状を呈することが多い．組織的には未分化で小型の円形細胞が浸潤性に増殖するのが特徴であるが，細胞起源は不明である．

骨幹部や骨盤に発生する場合が多く，単純X線では斑点状，虫喰い像様の骨吸収像，玉ねぎ殻様陰影（オニオンピール反応）などの骨肉腫と同様な骨膜反応もみられる．全身に播種する傾向があり，初診時から全身に病変が広がっていることもある．

化学療法の他，放射線療法に感受性を示すが，5年生存率は骨肉腫よりも低く30～50%にとどまっている．化学療法，放射線療法，手術療法を組み合わせた集学的治療が行われる．

症状

局所の疼痛や腫脹が初発症状となることが多い．局所の発赤や熱感を訴えることもある．また全身症状を伴うのが特徴的で，発熱や白血球の増加，赤沈の亢進，C反応性蛋白（CRP）の上昇などの炎症症状を伴う．骨髄炎などの感染症との識別が重要である．

検査

血液生化学所見としては炎症所見が特徴的であり，白血球の増加，赤沈の亢進，CRPの上昇などが認められる．

X線所見では，骨幹部に境界不明瞭な溶骨像が認められ，浸潤性の虫喰い像を呈する．玉ねぎ殻様陰影といった骨膜反応も認められることが多い．MRIは局所の腫瘍浸潤を評価するのに有効で，特にユーイング肉腫は，骨破壊のわりに軟部腫瘍塊の大きいことが多い．骨盤内の病変の広がりの評価はT1強調画像が有効であるが，浸潤していくため，切除範囲を正確に判定するのに苦慮することもある．

その他，CT，血管造影検査，骨シンチグラフィなどを行い，生検により確定診断を行う．

鑑別診断としては，臨床画像上では骨髄炎，好酸球性肉芽腫，悪性リンパ腫などがあげられる．また，病理組織学的には，他の小円形細胞腫瘍である神経外胚葉性腫瘍や小細胞型骨肉腫，神経芽腫や小細胞未分化癌（肺癌など）の骨転移などとの識別が必要となる．

治療

ユーイング肉腫は他の小円形細胞肉腫のように抗がん剤や放射線に感受性が高いため，生検により診断を得た後，術前化学療法や放射線療法が行われる．化学療法にはアルキル化薬をはじめとする抗がん剤や，抗がん性抗菌薬の併用療法などが行われることが多い．

手術は，腫瘍が浸潤性であることを考慮し，腫瘍本体より広範囲に切除する方法が用いられる．再建には腫瘍用プロステーシス（人工関節）を用いることもあるが，ユーイング肉腫は若年者の骨幹部に発症することが多いため，隣接関節が温存できるように，血管柄付き骨移植や骨延長による自家骨で恒久的な再建を行う方法もある．

看護 ▶ 化学療法時

項目	ポイント	備考（根拠など）
観察	全身状態，バイタルサイン，血液検査値，画像検査結果	化学療法により疼痛の軽減，腫瘍の縮小が図られているか観察し，効果を確認する
	疼痛の状態，程度の変化 使用した鎮痛薬の効果 患部の状態，皮膚トラブル セルフケアの状態 機能障害の程度 活動状態，活動範囲	疼痛コントロールを図り，患児の安全・安楽を確保する 褥瘡の発生を予防する
食事	発熱など全身状態が悪化し食欲低下がある場合は，必要に応じ輸液で水分や栄養を補う	発熱，発汗などにより身体の水分を喪失しやすく，脱水に陥る可能性がある
	食欲不振時は摂取しやすいものに食事内容を変更する 必要時には高カロリー輸液で管理する	抗がん剤の副作用により食事摂取が困難となり栄養状態の低下が進行する可能性がある
排泄	化学療法中は抗がん剤の副作用により消化器症状（嘔吐や下痢など）が生じる	嘔吐や下痢により身体の水分を喪失しやすく，脱水に陥る可能性がある
	化学療法中は，膀胱留置カテーテルを挿入する場合がある	抗がん剤によっては腎機能障害が起こりうるものがある 腎機能障害，全身状態の悪化の予防，早期発見につなげる
	クリーンウォール（p.209）使用中は状態がよければ（好中球の値で）トイレまで移動可能である	
清潔	全身状態が良好な場合は，シャワー浴や入浴が可能 骨髄抑制期のクリーンウォール管理中も可能な限り，シャワー浴で全身の保清に努める	身体の清潔を図り，二次感染を予防する 抗がん剤の副作用のため粘膜障害がある場合には，各部位の清潔を保持し粘膜・皮膚を保護する
	保湿剤の使用 含嗽，手洗いの励行 中心静脈カテーテル挿入時は，刺入部の消毒を行い，清潔保持に努める	皮膚や粘膜を保護し，出血を予防する

リンパ管腫

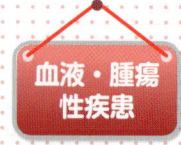

血液・腫瘍性疾患

概念　リンパ管の形成異常が原因で，リンパ液のうっ滞が生じるためリンパ管が拡張し増生する先天性の疾患．出生時すでに存在しているか，あるいは生後早期に出現する．組織学的には良性であり，増生，拡張したリンパ管の中にリンパ液が貯留し，腫瘤や囊胞がみられる．皮膚や皮下組織だけでなく胸腔内など体の深部にも生じる．分類としては，単純性，海綿性，囊胞性に分けられる．

症状　リンパ管の腫脹．身体発育に伴い，リンパ管腫も増大する．腫瘤の部位によっては臓器が圧迫され，それに伴う随伴症状が現れる．

単純性リンパ管腫
皮膚表面に透明または赤色調を呈する水疱が多発し，いわゆる蛙の卵状と表現される．出生後しばらくして出現することが多く，徐々に増大する．

海綿性・囊胞性リンパ管腫
病変は皮下腫瘤として出生時にすでに存在することが多い．腫瘤は徐々に増大し，骨や筋肉などの成長障害を伴うこともある．

検査　腫瘤の部位・大きさ・性状・合併疾患を検索する目的で，超音波検査，CT，MRIなど画像診断を行う．

悪性腫瘍との鑑別のために種々の血液生化学検査が行われるが，生検または摘出による病理組織学的検査が最終診断となる．

治療

単純性リンパ管腫
外科的方法として，正常な皮膚を含めて大きめに切除することが最も確実で，再発も少ない方法である．非手術的な治療法としては，ドライアイスや電気焼灼なども行われてきたが，再発しやすく，またかえって傷痕が残る．これらの非手術的治療に比較し，傷痕が残りにくく，かつ再発が少ない方法として，炭酸ガスレーザーを用いた治療の報告もある．

海綿性・囊胞性リンパ管腫
深在性の場合も切除する方法が最も確実で再発も少ない．しかし，病変が大きい，境界が不明瞭である，重要な器官や臓器と接しているなど，手術で確実に切除することが困難な場合は，ブレオマイシンやOK-432などの薬剤を腫瘤（囊胞）の中に注入し，囊胞を形成する壁を癒着させ腫瘤を消失させる非外科的治療が行われる．この治療は，注入後発熱を伴うことが多い，少なからず再発するなどの問題点がある．しかし，重大な機能障害を残すことなく，病変の消失や縮小が期待できることから，特に小児の大きな囊胞性の病変に対しては第1選択となっている．

看護 ▶

項目	ポイント	備考（根拠など）
観察	腫瘤の部位，形態，大きさなど 部位によっては臓器圧迫による随伴症状 外科的治療後は，患部の状態（出血，発赤，腫脹，熱感，疼痛など） 薬物療法時には，発熱，バイタルサイン，IN-OUT バランス	患部，随伴症状の正確な情報を把握する 薬物療法の副作用により発熱のリスクがある
安静	腫瘤の程度，全身状態により安静度を制限する	良性腫瘍のため，腫瘍による他臓器への影響により異なる

糖尿病

内分泌・代謝性疾患

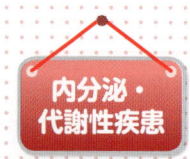

概念

糖尿病はインスリン作用不足による慢性の高血糖状態を主徴とする代謝疾患群と定義されている。膵臓のβ細胞が何らかの原因で破壊されインスリン分泌が枯渇してしまうために生じるものが1型糖尿病である。β細胞からのインスリン分泌低下を主体とするものと、インスリン抵抗性が主体で、それにインスリンの相対的分泌不足を伴うものが2型糖尿病である。小児の2型糖尿病は、ターナー症候群やプラダー・ウィリー症候群などが原因となることも多い。

症状

口渇、多飲、多尿、体重減少、疲労感、倦怠感などの高血糖症状が生じる。

合併症には血糖の変動による急性のものと、高血糖の持続に伴う慢性のものがある。急性合併症には糖尿病昏睡、低血糖発作があり、慢性合併症には糖尿病性網膜症、糖尿病性腎症、糖尿病性神経障害がある。

治療

1型糖尿病

急性期：アシドーシスからの脱却を目的に、輸液とインスリン持続投与を開始する。インスリンは経静脈投与をする場合が多い。アシドーシスの時期を脱したら、インスリン強化療法（1日3～5回、皮下注射によるインスリン投与）に切り替える。

慢性期：1型糖尿病はインスリン分泌が枯渇しているので、インスリン注射が治療の中心となる。インスリンの生理的分泌には、基礎分泌と追加分泌がある。小児期の日常治療では、インスリン注射で生理的な分泌を模倣し、健常児と変わらぬ生活ができること、正常な成長発育を達成すること、網膜症・腎症などの合併症を最小限に抑えることが目標となる。

また薬物療法はできる限り正常に近い血糖コントロールを達成・維持することが重要であるが、これは低血糖の危険を併せもつことになる。そのため低血糖症状にも注意が必要となる。

低血糖症状には交感神経刺激症状である発汗、不安、動悸、頻脈、手指振戦、顔面蒼白、副交感神経刺激症状である頭痛、眼のかすみ、空腹感、眠気がある。

2型糖尿病

初期治療として食事療法と運動療法が開始となる。これはインスリン抵抗性を改善させる。食事療法、運動療法でコントロール不良の場合には薬物療法を開始する。

最初に用いる薬剤は、α-グルコシダーゼ阻害薬、フェニルアラニン誘導体、インスリン抵抗性改善薬（チアゾリジン誘導体）である。これらの薬剤で十分な効果が得られない場合や、すでに糖尿病の症状もあり、なるべく早く血糖コントロールをしたい場合には、強力なインスリン分泌作用をもったスルフォニル尿素薬（SU薬）を単独またはビグアナイド薬と併用する。それでもコントロールできない場合はインスリン療法の適応となる。

看護

項目	ポイント	備考（根拠など）
観察	低血糖症状：冷汗，手指振戦，動悸，嘔気・嘔吐，倦怠感，頭痛などの症状，見当識障害，意識障害 高血糖症状：口渇，多飲，多尿，全身倦怠感，頭痛，嘔気・嘔吐，食欲不振，クスマウル呼吸など 食前・食後2時間・就寝前（医師の指示に従う）の血糖値 尿糖・尿ケトン体 血中糖化ヘモグロビン（HbA1c）・グリコアルブミン（GA）値（1か月に1回測定） 身長，体重 飲水量，尿量，眼のかすみ，視力の変化，足の違和感・しびれ感，尿中微量アルブミンなど	異常に深大な呼吸が規則正しく続く状態がクスマウル呼吸で，糖尿病性ケトアシドーシスなどで認められる 血糖コントロールができているかを把握し，低血糖症状や高血糖症状を早期に発見し，適切な対処を行う
安静	尿ケトン体強陽性のときは状態を悪化させるため運動は行わない 運動療法として，医師の指示のもと，摂取エネルギーに応じたエアロバイクやルームランナーを行う 経口血糖降下薬の服用やインスリン療法をしている場合は低血糖に注意する	高血糖で尿ケトン体陽性のときはケトアシドーシスの可能性がある 運動の急性効果として，ブドウ糖・脂肪酸の利用が促進され，血糖値が低下する．慢性効果としてインスリン抵抗性が改善する
食事	適正なエネルギー量の食事，栄養バランスのよい食事，規則的で適切な食事を摂取するように指導する 低血糖，低血糖症状出現時に適切な補食を行う カーボカウント法※の指導を行う ※カーボカウント法とは，食事に際しての食物中の炭水化物の量に応じて，インスリン量を調整する方法である	摂取された糖質，蛋白質，および脂質が体内で利用されるときにはインスリンを必要とする 低血糖を改善する 食後の高血糖を抑え，良好な血糖コントロールをめざす
排泄	排尿時には尿糖・尿ケトン体を適宜測定する おむつを使用している場合は，おむつ内にガーゼを敷くなどして尿をしみ込ませて測定する 通常，血糖が160mg/dLで尿糖±・＋，200mg/dL前後で尿糖＋，2＋となる	血糖のコントロール状態を把握する
清潔	感染予防に留意し，口腔内や皮膚の清潔を保つ 白癬症がある場合は治療を続けること，足部の観察を行うことなどが重要である	高血糖状態は，好中球やマクロファージの食菌作用や異物の認識作用を阻害する．そのため血糖コントロールの悪化による血流障害・神経障害などの存在は，重篤な感染症，治癒機転の遅延の原因となる 感染症が起きると血糖コントロールは悪化し，高血糖が助長されたり，ケトアシドーシスの原因となる

項目	ポイント	備考（根拠など）
環境	**学童** 試験外泊期間に通学してもらい，学校での様子を聞く 可能ならば退院前に学校の担任教諭および養護教諭と面談を行う．校内で血糖測定，インスリン注射を施行する場所を確認，低血糖時の対応法の指導，クラスメイトへの説明はどうするか，不安・不明な点があるかなどを聞く **乳幼児** 保育園，幼稚園に通園している場合は学童と同様に施設の職員と面談を行う	特に思春期の日常生活は学校が中心となるため，学校での自己管理が不可欠である 教諭と直接会うことで学校生活を具体的に確認し指導ができ，学校の協力が得られるため，患児が糖尿病管理を学校生活にうまく取り入れることができる
指導	インスリン自己注射，自己血糖測定について年齢と理解度に応じ，患児・家族に指導を行う インスリンの作用機序などを薬剤師とともに指導する 発熱，下痢，嘔気，食欲不振のとき（シックデイ）は，十分な水分補給を行い，インスリン注射を中止しない．また頻回に自己血糖測定および尿ケトン体測定を行う 入院中にグルカゴン注射の指導を患児・家族へ行う	低血糖による昏睡の改善 血糖値の変動を把握することができ，良好な血糖コントロールのために効果的である 血糖測定しなくても低血糖，高血糖が認識されるようになり有用である 種々の疾病に罹患した場合には，拮抗ホルモンの増加によりインスリン作用が減弱して高血糖が起こったり，ケトアシドーシスに陥ったりすることがある

血液型不適合妊娠

産婦人科

概念

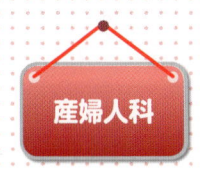

母親と胎児との血液型が異なり、母体の血液中に胎児の赤血球に対する抗体が存在している場合を「血液型不適合妊娠」という．臨床的に問題となるのは、Rh式血液型によるもの（Rh式血液型不適合妊娠）で多くがこれにあたる．母親の血液型がRh（－）で、胎児の血液型がRh（＋）の場合に、胎児が極度の貧血になり、新生児に重い黄疸が起こる可能性がある．過去の分娩や流産の際に胎児血が母体血流に入り抗体が産生され、2回目以降の妊娠で胎児がRh（＋）だと母体内の抗体が胎児に移行する．

症状

2回目の妊娠の際に、抗体が胎児に移行するため、胎児の赤血球を破壊（溶血）してしまう．そのため胎児は貧血になり、貧血が高度になると胎児水腫や心不全を引き起こし、子宮内胎児死亡に至ることもある．赤血球が壊れると黄疸の原因となるビリルビンが産生されるので、出生後には黄疸（新生児溶血性黄疸）が出現し放置すると核黄疸となり、脳性麻痺や死亡の原因となることがある．また、ノンストレステストでサイナソイダルパターンがみられることもある．

検査

(1) 妊娠中は間接クームス試験
(2) 分娩時は直接クームス試験
(3) 胎児採血
(4) ノンストレステスト・超音波検査

治療

母体に対して
Rh（－）の妊婦には、予防策として妊娠28週と、Rh（＋）の児の出生後72時間以内に抗Ｄヒト免疫グロブリンを投与する．また妊娠中絶手術時も同様に投与する．こうすることで母体の血液中にもしも胎児の赤血球が入っても、注射した抗体によって破壊され母体での抗体産生を防ぎ、次回以降の妊娠ではほぼ完全に予防できる．

胎児に対して
①子宮内胎児輸血，②早期分娩誘発．

新生児に対して
①輸液量増加，②光線療法，③交換輸血．

看護

項目	ポイント	備考（根拠など）
観察	腹壁緊張の有無・頻度，下腹部痛の有無・程度，出血・破水，ノンストレステスト所見	疾患においては母体側に症状が出ることはほとんどない．胎児輸血などの治療に対し切迫流早産を起こしやすいため観察が必要
安静	胎児採血・輸血などの検査・治療を行った場合は、「切迫流早産」の看護（p.260）に準ずる	治療や検査の刺激で切迫流早産を起こす可能性がある

産褥熱（さんじょくねつ）

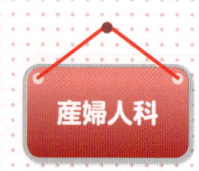

産婦人科

概念 ▶ 分娩終了後の24時間以降，産褥10日以内に2日以上，38℃以上の発熱が続く場合を「産褥熱」という．子宮内感染症はその主たる原因となりうる．分娩前よりすでに子宮内感染があった場合にも産褥期に増悪をきたし，産褥熱として顕性化することがある．

子宮内感染症はあらゆる細菌が起炎菌になりうるが，そのなかでも多いのは，グラム陰性桿菌（大腸菌，クレブシエラ，緑膿菌），グラム陽性球菌（ブドウ球菌，連鎖球菌，腸球菌），嫌気性菌（バクテロイデス，セラチア）などである．その他の原因としては乳腺炎，尿路感染症に留意する必要がある．治療の基本は抗菌薬の投与である．

症状 ▶ 発熱を主とし，熱源（感染巣）に疼痛，下腹部痛，圧痛を伴う．悪臭のある悪露を呈することがある．

検査 ▶ 培養（血液，腟分泌物，咽頭など）：起炎菌の検索，感受性の検査．
血液検査：炎症反応をみる．

治療 ▶ 抗菌薬の投与：治療開始時には起炎菌が不明なことが多いため，広域抗菌薬の投与を行う．起炎菌と感受性が判明した後は有効なものに変更する．
子宮収縮薬の投与：悪露滞留が起こると細菌感染を起こしやすくなるため，子宮収縮促進薬の投与が有効な場合がある．
感染原因の除去：子宮内に感染原因となる卵膜や胎盤遺残があれば子宮内容除去術を行う．
輸液療法

看護 ▶

項目	ポイント	備考（根拠など）
観察	バイタルサイン 子宮収縮状況 外陰部や創部の腫脹・発赤・硬結，圧痛の有無・程度 悪露の量・色・臭気 下腹部の圧痛や疼痛，腫瘤，腹膜刺激症状，イレウス症状 悪寒，発汗，嘔気・嘔吐，頭痛，腰背部痛，食欲，倦怠感	
安静	安静を保持し，体力の消耗を防ぐ 入院中であれば母児同室や授乳の実施を考慮する 退院後であれば搾乳の方法に関しても配慮する	疲労，睡眠不足，体力の消耗は感染防御能力の減弱を引き起こす
食事	食欲に応じて摂取してもらう 水分摂取をすすめる	発熱・発汗などで身体の水分を喪失しやすく，脱水に陥ることがある
清潔	発熱が継続するため清拭は毎日行う 下着類は毎日取り替え，清潔にする 排尿・排便のたびに外陰部の洗浄を行う ナプキンは排泄のたびに取り替える	子宮内感染，創部感染，泌尿器系感染を予防する

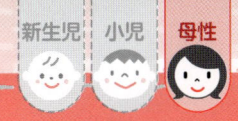

子宮外妊娠（異所性妊娠）

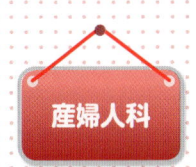

産婦人科

概念 ▶ 子宮以外の場所で妊卵が着床発育することをいう．全妊娠の1～2％の頻度で発生するとされる．全体の98％が卵管妊娠（卵管膨大部：79.6％，卵管峡部：12.3％，卵管間質部：1.9％）であり，他に卵巣（0.7％），腹腔（1.2％），頸管・副角妊娠（0.1％）がある．卵管内膜炎などの炎症による癒着，狭窄，屈曲などによって，妊卵が子宮内腔に運ばれ着床することを障害されるために起こる．また，着床部位が子宮内膜と異なり脆弱なため，出血しやすく，早期に中絶することが多い．

症状 ▶ 無月経，外性器出血（少量ないし持続出血），突発する下腹部の激痛，嘔気・嘔吐，腹壁緊張，腹部圧痛，急性貧血またはショック症状などを認める．流産や卵管破裂などによる症状が出現するまで，無症状で経過することもある．

検査 ▶
(1) **hCG（尿中絨毛性ゴナドトロピン）検査**：尿中hCGが3000IU/mL以上で経腟超音波上子宮内に胎嚢（GS）が認められなかった場合，子宮外妊娠の可能性が高い．
(2) **経腟超音波断層法**：尿中hCG陽性で胎嚢が子宮内になければその疑いは強い．また，ダグラス窩に出血を示唆するフリースペースがある．
(3) **腹腔鏡検査**：未破裂で（1）と（2）がある場合，確実な検査である．
(4) **ダグラス窩穿刺**：腹腔内出血が予測される場合に行う．
(5) **内診所見**：付属器腫瘤，圧痛．

中絶前の診断は（1）＋（2）＋（3）で，中絶後は（4）を加えて診断する．迅速な検査による診断と処置が必要である．

治療 ▶ 手術（開腹手術，腹腔鏡手術）．
薬物療法．
待機（保存）療法．

看護 ▶ 術前

項目	ポイント	備考（根拠など）
観察	ショックの徴候：顔面蒼白，苦悶顔貌，四肢冷感，冷汗，チアノーゼ，嘔気・嘔吐，呼吸促迫，血圧下降，頻脈，意識喪失 バイタルサイン，意識レベル 腹膜刺激症状：激しい下腹部痛 尿量，性器出血，最終飲食・排尿・排便・月経，アレルギー	突発的にショックが発生することがある
食事	医師に確認し，状況に応じて絶飲食	
排泄	医師に安静度を確認し，必要に応じて膀胱留置カテーテルを挿入する	急性腎不全徴候を観察 出血量に比例し，乏尿になる 尿量を正確に把握する
清潔	剃毛の実施（腹腔鏡下手術の場合，臍〜恥骨上まで）	感染予防，術野確保

▶ 術後

項目	ポイント	備考（根拠など）
観察	バイタルサイン，意識レベル，顔色，虚脱，冷汗，呼吸状態，嘔気・嘔吐，尿量，尿性状，出血量 皮膚トラブル：点滴刺入部，自己制御式鎮痛法（PCA）刺入部，褥瘡好発部位 腸蠕動音，血液検査値，下肢のしびれ・可動性，創部痛の有無・程度，創部の出血・離開・滲出液	異常の早期発見 術後合併症の予防
安静	ベッド上で安静，医師の指示により徐々にADLを拡大させる ベッド上での安静時は2時間ごとに体位変換	体力の消耗を防ぎ回復を図る 褥瘡予防
食事	手術当日は絶飲食，以降は医師の指示による	
排泄	術後1日目：状態により初回歩行を確認した後，膀胱留置カテーテルの抜去 初回自尿確認	
清潔	シャワー浴の開始までは清拭 腹腔鏡手術：術後2日目よりシャワー浴が可能 開腹術：術後5日目よりシャワー浴が可能	身体の清潔保持

子宮筋腫

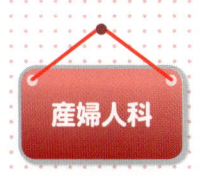

産婦人科

概念
　子宮筋腫は30歳以上の女性の約20％に存在するといわれるエストロゲン依存性疾患である．したがって，一般に閉経期以降はエストロゲン減少に伴い縮小傾向を示すと考えられている．閉経後に増大傾向を示す場合は，子宮肉腫の可能性も考慮する必要がある．
　子宮筋腫は，漿膜下筋腫，筋層内筋腫，粘膜下筋腫に分類される．

症状
　過多月経，不正性器出血，鉄欠乏性貧血，疼痛，腫瘤の触知，膀胱・直腸の圧迫症状，月経困難症など．

検査
　超音波検査，CT，MRI，子宮鏡検査．

治療

保存的経過観察
　診断の明らかな典型的な筋腫で，症状もなく挙児希望もない場合は3〜6か月ごとの定期的な診察で大きさや症状の変化を観察する．

手術
(1) 子宮筋腫核出術（ⅰ 開腹，ⅱ 子宮鏡下筋腫核出術，ⅲ 腹腔鏡下筋腫核出術）
　　筋腫のできた部位や大きさでⅰ〜ⅲが選択される．
　　挙児希望で将来妊娠・分娩の妨げになる可能性がある部位に筋腫が存在する場合．
(2) 単純子宮全摘術
　　・腹式子宮全摘術：上記のような症状を有し，挙児希望がない場合．
　　・腟式子宮全摘術：腹腔内で子宮周囲の癒着がないと思われる場合．
　　　　　　　　　　子宮のサイズは手拳大以下で，経産婦が望ましい．

薬物療法
　GnRHアゴニストによりゴナドトロピンの分泌を抑制し，エストロゲンを低値にすることで，筋腫の縮小や過多月経，貧血などの症状の改善を図る一時的な治療である．

看護 ▶ 術前

項目	ポイント	備考（根拠など）
観察	バイタルサイン，不正性器出血，下腹部痛，腫瘤の触知，膀胱・直腸の圧迫症状	
食事	手術当日0時以降は絶飲食とし，当日朝より持続点滴	麻酔導入時の誤飲予防，脱水予防，誤嚥・嘔気・嘔吐予防
排泄	手術前日：下剤内服（腹腔鏡の場合） 手術当日朝：浣腸の実施	腸内容物の除去，術野の汚染予防
清潔	シャワー浴，剃毛の実施 腹腔鏡の場合，臍部をオリーブオイルなどのオイルで清拭	感染予防，術野確保

▶ 術後

項目	ポイント	備考（根拠など）
観察	全身麻酔術後観察管理（呼吸，循環，疼痛，創部，腸管運動），性器出血，下腹部痛，下肢痺れ，足指運動，術後感染 弾性ストッキング，間歇型空気圧式マッサージ器（深部血栓症/肺血栓症予防器材）装着	異常の早期発見 術後合併症の予防 深部静脈血栓予防
安静	床上安静，膀胱留置カテーテル挿入，2時間ごとの体位変換 術後1日目以降：膀胱留置カテーテルの抜去，歩行可能（初回歩行は必ず付き添う）．初回歩行後，弾性ストッキング除去	術後合併症の予防，褥瘡予防 早期離床による術後合併症予防 初回歩行時の転倒予防，深部静脈血栓の早期発見
食事	医師の診察で腸蠕動を確認したら，飲水や食事を開始	誤嚥・嘔気・嘔吐予防
排泄	膀胱留置カテーテルを挿入 術後1日目：膀胱留置カテーテルの抜去	術後の安静保持 尿路感染予防，早期離床による術後合併症予防
清潔	術後1〜5日目：清拭 　　　5日目：抜鈎 　　　6日目：シャワー浴が可能 腹腔鏡手術：術後2日目よりシャワー浴が可能	身体の清潔保持 全身皮膚状態の観察

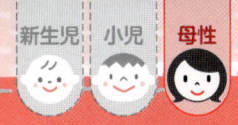

子宮内胎児死亡（IUFD）

産婦人科

概念 ▶ 妊娠期間を問わず，子宮内で胎児生存が確認された後，母体，胎児，胎児付属物の何らかの原因で胎児の発育が停止し，胎児の心拍動や運動などの生命現象がすべて消失し，死亡したものを「子宮内胎児死亡」（IUFD：intrauterine fetal death）という．

症状 ▶ 不正性器出血，下腹部痛，子宮増大感の停止あるいは縮小感，つわり症状の軽減，胎動消失，倦怠感，寒気，食欲不振，異物感．妊娠初期では無症状のこともある．

治療 ▶ 子宮内胎児死亡により早期の稽留流産を起こしていれば，確定診断後に子宮内容除去術を施行する．妊娠中期以降は，ラミナリアなどにより時間をかけて頸管を拡張して，子宮内容除去術を施行するほうが安全である．また，21週以前はプロスタグランジンE_1誘導体腟坐薬により頸管軟化と強い子宮収縮を誘発して，胎児および付属物を娩出させる．前処置としてラミナリアなどにより頸管を拡張させておくと，その後の処置時間は短縮する．

　誘発分娩を行う際は，週数に応じた陣痛促進薬を使用する．妊娠中期ではプロスタグランジンE_1誘導体腟坐薬，妊娠後期ではオキシトシンやプロスタグランジン$F_2\alpha$を用いる．

看護 ▶ **処置前**

項目	ポイント	備考（根拠など）
観察	出血の量・性状・流出状態，下腹部痛の程度，全身状態，バイタルサイン 患者の言動，表情	進行状況の把握 子宮内感染の可能性
清潔	外陰部の清潔ケアや指導を行う	子宮内感染の予防
精神的ケア	精神的援助に努める 家族の協力を得ると同時に，不安や訴えを十分に聞く スタッフの言動は統一する	精神的動揺が大きいので，言動をよく観察する必要がある

▶ **処置中**―「周産期看護―誘発分娩」の項（p.355）を参照．

▶ **処置後**—「正常分娩」の項（p.7）を参照．

項目	ポイント	備考（根拠など）
観察	精神状態（特に母児対面時） 分娩後1～2日：乳房緊満・疼痛	児の死が受け入れられるよう援助する 死産では内服薬で乳汁分泌を抑制させる
精神的ケア	児との思い出をつくれるよう，具体例を紹介する 「カラダとココロのこれから」のパンフレット※を用い，グリーフ段階について説明する ※産後の体について，グリーフ段階・経過についてをまとめた退院指導パンフレット．	児との対面については夫（またはパートナー）と十分に話し合ったうえで行うよう環境を整える 状況によってはこころの診療部（精神科）など，他科との連携を図る 産婦の精神面に配慮する 悲哀過程を経るには継続して支援する人が必要な場合がある
指導	分娩後の過ごし方 死児の埋葬について情報を提供する 「カラダとココロのこれから」のパンフレットを渡す	短期間での退院となるため，パンフレットを自宅で読んでもらう

子宮内胎児発育遅延 (IUGR・FGR)

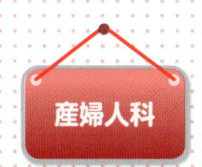

産婦人科

概念
　何らかの原因で子宮内の胎児発育が遅延または停止するため，妊娠期間に相当する胎児の発育がみられない状態をいう．通常は正常新生児の発育曲線（p.16 参照）からみて 10 パーセンタイル未満，または－1.5SD 以上小さい場合に子宮内胎児発育遅延（IUGR：intrauterine growth retardation，FGR：fetal growth retardation）とされる．
　胎児推定体重（EFBW）だけでなく羊水過少や胎児腹囲などの所見，EFBW の経時的変化も検討したうえで総合的に判断する．

症状
均衡型子宮内胎児発育遅延（symmetrical IUGR）：20～30%
　発育は遅延するが身体のプロポーションは保たれている場合をいう．胎児自身に原因が存在して発育が制限される場合が多く，予後は悪い．
不均衡型子宮内胎児発育遅延（asymmetrical IUGR）：70%
　頭部の発育はそれほど制限されない型である．原因は子宮胎盤循環不全による栄養障害が主体である．母体因子として，妊娠高血圧症候群や高血圧，腎疾患合併，自己免疫性疾患，糖尿病などがある．胎盤因子として胎盤の機能や構造が正常でない場合や，臍帯因子として臍帯の形状や付着部位に問題がある場合が多い．発育阻害因子は胎盤血流障害であるため，予後は比較的よい．
その他：10%
　発育の型・原因の特定ができない場合もある．

検査
　超音波検査，ノンストレステスト，羊水検査．
　可能な限り母体因子の検査（妊娠高血圧症候群，合併症の有無など），胎児因子の検査（奇形の有無の精査など），胎内環境の評価（ノンストレステストなど）で原因の検索を行う．

治療
　胎内環境の悪化が原因である場合は，根本的な管理をするため娩出して新生児管理へ移行する．ただし，生育限界に達していない場合には厳重な子宮収縮・胎児心拍モニタリングのもと，妊娠を継続する．妊娠高血圧症候群の軽症例や切迫早産，感染，胎盤因子，臍帯因子などが原因の asymmetrical IUGR の一部の症例では下記の治療で一定の効果が期待できる場合もある．ノンストレステストなどにより胎児 well-being の評価を行い，適切な分娩時期を決定する．
安静臥床：切迫早産徴候の子宮収縮が抑制でき，子宮血流の増加が期待できる．
薬物療法：子宮収縮抑制薬の点滴注射により，子宮収縮の抑制と子宮内圧を低下させて早産や切迫早産を予防するとともに，子宮胎盤臍帯循環の改善を期待する．

看護

項目	ポイント	備考（根拠など）
観察	定期的に子宮底長の変化を確認する 子宮収縮の有無・程度	妊娠週数に比して，子宮底が小さい
安静	睡眠・休養を十分にとる 医師の指示により安静 左側臥位での安静	子宮胎盤血流量の減少を予防し促進を図る
環境	状況により，帝王切開術をすすめられるよう環境を整える	胎児の状態や分娩の進行状況によっては，帝王切開での娩出となる

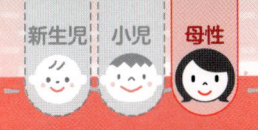

子宮内膜症

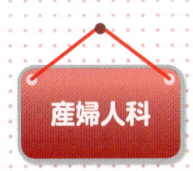

産婦人科

概念 ▶ 子宮内膜症とは，子宮内膜が異所性に増殖する疾患である．子宮周囲（卵巣，腹膜，ダグラス窩など）に発生するものが多い．
10代後半～50代後半にみられ，外性子宮内膜症がみられるのは20代後半～40代がピークである．

症状 ▶ 月経困難症，下腹部痛，腰痛，不妊，過多月経，不正性器出血，性交痛，排便痛，下肢痛．

検査 ▶ 双合診，血液検査で腫瘍マーカー（CA125）を調べる，MRI，CT，子宮卵管造影法，腹腔鏡．

治療 ▶ 年齢や症状の度合い，病変部位，挙児希望の有無などを総合的に考慮し，治療法を決定する．

対症療法としての薬物療法
　低容量ピル，GnRHアナログ，低容量ダナゾール（黄体ホルモン薬）など．

保存的手術
　卵巣チョコレート囊胞の切除や子宮・卵管周囲の癒着剥離など．

根治手術
　単純子宮全摘術および両側付属器摘出術など．

看護 ▶ **術前**

項目	ポイント	備考（根拠など）
観察	疼痛の部位・程度・範囲 不正出血，帯下，発熱，腹膜刺激症状（嘔気・嘔吐），下腹部緊張感，倦怠感，下肢痛，排便痛，排尿痛	
食事	手術当日0時以降の飲食は禁止	
排泄	手術当日朝：浣腸の実施 腹腔鏡手術の場合は，術前に下剤投与	腸内容物の除去
清潔	術前処置（剃毛，臍処置），シャワー浴	手術野の感染予防

▶ 術後

項目	ポイント	備考（根拠など）
観察	バイタルサイン，創部出血，性器出血，疼痛，呼吸状態，四肢冷感，嘔気・嘔吐，尿量	
安静	**開腹術後** 　手術直後：ベッド上で安静，体位交換 　1日目：座位，トイレ・洗面時の歩行は可能 　6日目：抜鉤 **腹腔鏡下術後** 　手術直後：ベッド上で安静，体位交換 　1日目：座位，トイレ・洗面時の歩行は可能 　4日目：抜鉤	呼吸器合併症予防，皮膚トラブル防止のため早期離床を図る 転倒事故防止のため，初回歩行時は付き添う
食事	**開腹術後** 　手術直後：飲食は禁止 　1日目：腸蠕動音を確認後，飲水や食事を開始 **腹腔鏡下術後** 　開腹術後と同様	誤嚥防止のため，初回飲水時は付き添う 嘔気・嘔吐がないか観察
排泄	**開腹術後** 　手術直後：膀胱留置カテーテルを挿入 　1日目：膀胱留置カテーテルを抜去後，トイレ可能（4日目まで尿量測定） **腹腔鏡下術後** 　手術直後：膀胱留置カテーテルを挿入 　1日目：膀胱留置カテーテルを抜去後，トイレ可能（4日目まで尿量測定）	尿路感染防止と早期離床を図るため，術後1日で膀胱留置カテーテルを抜去する
清潔	**開腹術後** 　1日目〜：清拭 　5日目〜：シャワー浴 **腹腔鏡下術後** 　1日目：清拭 　2日目〜：シャワー浴	身体を清潔に保つとともに全身の皮膚状態を観察する

自己免疫疾患合併妊娠

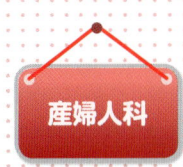

産婦人科

概念

自己免疫疾患とは，自己の組織に対する抗原抗体反応が起きることによって，主に結合組織に病変が生じる病態である．結合組織は臓器や血管など，全身のいたるところにあるため，妊娠継続が難しかったり，胎児へ何らかの影響があることが多い．

自己免疫疾患にはバセドウ病や特発性血小板減少性紫斑病（ITP）などの臓器特異的なものと，全身性エリテマトーデス（SLE）に代表される膠原病をはじめ，抗リン脂質抗体症候群（APS），シェーグレン症候群などがある．

比較的若年の女性に好発するため，合併した妊娠の頻度は多い．

症状

発熱，関節痛，皮膚の異常（赤い斑点の出現，レイノー現象，肘の外側や膝の前部に痛みのない小さなしこりなど），粘膜の異常（ドライアイ，唾液腺に炎症が起こるため唾液の分泌量低下による口腔内乾燥），腎炎，貧血，浮腫，流産，早産，不正性器出血などがある．

バセドウ病
未治療では，流産や早産，子宮内胎児発育不全，子宮内胎児死亡の確率が高くなる．

特発性血小板減少性紫斑病（ITP）
妊娠中・分娩後の子宮からの出血は影響を受けないことが多いが，産道損傷からの出血は遷延することが多い．また抗血小板抗体の移行により，半数の新生児に一過性の血小板減少を引き起こす．この状態は母体由来の抗体の消失によって2～3週間で改善するが，分娩時に頭蓋内出血が起こる可能性もある．

全身性エリテマトーデス（SLE）・シェーグレン症候群
流産，早産，子宮内胎児死亡などを起こすことが多い．また各種の自己抗体の出現は母体の臓器梗塞，血栓症の要因でもある．

抗リン脂質抗体症候群（APS）
胎盤梗塞，習慣性流産，死産，子宮内胎児発育不全，妊娠高血圧症候群などを合併することがある．

検査

血液検査，X線，尿検査，皮膚粘膜などの組織検査，眼検査，機能検査（心電図，脳波，筋電図，脈波など），貯留液検査（関節に貯留した水分を調べる）．

治療

(1) 非ステロイド抗炎症薬療法，ステロイド薬療法
(2) 抗リウマチ薬，免疫抑制薬
(3) 大量γグロブリン療法
(4) 血漿交換療法（炎症を起こすもとになる有害な物質を取り除く）
　　正期産（37～42週）まで薬物療法，検査データチェック，胎児管理などでコントロールし，妊娠継続できるよう援助する．
・SLEには，ステロイド薬療法．
・APSには，低用量アスピリン（LDA）療法，ヘパリン療法．

看護 ▶ 妊娠期

項目	ポイント	備考（根拠など）
観察	バイタルサイン，検査データ 内服薬の副作用，倦怠感，出血傾向 関節痛，皮膚症状	病状の把握により，病状の進行状況への早期対応ができる
安静	安静と運動のバランスをとり，翌日に疲れを残さないようにする	疲労や体力消耗により，病状の悪化をまねく
食事	過剰な体重増加に注意する カルシウム・鉄分の多い食品を積極的に摂取する 塩分を控える	ステロイド薬には食欲増進，血糖上昇作用がある ステロイド薬の使用によるカルシウム減少がある 腎機能低下による血圧上昇などを防ぐ
排泄	便秘予防	
清潔	清潔保持，含嗽・手洗い励行，皮膚の保護（ローションや軟膏などの塗布） 清拭，シャワー浴	易感染性がある
環境	室温や衣服の調節	冷えによる症状悪化を防ぐ
治療管理	無痛分娩や帝王切開など硬膜外穿刺の予定がある場合は，抗血小板薬の内服中は内服中止後1週間，ヘパリン療法は中止後24時間経過してから，処置を行う	硬膜外穿刺時の出血や血腫の予防 抗凝固薬を使用していたことによる出血傾向がある 硬膜外血腫の予防

▶ 分娩後

項目	ポイント	備考（根拠など）
観察	バイタルサイン，検査データ 内服薬の副作用，倦怠感・疲労感 出血量の観察，血腫	病状の把握により，病状の進行状況への早期対応ができる 抗凝固薬を使用していたことにより，出血傾向を認めることがある
安静	基本的に制限はないが，疲労が蓄積しないようにする 母児同室時間などを調整する	疲労や体力消耗により，病状の悪化をまねく
清潔	清潔保持，含嗽・手洗い励行，皮膚の保護（ローションや軟膏などの塗布） 清拭，シャワー浴	易感染性の状態である
環境	室温や衣服を調節し体温低下を防ぐ	冷えによる症状悪化の防止
治療管理	帝王切開後，硬膜外カテーテルの抜去は，ヘパリン投与後4時間以降に行う	

常位胎盤早期剥離

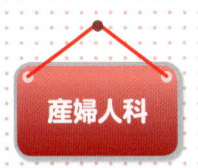

産婦人科

概念 ▶ 正常位置に付着した胎盤が胎児の娩出前に剥離することをいう．

症状 ▶ 初発症状は腹部緊張感，腹痛や腰背部痛，子宮収縮，性器出血など，いわゆる切迫流早産と同様の症状を呈することが多く，鑑別診断が重要である．しかし，典型的な症状を呈さないものもあり，注意が必要である．

疼痛・子宮収縮
疼痛は腹部膨満感，軽度の下腹部痛や子宮収縮様のものから突発的な激痛までさまざまである．時間経過とともに重症化し，胎盤剥離部に一致した圧痛および間歇期のない持続的な子宮収縮となる．重症例では子宮は板状硬となり，胎児部分の触知は困難となる．子宮後壁付着では腰背部痛を訴えることがある．

性器出血
性器出血の特徴は暗赤色，非凝固性であり，少量ないし認められないこともある．外出血量と母児の予後や重症度とは相関せず，出血量が少ない場合は診断が遅れ，児の予後が不良になることも多い．

胎動の減少または消失
胎動の減少・消失が初発症状となることもある．胎動の有無を必ず確認する．

検査 ▶ 分娩監視装置装着，超音波検査．

治療 ▶ 原因の除去，すなわち可及的速やかに分娩を完了させる．
全身状態の維持を最優先に抗ショック療法，輸血療法を行う．並行して，抗凝固療法（ヘパリンナトリウム，アンチトロンビン-Ⅲ製剤），抗線溶療法（メシル酸ガベキサート〈FOY®〉）などを考慮する．

看護 ▶ **術前**

項目	ポイント	備考（根拠など）
観察	バイタルサイン 疼痛部位・性状 顔面蒼白，チアノーゼ，冷感，冷汗，貧血 口渇，嘔気・嘔吐 視力障害，知覚異常，意識状態	母児の生命は危機にある．早期診断・治療と合併症予防・早期発見が重要となる
	尿量，出血量 胎児心音，子宮収縮・胎児心拍モニタリング所見 これまでの妊娠経過，妊娠高血圧症候群やその他合併症 内診所見，子宮収縮の有無・頻度，腹部所見（間歇期のない腹部緊満，板状子宮などはないか），超音波検査所見 血液検査値	循環血液量の評価のために最も重要なのが尿量である．適切な尿量確保を目的に治療を行う
	産科DICスコア（p.279参照）	DICなどの合併症の早期発見
食事	飲食は禁止	麻酔導入時の嘔吐・誤嚥の予防 術後イレウスの予防
環境	スタッフで連携をとりながら準備を行い，短時間で手術室に入室する	緊急帝王切開の可能性が極めて高いため迅速に対応する
精神的ケア	術前の対応など，本人へ精神的配慮を行いながら術前準備をすすめていく	緊急時ほど，患者は精神的不安や恐怖を抱きやすく，その出産体験が後の育児へ影響することも少なくない

▶ **術後**—帝王切開（p.357），播種性血管内凝固症候群（DIC；p.280）の項を参照．

切迫流早産

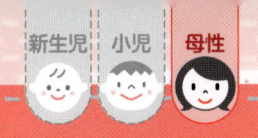

産婦人科

概念

切迫流産は妊娠22週未満に，性器出血，下腹部緊満感，下腹部痛，腰痛などの症状がみられるが，妊卵はまだ子宮内にとどまり，十分に妊娠継続が可能な状態をいう．超音波検査で胎児心拍が確認できれば比較的予後は良好である．ときに絨毛膜と脱落膜の間に絨毛膜下血腫を認めることがある．これは切迫流産の11〜18%に合併し，頸管無力症や前期破水，早産の原因にもなるので，慎重に観察する必要がある．

切迫早産とは，妊娠22週以降から妊娠37週未満の間に子宮収縮によって子宮頸管の開大と展退が進行し，早産となる可能性がある状態をいう．早産の原因は，絨毛膜羊膜炎，前期破水，妊娠高血圧症候群，陣痛発来，頸管無力症，子宮内感染，多胎妊娠，胎児異常などで，早産の管理治療にはその原因に応じた対策が必要である．

症状

自覚症状として，性器出血，血性分泌物，腹壁緊張，周期的な下腹部痛，腰痛，破水，帯下の増量などがある．

検査

内診，腟分泌物培養・クラミジアPCR検査，頸管長の測定，ノンストレステスト，血液一般検査．

治療

安静
子宮収縮抑制薬による薬物治療
　塩酸リトドリン（点滴・内服），または硫酸マグネシウム（点滴）．
抗菌薬の投与
頸管縫縮術
胎児肺成熟の促進
　ステロイド薬療法（注射）．

看護

項目	ポイント	備考（根拠など）
観察	下腹部痛（頻度，強さ，持続性，部位） 子宮収縮の自覚・程度 ノンストレステスト 性器出血・血性分泌物 恥骨部痛 破水・羊水流出 帯下の性状 内診所見 胎児心拍数 胎動 排泄状態 妊娠経過 胎児発育状態 羊水量 胎盤の状態 絨毛膜下血腫 薬物治療による副作用の有無・程度（動悸，息苦しさ，体熱感など） マイナートラブル（腰痛，腹部増大による胃部圧迫感，浮腫など）の有無・程度 治療に対する受け止め，精神状態	切迫流早産徴候の早期発見
安静	医師の指示による切迫進行状態に応じた安静度 弾性ストッキングの着用，下肢の運動を励行	切迫流早産の進行予防 深部静脈血栓症の予防
食事	生活環境の変化，腹部増大により食欲減退が起こることがある 安静度により主食の形態を考慮する	必要時には食事摂取量を確認し，栄養状態を把握する
排泄	排便コントロールができるよう水分摂取や服薬管理などを指導する	切迫流早産の進行予防
清潔	安静度に合わせて清潔の援助を選択する 陰部の清潔保持を指導	感染予防
環境	室温調整 ベッド周囲の環境整備	妊娠・薬物投与により体熱感を訴えることが多い 腹部増大により足元が見えにくくなることや，治療として持続点滴をすることも多く，移動時の危険防止に配慮する
指導	妊娠各期に応じた指導は，正常妊婦（p.5参照）の指導に準ずる 妊娠週数に応じた妊婦健診を行う 状況によっては，ソーシャルワーカーとの連携を図る	

前期破水（PROM）

産婦人科

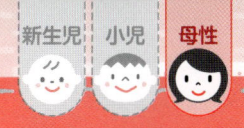

概念

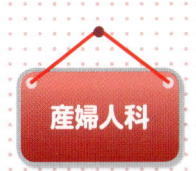

陣痛開始前に何らかの原因で卵膜が破綻し，羊水が子宮外へ流れ出ることをいう．特に22〜37週未満に前期破水となったものを早期前期破水（preterm PROM）としている．

前期破水（PROM：premature rupture of the membranes）の発症リスク因子としては，喫煙，多胎妊娠，羊水過多などの子宮過伸展，頸管の手術歴などがあげられる．合併症としては，母子感染，切迫早産，低酸素血症と仮死，肺低形成などがあげられ，帝王切開率増加の要因ともなる．

症状

腟からの羊水流出，子宮収縮（前期破水では陣痛が発来することが多い），子宮内感染が起こった場合は母体発熱や胎児頻脈，羊水流出による子宮底長の減少，腹壁上より胎児小部分の突出が著明になる，羊水過少症，それに伴う臍帯圧迫，臍帯脱出．

検査

確定診断
(1) 主訴に加え，腟鏡診による羊水流出の確認．
(2) 内診による児頭の触知．
(3) エムニケーター® による羊水のpH判定．
(4) 超音波検査による羊水腔の急激な減少．

感染の確認
(1) 血液検査（炎症所見確認）．
(2) エラスターゼ．
(3) 腟分泌物培養検査．

分娩監視装置

マイクロバブルテスト
早期前期破水の場合に行う．

治療

正期産前期破水の場合は，抗菌薬を投与する．

母体腟培養でB群溶血性連鎖球菌（GBS）陽性の場合は，入院時より児娩出まで6時間ごとに抗菌薬を投与し破水後48時間以内に分娩誘発を行う．母体腟培養でGBS陰性の場合は，破水から18時間後より児娩出まで6時間ごとに抗菌薬を投与し，破水後48時間以内に分娩誘発を行う．

妊娠35〜37週の早期前期破水の場合は，分娩待機または切迫早産治療となる．抗菌薬投与も行う．

妊娠35週未満の早期前期破水の場合は，切迫早産治療，抗菌薬投与，ステロイド薬投与（胎児肺成熟を促す），人工羊水注入法（羊水過少の場合）を行う．

臍帯脱出時は緊急帝王切開となる．

看護 ▶ 正期産前期破水

項目	ポイント	備考（根拠など）
観察	破水時間 羊水（流出量，色調，臭気） 卵膜 先進部位 臍帯脱出 分娩開始徴候（陣痛の状況，性器出血，内診所見など） バイタルサイン 血液検査値（炎症所見） 腹部超音波検査所見 ノンストレステストおよび分娩監視装置所見	臍帯脱出に関連した胎児仮死の可能性がある
安静	基本的にはトイレ，洗面のみ 先進部が児頭以外の場合は，ベッド上で安静	児頭固定前の場合，臍帯脱出の可能性がある
清潔	清拭，洗髪 排泄ごとに清浄綿で外陰部を消毒およびナプキンを交換	シャワー浴，入浴による上行感染予防 外陰部の清潔保持による感染予防
環境	防水シーツを敷くなどし，リネン汚染に配慮する	

▶ 早期前期破水（preterm PROM）

項目	ポイント	備考（根拠など）
観察	破水時間 羊水（流出量，色調，臭気） 卵膜 先進部位 臍帯脱出 分娩開始徴候（陣痛の状況，性器出血，内診所見など） バイタルサイン 血液検査値 腹部超音波検査所見 ノンストレステストおよび分娩監視装置所見 外陰部の保清状況 胎児発育状況	子宮内感染，羊水流出に関連した胎盤や臍帯の圧迫，臍帯脱出に関連した胎児仮死などの可能性がある 妊娠継続可能か否かの評価
安静	ベッド上で安静もしくはトイレ，洗面のみ	早産予防
食事	分娩進行がみられた場合は飲食は禁止	
清潔	清拭，洗髪 医師の指示があれば膀胱留置カテーテルを挿入する ベッド上で安静の場合は外陰部洗浄，ナプキン交換，洗面介助	体動回数の増加による早産予防 シャワー浴，入浴による上行感染予防
環境	絶対安静で，ベッド上でも座位をとることが許可されていないときは，おにぎり食やスプーン，フォークを活用する	

前置胎盤

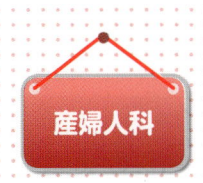

産婦人科

概念
胎盤が内子宮口を覆っている状態をいう．内子宮口にどのくらいかかっているかにより3種類に分類される．内子宮口にすべてかかっているものを「全前置胎盤」，一部かかっているものを「部分前置胎盤」，縁にわずかにかかっているものを「辺縁前置胎盤」という．帝王切開術既往や子宮内容除去術既往，子宮筋腫核出術既往，高齢の妊婦に多い．

症状
出血．
妊娠時：妊娠後半期，特に末期および分娩開始期になって初めて出血がはじまることがある．突然の出血が起こることが少なくない（無痛性出血）．いったん止血することが多いが，大出血のサインである（警告出血）．
陣痛発作時に出血が増強する．微弱陣痛，胎位異常が多い．
分娩後：子宮峡部の弛緩および癒着胎盤などにより出血が増加する．

検査
経腟超音波検査，血液検査，ノンストレステスト．

治療
出血の多い症例では，ただちに帝王切開術を行う．
出血がみられる場合は，入院して安静保持とし，子宮収縮抑制薬を投与することもある．胎児の肺の成熟が確認されるなどの胎外生活が可能と判断されれば，大出血を起こす前に帝王切開術を施行する．肺の成熟が得られない状況で分娩となりそうな場合は，副腎皮質ステロイドの投与を行う．
分娩時の出血に備え，自己血貯血を行う．

看護

項目	ポイント	備考（根拠など）
観察	バイタルサイン 出血量・性状 子宮収縮（強さ，間隔，持続時間） 疼痛（あればその部位） 血液検査値（Hb，PLT，血液凝固系） 超音波検査，ノンストレステスト 自己血貯血量（可能な限り自己血を貯血しておく）	異常出血の可能性が予測されるため，万が一異常出血がみられた場合でも，自己血貯血があれば返血することで輸血による副作用を予防できる
安静	医師の指示のもと安静	体動により出血量が増加することを予防，子宮収縮の抑制
清潔	出血量に応じて医師の指示のもとシャワー浴または清拭	感染予防

先天性嚢胞性腺腫様奇形腫（CCAM）

産婦人科

概念

終末細気管支の過剰発育による肺の過誤腫であり，95％以上で肺の一葉に限局している．ときに胸腔内で急速に増大し胎児心不全，胎児水腫，肺低形成，（食道圧迫による）羊水過多をきたす．また，肺葉外分画症（ELS：extralobarsequestration）を合併するハイブリッドタイプも存在し，その80〜90％が左側肺底部に存在し，しばしば（6〜10％）胎児胸水を併発する．

Stockerらによる CCAM の分類

Type Ⅰ	3〜10cmの単一もしくは複数の囊胞からなる
Type Ⅱ	立法・円柱線毛上皮に覆われた直径1cm未満の小さな囊胞が多数
Type Ⅲ	大きな間質性微小嚢胞の腫瘤・縦隔偏位をもたらす

CCAM：congenital cystic adenomatoid malformation

症状

(1) 胎児心不全または胎児水腫．
(2) 肺低形成．
(3) 羊水過多．
(4) 羊水過多による切迫早産（腹壁緊満，子宮収縮，子宮頸管長短縮，破水）．
(5) 羊水過多による水腎症．
(6) 母体ミラー症候群（強い全身性浮腫，貧血，栄養状態の著しい低下，肺水腫，急激な体重増加）．

検査

血液検査，超音波検査，胎児MRI，染色体検査（本人の同意があるときのみ），内診，X線・心電図検査，ノンストレステスト．

治療

(1) 胎児水腫例に対して，ステロイド薬投与（経母体投与）．
(2) 超音波ガイド下で嚢胞内容液減量（穿刺吸引ないし嚢胞－羊膜腔シャント術）．
(3) 直視下の胎児肺葉切除術．

看護 ▶ 妊婦は「切迫流早産」(p.260),「羊水過多」(p.294) の項を参照.
乳幼児期は「肺囊胞症」(p.73) の項を参照.

項目	ポイント	備考（根拠など）
観察	バイタルサイン ノンストレステスト 浮腫の有無・程度 血液検査値 体重の推移 肺水腫 呼吸苦（SpO_2値）	ミラー症候群の徴候を早期に発見し，対処する
精神的ケア	インフォームドコンセントが十分になされるように調整する NICUの医師からの産前インフォームドコンセントを実施する	患者が不安にならないように検査や処置を行う 産後の児に対する不安に注意する

双胎間輸血症候群（TTTS）

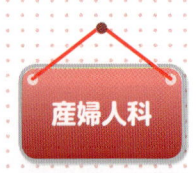

産婦人科

概念 ▶ 一絨毛膜二羊膜双胎において，胎盤の吻合血管により双胎間の血液に不均衡をきたした状態である．供血児は循環血液量の低下から，貧血，尿量減少（羊水過少），胎児発育不全，腎不全となり，受血児は循環血液量の増加から，多血，胎児水腫，尿量増量（羊水過多），心不全となる．妊娠中期に発症した双胎間輸血症候群（TTTS：twin to twin transfusion syndrome）は，放置すると95％で子宮内胎児死亡が起きるといわれている非常に予後不良の疾患である．Quinteroのステージ分類では重症度をⅠ～Ⅴに分類している．

Quinteroのステージ分類

ステージ	症状
Ⅰ	羊水過多・過少 最大垂直羊水ポケット：8cm以上/2cm以下
Ⅱ	供血児の膀胱が確認不可能
Ⅲ	ドップラー異常所見 臍帯動脈拡張期途絶・逆流 静脈管逆流，臍帯静脈波動
Ⅳ	胎児水腫
Ⅴ	1児死亡

(Quintero RA, et al.：Staging of twin-twin transfusion syndrome. J Perinatol 1999；19：550-555 より)

症状 ▶ (1) 羊水過多による切迫早産（腹壁緊張，子宮収縮，子宮頸管長の短縮，破水）．
(2) 母体ミラー症候群（強い全身性浮腫，栄養状態の著しい低下，肺水腫，急激な体重増加）．
(3) 子宮内胎児発育遅延．
(4) 子宮内胎児死亡．

検査 ▶ 血液検査（貧血，低蛋白血症，hCG値など），超音波検査，MRI，内診，経腟超音波検査，胸部X線，心電図検査，児心音聴取，ノンストレステスト．

治療 ▶ 妊娠週数により異なる．
(1) 胎盤吻合血管レーザー凝固術．
　　※当センターの適応：妊娠28週未満，Quinteroのステージ分類Ⅰ～Ⅳ，母体合併症（安全に手術ができない理由として，妊娠高血圧症候群，心疾患，肺水腫，コントロール不良の糖尿病など）がないこと，切迫早産の徴候がないこと（子宮頸管長が20mm以上であること），破水や子宮内感染がないこと．
(2) 羊水吸引．
(3) 子宮収縮抑制薬．
(4) 安静．

看護 ▶ 切迫流早産（p.260），多胎妊娠（p.270），子宮内胎児発育遅延（p.252），羊水過多（p.294），羊水過少（p.293）の項を参照．

胎児胸水

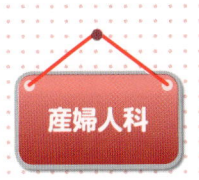

産婦人科

概念

乳び漏出による原発性の胸水と二次性の場合がある．二次性胸水は新生児期より胎児期に多くみられる．母体あるいは胎児のさまざまな異常によって起こりうるが，原因は染色体異常，心血管疾患，血液疾患，消化器疾患，呼吸器疾患，代謝異常，感染症などがあり，原因不明な場合も多い．胎児期の発生頻度は高いものではなく，10,000～15,000 例に 1 人とされる．軽症例では自然寛解することもあり，予後は良好であるが，一般に出生前に診断される胎児胸水の予後は不良と考えられている．その原因にもよるが，周産期死亡率は全体で 40～70％ に達する．その死亡の多くは胎児水腫による心不全（血行動態異常），肺低形成，羊水過多（羊水嚥下困難）および未熟児分娩に関係するものである．

症状

胎児
(1) 胎児水腫および心不全．
(2) 肺低形成．
(3) 羊水過多．
(4) 子宮内胎児死亡．

母体
(1) 羊水過多による切迫早産（腹壁緊満，子宮収縮，子宮頸管長の短縮，破水）．
(2) ミラー症候群（強い全身性浮腫，貧血，栄養状態の著しい低下，肺水腫，急激な体重増加）．

検査

血液検査，超音波検査，胎児胸腔穿刺，染色体検査，胎児 MRI，内診，胸部 X 線，心電図検査，児心音聴取，ノンストレステスト．

治療

(1) 胸腔減圧術（胎児胸腔穿刺，胸腔－羊水腔シャント術）．
(2) 子宮収縮抑制薬の投与．
(3) 安静．

看護

切迫流早産（p.260），羊水過多（p.294）の項を参照．

項目	ポイント	備考（根拠など）
観察	バイタルサイン，ノンストレステスト 浮腫の有無・部位・程度 体重の推移 低蛋白血症，貧血，肺水腫	ミラー症候群の徴候を早期に発見し，対処する
精神的ケア	インフォームドコンセントが十分になされるように調整する NICU の医師からの産前インフォームドコンセント	検査や処置が多い 予後に対しての不安があることが多い

胎児貧血

産婦人科

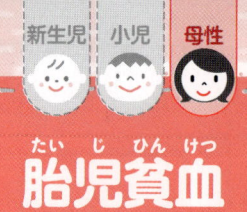

概念 ▶ 原因としてはパルボウイルスB19感染症と，血液型不適合妊娠によるものが多い．パルボウイルスB19感染症では骨髄の破壊による赤血球の産生障害によるもの，血液型不適合妊娠では2回目以降の妊娠での母体内抗体の胎児移行で起こる．また，ヘモグロビン産生障害（サラセミアなど）も胎児貧血の原因となる．

症状 ▶ 胎児およびその付属物
(1) 胎児貧血（超音波検査による胎児血流測定により判定）．
(2) ノンストレステストによるサイナソイダルパターン．
(3) 胎児水腫．
(4) 子宮内胎児死亡．

母体
ほとんどが無症状であることが多い．胎児水腫の状態になっている場合，ミラー症候群（強い全身性浮腫，栄養状態の著しい低下，肺水腫，急激な体重増加）を引き起こすこともある．

検査 ▶ 血液検査，超音波検査，胎児採血，ノンストレステスト．

治療 ▶ (1) 胎児輸血（胎児腹腔内輸血，臍帯静脈内輸血）．
(2) 貧血状態の悪化がみられれば，早期娩出も検討する．

看護 ▶

項目	ポイント	備考（根拠など）
観察	バイタルサイン，ノンストレステスト 浮腫の有無・部位・程度 胎動 体重の推移 低蛋白血症，貧血，肺水腫	ミラー症候群の徴候を早期に発見し，対処する 胎児のリシュアリング，ノンリシュアリングによる重症度のアセスメント

多胎妊娠

産婦人科

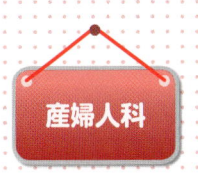

概念 ▶ 2人以上の胎児が同時に子宮内に存在する状態を「多胎妊娠」といい，2児の場合を「双胎」，3児の場合を「三胎」という．

それぞれの胎児が別々の羊膜と絨毛膜に包まれているものを「二絨毛膜二羊膜双胎」（DD双胎），羊膜は別々であるが絨毛膜を共有するものを「一絨毛膜二羊膜双胎」（MD双胎）という．また，羊膜も絨毛膜も共有する双胎を「一絨毛膜一羊膜双胎」（MM双胎）という．

症状 ▶ 多胎妊娠での母体へのリスクには，子宮内容量の増加による物理的な早産，悪阻，妊娠糖尿病，妊娠高血圧症候群，HELLP症候群，血栓症などの合併症が単胎妊娠に比べて起こりやすい．

MD双胎特有の病態として，先天性異常や胎児発育不均衡，胎児発育不全，双胎間輸血症候群（TTTS），無心体双胎（TRAP）などがみられることがある．

また，MM双胎特有の病態として，両児を隔てる隔膜が存在しないため，臍帯相互巻絡が起こりやすく，突然死のリスクが高い．そのため，概ね8か月で管理入院，9か月で計画分娩（帝王切開術）とする．

検査 ▶ 超音波検査，絨毛膜診断，血液検査，ノンストレステスト．

治療 ▶ 「切迫流早産」の項（p.259）に準ずる．

頸管無力症のリスクのあるものに対しては，頸管縫縮術が行われることもある．

双胎間輸血症候群，無心体双胎については，手術適応であれば胎児レーザー手術を行う．外来では「多胎妊娠外来」での超音波による異常の早期発見，母体ハイリスクに対しての指導を行い，必要であれば管理入院をし，計画分娩を行う．

看護 ▶ 早期からのマイナートラブル出現や急激な腹部増大による身体的負担が大きく，これらに対する援助が求められる．切迫流早産や妊娠高血圧症候群などの母体合併症，羊水過多や過少，双胎間輸血症候群などの胎児治療が必要という診断がついた場合は，それぞれの看護基準に準ずる．

当センターでは，産後の多胎育児への支援のため，「多胎クラス」を開き，妊娠中や産後の方への参加の呼びかけを行っている．

▶ **妊娠初期**—「切迫流早産」の項（p.260）を参照．

▶ 妊娠中期・後期

項目	ポイント	備考（根拠など）
観察	腹壁緊張，出血や破水 子宮底・腹囲 内診所見 排泄状況 マイナートラブル（腰痛，腹部増大による胃部圧迫感，浮腫，静脈瘤，呼吸困難，不眠など）の有無・程度など 児心音，ノンストレステスト所見，胎動の様子 血液検査値 超音波検査（胎児発育状況，羊水量）	異常の早期発見による早産予防
安静	医師の指示に従う 医師の指示のもと，弾性ストッキング着用	深部静脈血栓の予防
排泄	排便のコントロールができるよう水分摂取や内服管理などを指導する	単胎妊娠に比べ早期より腹部が増大し，圧迫による便秘になりやすい
清潔	安静度に合わせた援助	
環境	医師からのインフォームドコンセントをもとに，分娩方針が決定される	
精神的ケア	患者の意思を尊重した分娩方針となるようコミュニケーションを十分にとる	管理入院をすることも多く，入院が長期間になることや多胎妊娠において不安やストレスを抱えることもある
指導	**多胎クラス** 　多胎育児の産後のサポートを妊娠中から行い，必要時にメディカルソーシャルワーカーの介入や育児支援体制の調整を行う	多胎妊婦同士のコミュニケーションの場となり，産後のネットワークにもつなげられる 多胎育児ではサポートがより必要になる

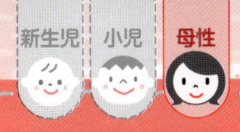

乳腺炎

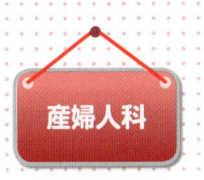

産婦人科

概念

乳腺の炎症性疾患で，乳汁の排泄が不十分なために起こるうっ滞性乳腺炎と，乳管から乳頭を経て細菌が感染する化膿性乳腺炎がある．

うっ滞性乳腺炎

乳汁がうっ滞し乳腺組織が炎症を起こす．

化膿性乳腺炎

乳腺組織の腺実質または間質への細菌感染による急性症状である．起炎菌の大部分は黄色および白色ブドウ球菌である．感染経路は，乳頭からの逆行性感染と病原菌が乳頭亀裂からリンパ腺を通って乳腺周囲の間質に侵入するものがある．

症状

うっ滞性乳腺炎

硬結，発赤，疼痛などを伴い，ときに腋窩リンパ節が腫大することがある．

化膿性乳腺炎

局所の発赤，腫脹，疼痛が顕著で，悪寒・戦慄を伴う38～40℃の高熱をみる．また，全身倦怠感，頻脈になり，患部のリンパ腺が腫脹し圧痛を生じる．化膿し膿瘍を形成すると局所に波動を認め，乳汁には膿が混入する．

治療

うっ滞性乳腺炎

授乳と排乳により乳汁を排出させる．

化膿性乳腺炎

排乳より乳汁を排出させ，乳房の安静を図る．授乳方法は炎症症状をみて指導する．また抗菌薬の投与を行う．熱感・疼痛を伴うときは一時的に冷罨法を行う．重症例では乳房切開し排膿を要する場合がある．

看護

項目	ポイント	備考（根拠など）
観察	バイタルサイン 食事摂取状況・内容 乳頭形態：形状，大きさ，長さ，伸展性 乳頭・乳輪部：乳頭のうっ血，水疱，擦過傷，亀裂，乳頭・乳輪部の浮腫，乳頸部の亀裂 乳房：うつ乳の程度，硬結の大きさ，疼痛，乳管開通状態 褥婦のセルフケア能力：搾乳の仕方，授乳時の乳頭の含ませ方・乳首のはずし方，ポジショニング，授乳時間	うっ滞性乳腺炎と化膿性乳腺炎の判別を行う セルフケアの指導につなげる
安静	炎症症状が出現したときには，乳房の冷罨法を実施する 休息を十分とる	疼痛時の冷罨法は鎮静効果が得られ，母乳産生を調節する 身体状況の回復
清潔	乳頭・乳房の清潔を保つ 流水や石鹸でケア前に手をしっかり洗う 清潔な下着をつけるように指導する 母乳パットは最低6時間おきに交換する	乳管口や乳頭亀裂部位より細菌感染することを防ぐ
指導	入院中から乳房トラブル回避の方法を説明する 食事：バランスの良い食事を心がける 高エネルギー，高脂質，糖質を多く含む食品は控えるように指導する **授乳について** ・児の欲しがるタイミングで授乳する ・自律授乳とする ・不必要な搾乳は避ける ・安楽に授乳できるように，授乳姿勢の工夫をする ・乳房の硬結部分に合わせた児のポジショニングを介助・指導する ・乳頭や乳頸部に亀裂が生じた場合，ポジショニングや授乳方法に問題がないか確認する **サポート紹介** 母乳外来など退院後に利用できるサポート源の紹介や，地域の母乳支援施設の紹介を行う	乳腺炎症状の発症を予防する 血中の脂肪濃度を上昇させ，乳管を詰まりやすくする原因となる 必要以上に搾乳することは，乳汁分泌過多となる 乳頭亀裂の悪化を防ぐ

妊娠高血圧症候群（PIH）

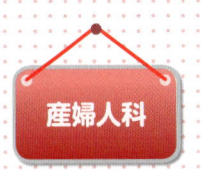

産婦人科

概念 ▶ 母児双方の妊娠予後に重要な影響を及ぼす疾患であり，重症妊娠高血圧（PIH：pregnancy induced hypertension）の発症頻度は6〜14％と高く，妊娠合併症のなかで最も重要な疾患である．

妊娠20週から分娩後12週までに高血圧がみられる場合，または高血圧に蛋白尿を伴う場合のいずれかで，かつこれらの症状が単なる妊娠の偶発合併症によらないものをいう．

発症時期により，32週未満のものを早発型（EO），32週以降のものを遅発型（LO）と分類する．また，日本産婦人科学会による軽症と重症の亜分類は血圧と尿蛋白の値で分けられる．

	高血圧	尿蛋白
軽症	収縮期 140以上160未満（mmHg）または 拡張期 90以上110未満（mmHg）	24時間定量で1日300mg以上2g未満
重症	収縮期 160mmHg以上 または 拡張期 110mmHg以上	1日2g以上（随時尿では複数回3＋以上）

症状 ▶ 高血圧，尿蛋白の出現を主とする．また，高血圧に伴い，頭痛や頭重感，倦怠感，動悸，息切れ，耳鳴，眼華閃発，心窩部痛，嘔気・嘔吐，上腹部痛が出現することもあるが特異的な症状はない．しばしば浮腫を合併し急激な体重増加の原因となることがある．最も重症の場合には痙攣発作が引き起こされることもあり，これを「子癇」という．

検査 ▶ 血液検査で血算（Ht, Plt），腎機能（BUN，血中クレアチニン，尿酸，尿蛋白），肝機能（GOT〈AST〉，GPT〈ALT〉，LDH），血清電解質（Na, K, Cl, Ca），血清蛋白量（総蛋白量，A/G比，血清蛋白分画），血液凝固検査，尿蛋白定量などを行う．

血液検査のなかでは血算における血液濃縮所見，尿酸値上昇が重症化に先立って認められることがあることと，また血小板減少も重症化の重要な徴候であるので注意を要する．

胎児管理としてはノンストレステスト，超音波検査が中心であり，重篤な胎盤循環不全も分娩適応になるため十分な注意をはらう．

治療 ▶ 根本的な治療としては妊娠の中断すなわち分娩である．しかし胎児のために妊娠継続が必要な場合があり，この場合には安静，食事療法，薬物療法を行う．

安静，食事療法により子宮胎盤循環の改善，不要な水分貯留の予防効果を期待するが，著しい効果は期待できないことが多い．

薬物療法では降圧治療が中心となるが，母体の血圧が低下すると胎盤血流低下による胎児機能不全が引き起こされるため，胎児心拍モニターや超音波検査で十分な胎児管理が必要である．その他に，血栓予防のための抗凝固療法，血小板凝固抑制療法などが行われることもある．

血圧のコントロール不良，胎児の発育停止，胎盤機能低下，子癇発作，HELLP症候群

(Hemolysis〈溶血〉・Elevated Liver enzymes〈肝機能障害〉・Low Platelet〈血小板減少〉)の出現時には，分娩準備を行う(無痛分娩または〈緊急〉帝王切開術).

看護

項目	ポイント	備考（根拠など）
観察	バイタルサイン 検査値（血液検査，尿検査） 高血圧に伴う症状の有無・程度 非妊時BMIと，妊娠中の体重の推移（必要に応じて，同一条件のもと毎日体重測定を行う） 全身の浮腫の有無・程度 食事内容，摂取状況 排泄状況 胎児および胎盤機能（ノンストレステスト所見，超音波検査）	非妊時BMIが24以上，あるいは妊娠中体重増加が15kg以上では，PIHを発症しやすい 急激な体重増加は浮腫によることが多い
安静	医師の指示に応じて安静度の説明を行う 安静度に応じた移動の介助・清潔ケアを行う 弾性ストッキングを使用し，必要に応じて間歇型空気圧迫装置を使用する	安静による交感神経の緊張緩和，妊娠子宮による下大静脈の圧迫解除が起こり，子宮・腎血流量は増加し，血圧の低下が期待できる 末梢血液循環を改善させ，血栓形成を予防する
食事	水分は制限せず，口渇を感じない程度の摂取をすすめる 塩分は極端に制限しなくてもよいが，目安としては1日7～8g程度とする ビタミン，カリウムの多い食事の摂取 肥満のある場合は，必要に応じて摂取エネルギーを制限する	妊娠28週ごろ循環血液量が急激に上昇する PIHでは，循環血漿量の低下が認められる 塩分制限によって，PIHの症状の改善はみられないという報告があり，むしろ厳重な塩分制限は母体循環血液量を減少させ，高血圧を悪化させる可能性がある 多価不飽和脂肪酸には血栓抑制作用がある カリウムには降圧作用がある
環境	緊急帝王切開の場合，迅速に手術の準備を行う 刺激（音，光）を避ける	刺激が誘引となり，子癇発作を発症することがある

妊娠糖尿病・糖尿病合併妊娠

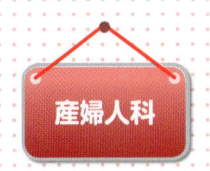

産婦人科

概念

糖尿病（DM：diabetes mellitus）は血液中のブドウ糖の組織への取り込みを司るインスリンの分泌低下，あるいはインスリン抵抗性の増加によって生ずる代謝異常である．

母体が DM を有する場合，胎児はさまざまな影響を受ける．また，母体側では妊娠による DM の増悪と網膜症，腎症などの DM 合併症の増悪も大きな問題である．

すでに糖尿病を発症している女性が妊娠した場合を「糖尿病合併妊娠」とよぶ．

妊娠糖尿病（GDM：gestational diabetes mellitus）は，妊娠中に初めて発見または発症した，糖尿病に至っていない糖代謝異常であり，妊娠時に診断された明らかな糖尿病（overt diabetes pregnancy）は含めない定義とされている．

症状

母体のブドウ糖は，積極的に胎児側に輸送される．よって，母体の高血糖は児の高血糖を招く．胎芽・胎児期，特に妊娠 8 週までの高血糖は胎児奇形を増加させるため，糖尿病をもつ女性が妊娠を希望する場合，妊娠を意識した血糖管理（計画妊娠）が必要である．

一方，妊娠後半では主に胎盤で生成されるヒト胎盤ラクトーゲン（HPL）の作用が増加する．HPL はインスリン感受性を低下させるはたらきがあり，その結果，母体のブドウ糖利用は低下し，胎児はそのブドウ糖を獲得し栄養源とする．GDM が妊娠後半に発症しやすいことや，DM 合併妊娠が妊娠後半に増悪するのはこのためである．

母　体：妊娠高血圧症候群，羊水過多，流・早産，ケトアシドーシス，高血糖，低血糖，巨大児による難産．
胎　児：奇形，巨大児，子宮内胎児発育遅延，胎盤機能不全，胎児仮死，子宮内胎児死亡，肥大型心筋症．
新生児：巨大児，呼吸窮迫症候群，低血糖，低カルシウム血症，高ビリルビン血症，未熟児，多血症．

検査

診断基準

妊娠中に発見される耐糖能異常（hyperglycemic disorders in pregnancy）には，①妊娠糖尿病，②妊娠時に診断された明らかな糖尿病の 2 つがあり，次の診断基準により診断する．

妊娠糖尿病

75g OGTT において，次の基準の 1 点以上を満たした場合に診断する．
1. 空腹時血糖値≧ 92mg/dL（5.1mmol/L）
2. 1 時間値≧ 180mg/dL（10.0mmol/L）
3. 1 時間値≧ 153mg/dL（8.5mmol/L）

妊娠時に診断された明らかな糖尿病

以下のいずれかを満たした場合に診断する．
1. 空腹時血糖値≧ 126mg/dL
2. HbA1c（NGSP 値）≧ 6.5%

3. 確実な糖尿病網膜症が存在する場合
4. 随時血糖値≧200mg/dL あるいは 75g OGTT で 2 時間値≧200mg/dL の場合
   （いずれの場合も空腹時血糖か HbA1c で確認）

注意：HbA1c (NGSP 値) ＜6.5% で 75g OGTT 2 時間値≧200mg/dL の場合は，妊娠時に診断された明らかな糖尿病とは判定しがたいので，high risk GDM とし，妊娠中は糖尿病に準じた管理を行い，出産後は糖尿病に移行する可能性が高いので厳重なフォローアップが必要である．

グルコースチャレンジテスト

妊娠糖尿病の診断には空腹時血糖では不十分なことが多く，糖負荷試験を行う必要があるが，全例に 75g OGTT を行うことは不可能であるためスクリーニングとして行う検査である．

50g 糖負荷を行い 1 時間後の血糖が 140mg/dL 以上をスクリーニング陽性として，精密検査である 75g OGTT を行う．事前に絶食の必要はなく，スクリーニング検査として比較的簡便で精度も高いため当センターでも実施している．

眼底検査・腎機能検査

血管病変を把握するために必ず行い，結果により妊娠継続の可否を決める．網膜症がない場合でも，妊娠前・中・末期に眼底検査を行う．網膜症がある場合は程度に応じて 2 週間〜2 か月ごとの検査を行う．腎症については血中クレアチニン (CR)，クレアチニン - クリアランス (CCr)，尿中蛋白などの検査を適宜行い，高血圧の管理を厳重に行う．

胎児，胎盤機能検査

胎児についての検査は，超音波断層法による胎児発育状況，奇形について特に注意して行い，羊水過多，過小についても注意する．

母体尿中エストリオール (E3)，ヒト胎盤性ラクトゲン (HPL) などを頻回に検査する．

治療 ▶ 血糖値のコントロール目標

(1) 血糖値
  食前：60〜95mg/dL
  食後（食べはじめから）1 時間後：140mg/dL 以下
  食後（食べはじめから）2 時間後：120mg/dL 以下
(2) HbA1c：6.2% 以下
(3) グリコアルブミン (GA)：15.7% 以下

食事療法

治療の基本は食事療法である．食事を正しくとることで，血糖コントロールを行い，胎児の発育に必要な栄養をとり，母体の健康も維持することができる．

適正エネルギー量の求め方

標準体重[※1] (kg) × 30kcal ＋付加量 (kcal)[※2]

[※1] 身長 (m) ×身長 (m) × 22

[※2] 妊娠初期 (16 週未満)：50kcal，妊娠中期 (16〜28 週未満)：250kcal，妊娠後期 (28 週以降)：450kcal，授乳期：350kcal．肥満の場合，付加量は 0 とする．

インスリン療法

　食事療法のみで十分な血糖コントロールができない場合は，インスリンを用いる．経口糖尿病薬は，胎盤通過性があり周産期死亡率の増加や胎児奇形発生のおそれがあるので使用しない．インスリン療法を開始するときは入院管理とし，投与量の調節を行っていく．血糖値を参考に投与量を調節し，目標血糖値にする．十分な血糖コントロールができるようになったら，外来通院とする．

　妊娠時は，インスリンアスパルト（ノボラピッド®）かインスリンリスプロ（ヒューマログ®）皮下注を食直前に実施する．朝の空腹時血糖値が95mg/dL以上となるときは，インスリンデテミル（レベミル®）皮下注を行う．

　分娩時はスライディングスケールにて血糖コントロールを行う．分娩後，GDMの場合はインスリン療法が中止になることが多い．

　合併妊娠の場合は，血糖値をみながらインスリン療法を継続するか決定する．

看護

項目	ポイント	備考（根拠など）
観察	低血糖症状（一般的に血糖値〈空腹時〉50mg/dL以下）：冷汗，口渇，心悸亢進，振戦など，自律神経症状で始まり，さらに進むと傾眠，もうろう状態，昏睡，間代性痙攣，異常運動などの中枢神経症状が現れる 高血糖症状：口渇，多飲，多尿（2〜5L），倦怠感，疲労，嘔気・嘔吐，体重減少 注射部位：硬結の確認 妊娠中の推奨体重増加量：妊娠中の体重増加については下記の推奨量を参考にする BMI＝非妊娠時体重（kg）÷身長（m）÷身長（m） ｜体格区分（非妊娠時）｜推奨体重増加量｜ ｜低体重（やせ）：BMI 18.5未満｜9〜12kg｜ ｜ふつう　　：BMI 18.5以上25.0未満｜7〜12kg｜ ｜肥満　　　：BMI 25.0以上｜個別対応｜	薬物療法と食事コントロールの均衡がとれているかをみる 食前は血糖値が低く，食後は高くなるのがGDMの血糖変化の特徴である 注射部位によって，吸収速度が異なることを患者に説明する（腹部＞上肢≧臀部＞大腿部）．同じ箇所に注射を続けると皮膚が硬くなり，インスリンが効きにくくなる BMIとは肥満の判定に用いられる指標で，最も疾病を起こしにくいBMI 22を標準体重としている
安静	DM合併妊娠：医師の指示のもとに実施する GDM：必要に応じて体重コントロールのための運動を行う	
食事	医師の指示によるエネルギー制限食 食後血糖値が高い場合には，1日6回の分割食にすることも有効なことがある	極端なエネルギー制限で対応するとケトン体が発生して胎児神経系へ悪影響を及ぼす可能性があるため，インスリンを積極的に使用し，必要エネルギーを確保する

項目	ポイント	備考（根拠など）
指導	DM合併妊娠：計画妊娠の重要性を十分に認識してもらう．血糖コントロールを良好にしてから妊娠するのが望ましいことを伝える GDM：次回の妊娠時も発症する可能性が強いため，妊娠がわかってからは食事・体重コントロールに注意していくことを伝える	HbA1c 7%以上で有意に奇形率が増加する．そのため，HbA1cを6%未満にコントロールすることが必要である

▶ 分娩期

項目	ポイント	備考（根拠など）
観察	低血糖症状（一般的に血糖値〈空腹時〉50mg/dL以下）：冷汗，口渇，心悸亢進，振戦など，自律神経症状で始まり，さらに進むと傾眠，もうろう状態，昏睡，間代性痙攣，異常運動などの中枢神経症状が現れる 高血糖症状：口渇，多飲，多尿（2〜5L），倦怠感，疲労，嘔気・嘔吐，体重減少	胎盤が娩出されると血糖値が低下するので注意する
治療管理	血糖コントロールが良好な場合は，厳重な管理のもとに自然経腟分娩を試みる 誘発分娩あるいは帝王切開術のときは，頻回に血糖値を測定する．場合によっては，誘発分娩の際に血糖降下薬の持続点滴を行うことがある	分娩時のエネルギー消費や禁食などのために，低血糖になる可能性がある

▶ 分娩後

項目	ポイント	備考（根拠など）
観察	低血糖症状（一般的に血糖値〈空腹時〉50mg/dL以下）：冷汗，口渇，心悸亢進，振戦など，自律神経症状で始まり，さらに進むと傾眠，もうろう状態，昏睡，間代性痙攣，異常運動などの中枢神経症状が現れる	特に分娩が帝王切開となった場合には，術後すぐに食事が摂れないため，血糖の変動に注意する GDMでは産後4か月にSMBG（血糖自己測定）を行う．GDMは，DMへの移行が高頻度のため，産後3か月で再度OGTTを実施し，糖代謝が正常化しているかを確認する．その後は1年おきにOGTTを実施できるように体制づくりをする

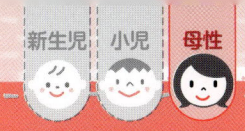

播種性血管内凝固症候群（DIC）

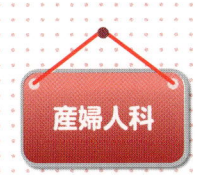

産婦人科

概念

妊娠合併症や敗血症，悪性腫瘍，急性白血病，外傷，熱傷，膠原病（血管炎合併）など，さまざまな生体ストレスが原因になりうる．DIC（disseminated intravascular coagulopathy）につながる妊娠合併症としては，常位胎盤早期剥離，羊水塞栓，HELLP症候群（溶血，肝酵素上昇，血小板減少）などが知られている．

重篤な出血症状により，外因性の凝固機構（フィブリン産生などに関連した）が活性化し，血管内の凝固が進行する．それにより微細な血栓が形成され，主に肺，腎臓，肝臓などに発生し，多臓器不全を起こす．また，血栓の形成により，凝固因子と血小板が消費され，その結果，（消費性）出血傾向を引き起こす．さらに血栓に対しては，線溶系の活性化が起こり出血傾向が助長される．特に，産科でのDICは，急激な経過をたどるため，内科DICでの判断では手遅れになることもあり，産科DICスコアやショックインデックス（SI）を用い，迅速に対応することが重要である．

症状

多量の分娩時出血，血圧下降（一時的上昇），頻脈，SI上昇，尿量減少，胸部不快感，呼吸苦の出現，SpO₂低下，血尿．

検査

血液検査※（血清FDP，PLT，フィブリノーゲン，Dダイマー，PT，APTT，ATⅢ〈アンチトロンビンⅢ〉，Hb），超音波検査，X線．

※ Hb・PLT低下，FDP・Dダイマー上昇，APTT・PT延長，ATⅢ低下，PIC上昇，TAT上昇を認める．

治療

(1) 気道確保，酸素投与．
(2) 輸血：濃厚赤血球，FFP，血小板濃厚液．
(3) ATⅢを静脈注射．
(4) メシル酸ガベキサートを24時間持続点滴（血小板やその他，凝固系などの検査値によって終了時期は変動．点滴ルートは単独とする）．

産科DICスコア

基礎疾患	点数	臨床症状	点数	検査	点数
早　剥（児死亡）	5	急性腎不全（無尿）	4	FDP　　　　：10μg/dL以上	1
〃　（児生存）	4	〃　　（乏尿）	3	血小板　　　：10万/mm³以下	1
羊水塞栓（急性肺性心）	4	急性呼吸不全（人工換気）	4	フィブリノーゲン：150mg/dL以下	1
〃　（人工換気）	3	〃　　（酸素療法）	1	PT　　　　：15秒以上	1
〃　（補助換気）	2	臓器症状（心臓）	4	出血時間　　：5分以上	1
〃　（酸素療法）	1	〃　　（肝臓）	4	その他の検査異常	1
DIC型出血（低凝固）	4	〃　　（脳）	4		
〃　（出血量：2L以上）	3	〃　　（消化器）	4		
〃　（出血量：1〜2L）	1	出血傾向	4		
子癇	4	ショック（頻脈：100回/分以上）	1		
その他の基礎疾患	1	〃　　（低血圧：90mmHg以下）	1		
		〃　　（冷汗）	1		
		〃　　（蒼白）	1		

上記に該当する項目の点数を加算する．8〜12点：DICに進展する可能性が高い，13点以上：DIC

ショックインデックス (SI)

$$\text{SI（ショックインデックス）} = \frac{\text{心拍数}}{\text{収縮期血圧}}$$

SI 1.5以上，産科 DIC スコア 8点以上で「産科危機的出血」状態とみなす．

看護

項目	ポイント	備考（根拠など）
観察	体温，血圧，脈拍，呼吸苦，尿量（微細尿量計を使用），意識状態，出血傾向，SpO₂ 値，浮腫，X 線所見，心電図波形の異常 子宮収縮状態，術創部，性器出血の量，悪露の量	出血傾向による症状の増悪を早期に発見する 血栓形成による肺塞栓，呼吸機能の低下を予防する
安静	浮腫の出現による圧迫，褥瘡に注意し，体位変換，除圧を行う 術後や分娩後はベッド上で臥床安静を保つ 弾性ストッキングを着用する 可能であれば間歇型空気圧迫装置を使用する 下肢などは積極的に関節の屈伸などの自動運動を促す 検査値が安定し，症状が軽快してきたら，初回歩行を付き添いのもとで開始 気分不快や呼吸苦の出現，血圧の変動，出血徴候などに注意しながら，ADL の拡大をすすめる（患者の状態により，拡大の時期は検討）	褥瘡や皮膚トラブルを予防する 循環血液量を保つとともに出血によるリスクを軽減する 血栓予防 安静による浮腫の増強，末梢循環障害，血栓の形成，褥瘡，呼吸機能の障害を予防
食事	急性期は絶食 腸蠕動が確認できたら，医師の指示のもと少量の水分から摂取を始める 症状が軽快し，ADL の拡大とともに流動食を開始する TP，ALB，Hb などの値によって，食事内容は貧血食や，高蛋白食などになるため，医師の指示のもとですすめていく 食事摂取状況を確認し，すすまないようなら食事形態の変更なども配慮する	イレウス予防 低栄養，貧血を予防する
排泄	術後，分娩後は膀胱留置カテーテルを挿入する 尿量は，微細尿量計を設置し，1 時間ごとに確認する 出血量，悪露量，浮腫，検査値（Hb，PLT，TP，ALB），尿の性状や IN-OUT バランスを随時確認する マイナスバランスが発生したら，医師の指示のもと補正を実施する 排便はベッド上で行う	血中の水・電解質バランスを整え，循環動態を正常に保持する 腎血流量を保持し，腎機能低下を予防する
清潔	発汗，出血，（褥婦の場合は）悪露の排出などがあるため，毎日清拭，陰部洗浄を実施する 臥床安静が必要なため，医師の許可があるまで全介助で行う ADL が拡大し，歩行が可能になったら，状態を確認してシャワー浴を行う．ただし，貧血値，症状などに注意し，状態を十分に評価してケアをすすめる	二次感染予防
環境	MF-ICU（総合周産期特定集中治療室）入室とする 妊娠高血圧症候群などを併発している場合には室内を暗くし，静かに安静を保てる状況にする	

不育症

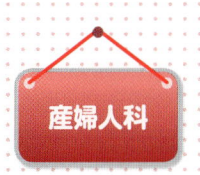

産婦人科

概念 ▶ 妊娠はするものの 2 回以上の流産・死産もしくは生後 1 週間以内に死亡する早期新生児死亡によって児が得られない場合，つまり，22 週以前の流産を繰り返す反復流産，習慣流産に加え，死産・早期新生児死亡を繰り返す場合を含めて「不育症」と定義されている．

原因として以下のものがあげられる．

子宮形態異常
先天性子宮奇形，後天的子宮形態異常．

内分泌異常
甲状腺機能異常，糖尿病など．

夫婦の染色体異常

自己免疫異常
全身性エリテマトーデス（SLE），抗リン脂質抗体症候群．

検査 ▶ ### 子宮形態検査
経腟超音波検査，子宮卵管造影（HSG），子宮鏡検査．

内分泌検査
甲状腺のホルモン検査，糖尿病検査．

染色体検査

抗リン脂質抗体

治療 ▶ ### 子宮形態異常
必ずしも治療の必要はない．

内分泌異常
薬物療法，食事療法などの内科的治療を行う．

染色体異常
夫婦のどちらかに均衡型転座などの染色体異常が認められた場合は，十分な遺伝カウンセリングを行うことが必要である．染色体異常の種類に応じ，染色体正常児を妊娠する確率や，着床前診断などのメリット，デメリットを示したうえで今後の方針を決める必要がある．

自己免疫異常
低用量アスピリンと副腎皮質ホルモン，またはヘパリンの併用療法．免疫グロブリンの投与を行う場合もある．

看護

項目	ポイント	備考（根拠など）
観察	下腹部痛（頻度，強さ，持続性，部位） 性器出血・血性分泌物，破水・羊水流出 帯下性状，内診所見，胎児心拍数，胎動，妊娠経過，胎児発育状態，羊水量，胎盤の状態 薬物治療による副作用の有無・程度 治療に対する受け止め，精神状態	
安静	医師の指示による安静度 弾性ストッキングの着用	深部静脈血栓症の予防
食事	糖尿病合併の場合はエネルギー制限がある	食事摂取量を確認し，栄養状態を把握する
精神的支援	流産・死産を経験した患者に対し，身体的な問題だけではなく，精神的苦痛を認識し傾聴することが精神支援になる 希望時には心理カウンセリングを受けることができることを伝える	妊娠継続・出産への期待と児の喪失への不安の葛藤を常に抱えており，精神的に不安定になる患者も多い

母子感染（AIDS・HIV キャリア）

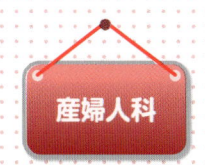

産婦人科

概念 ▶ HIV (human immunodeficiency virus：ヒト免疫不全ウイルス) が何らかの経路を経て体内に侵入し，細胞性免疫不全を引き起こす．発症した状態を総称し，「後天性免疫不全症候群」(AIDS：acquired immunodeficiency syndrome) とよぶ．母子感染は，胎内感染，産道感染，母乳による感染がある．

症状 ▶ 母体は，ARC (AIDS 関連症候群) や AIDS を引き起こすまでは無症状で経過する．通常 HIV 感染後，10年程度は無症候性で経過する．新生児は母子感染した場合，AIDS を発症するまでキャリアとしての経過をたどる．

検査 ▶ HIV 抗体スクリーニング検査法（酵素抗体法，ELISA），粒子凝集法（PA），免疫クロマトグラフィ法（IC）などの結果が陽性であって，以下のいずれかが陽性の場合に HIV 感染症と診断する．
抗体確認検査：Western blot 法，蛍光抗体法（IFA）など．
HIV 抗原検査：ウイルス分離および核酸診断法（PCR 法）など病原体に関する検査．

治療 ▶ **薬物治療**：ZDT，AZT 逆転写酵素阻害薬など治療薬の投与．
多剤併用療法（HAART：highly active anti-retroviral therapy）を行うことが基本とされる．
分娩：腹式帝王切開術にて行うことを基本とする．

看護 ▶ **妊娠期**—「正常妊婦」の項 (p.5) を参照．

項目	ポイント	備考（根拠など）
観察	HIV 抗原・抗体検査結果	母子感染の早期発見・治療
排泄	トイレ周囲が血液汚染しないよう排泄物の取り扱いを指導する 血液汚染した場合はアルコールで清拭する	感染伝播予防
清潔	シャワー室使用後，血液汚染がある場合はお湯で流す	感染伝播予防
環境	内診や経腟超音波検査時は血液や体液が飛散しないようにする（防水シーツを広範囲に敷く，エプロン着用，手袋を2枚重ねて装着するなど） 腟分泌物培養や子宮頸部細胞診を採取する場合は，あらかじめ検体を防水シーツで覆っておく．検体摂取後，速やかに検体を容器に入れ，検査室に持って行く 検査スタッフに HIV 陽性患者の検体であることを伝える	感染伝播予防
指導	患者へはリーフレットを配付し説明する	

◎患者配付用リーフレット

〈患者様へ　ご入院中のお願い〉

　快適な入院生活をお過ごしいただくために，以下の点に十分ご留意くださいますよう，お願いいたします

＊入院の際は，トイレクリーナーをご用意ください

＊血液が付着したごみは，まわりに血液が付かないようにし，速やかにトイレの段ボールの箱に捨ててください

＊鼻水，鼻血，痰などで手や家具が汚れたときには，すぐに汚物をアルコール綿で拭きとってください
　その後，手を石鹸と流水で十分洗いましょう

＊トイレに行くときはトイレクリーナーを持っていきましょう
・使用後のナプキンは，周囲に血液が付着しないようにし，トイレに設置してある段ボールの箱に捨ててください
・トイレ使用後は，毎回トイレクリーナーで便座を拭いてください
・トイレ周囲が血液などで汚れた場合には，アルコール綿で拭きとってください

＊妊娠後期には，帯下が増加したり，予期せぬ出血や破水が起きたりして，下着や衣類が汚れることがあります
　常に清潔なナプキンをあてておいてください

＊血液などで衣類が汚れた場合には，血液や体液がまわりに付かないよう，速やかにビニール袋に入れ，ご自宅で洗濯してください

　ご不明な点は，お気軽にスタッフにお声かけください

国立成育医療研究センター　周産期病棟

▶ **術前**—「帝王切開」の項（p.357）を参照．

項目	ポイント	備考（根拠など）
観察	分娩進行状況	基本は選択的帝王切開のため，分娩進行がみられないか観察する
環境	スタッフは必ずゴーグルを着用し，血液汚染を回避する	

▶ **術後**—「帝王切開」の項（p.357）を参照.

項目	ポイント	備考（根拠など）
観察	乳房の状態・乳汁分泌の状態	母乳感染の予防 母乳分泌を抑える援助を行う
排泄	トイレ周囲が血液汚染しないよう悪露交換手技の確認 血液汚染した場合はアルコールで清拭する	
清潔	シャワー室使用後，血液汚染がある場合はお湯で流す	感染伝播予防

▶ **出生直後の新生児**—「正常新生児」の項（p.14）を参照.

項目	ポイント	備考（根拠など）
観察	炎症所見 皮膚異常	母子感染の早期発見・治療
食事	乳首・哺乳瓶は，他児とは別に0.1％次亜塩素酸ナトリウムで消毒をする	感染伝播予防
排泄	おむつ交換時は，未滅菌手袋を2重に着用し，ディスポーザブルエプロンを着用する 体液汚染した場合はアルコールで清拭する	
清潔	清拭後，沐浴をし，血液や体液を完全に除去する 沐浴は他児を避け一番最後に行い，終了後は沐浴槽を0.1％次亜塩素酸ナトリウムで消毒する	感染伝播予防
環境	他児との接触を避ける環境をつくる （保育器収容，個室隔離）	感染伝播予防

母子感染（B型肝炎）

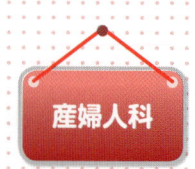

産婦人科

概念

B型肝炎ウイルス（hepatitis B virus：HBV）は，血液，体液，唾液に存在するので母子感染，性行為感染，家族内感染，医療事故，輸血などによる感染経路が指摘されている．成人が初感染して肝炎を発症した例のほとんどが一過性感染で，持続感染に移行することはまれである．したがって母子感染と3歳以下の乳幼児期の水平感染により，HBVキャリアが生じていると考えられる．

母子感染の経路は主に分娩時感染と，一部に胎内感染がある．現在は，B型肝炎母子感染防止対策事業として，予防措置が行われている．適切な予防が行われれば，ほぼすべての場合でキャリア化は予防できる．母乳哺育による児のキャリア化率は変わらない．

症状

輸血や性行為感染などによる一過性感染では急性肝炎を呈し，母子感染や小児期の持続感染では慢性肝炎を呈す．HBVキャリアの妊婦は，分娩後にGPT（ALT），GOT（AST）が上昇することが多いといわれており，内科とともに管理する．

検査

血液検査（HBe抗原，HBe抗体，HBs抗原，HBs抗体）．

治療

出生児に対し，臍帯血でHBsAg陰性を確認できた場合は，出産時と生後2か月に抗HBs免疫グロブリンを投与する．さらに，2か月，3か月，5か月でHBワクチンを投与する．

看護

標準予防策に基づいて患者へ接する．

▶ **妊娠期**

項目	ポイント	備考（根拠など）
観察	表情，言動	疾患が妊娠や胎児に及ぼす影響などについて，不安がないか把握する
指導	出生児に行われる治療や検査についてあらかじめ情報提供を行う	分娩後のリアリティショックを軽減する（児の扱いにショックを受けるケースがあるため）

▶ **分娩期**

項目	ポイント	備考（根拠など）
環境	分娩台周囲などに防水シーツを敷き，血液や体液の飛散を最小限にする 分娩に携わるスタッフは，ゴーグルで顔面を保護し，血液や体液による汚染を予防する	飛沫感染予防

▶ 産褥期

項目	ポイント	備考（根拠など）
観察	「正常分娩」の項（p.7）を参照	
指導	トイレやシャワーなど共用の部分を悪露などで汚染した場合は，確実に洗い流すかアルコールで清拭を行う 授乳は特に制限しない	

▶ 出生後の児

項目	ポイント	備考（根拠など）
清潔	沐浴など清潔ケアは，他の児が終わってから最後に行う 沐浴槽などは0.1％次亜塩素酸ナトリウムで消毒する	出生児には羊水や胎脂などが付着していることがある
環境	他児との隔離は不要	

母子感染（C型肝炎）

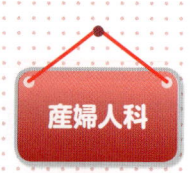

産婦人科

概念

C型肝炎ウイルス（hepatitis C virus：HCV）はRNAウイルスである．持続感染しやすく，またワクチンの作成が難しいため感染予防が重要である．HCVは血液感染が主な感染経路と考えられている．輸血が約50%で，その他は性行為感染，母子感染，経静脈的薬物乱用などが報告されている．血液中のウイルス（RNA）量は，10^2〜10^8コピー/mLと幅広い．

B型肝炎ウイルスと違いHCVは成人が感染しても約60%は持続感染し，キャリアとなる．母子感染率はHCVキャリア妊婦で5〜10%と報告されている．妊婦のHCV抗体検査値が陽性でもHCV-RNA検査値が陰性の妊婦からは，現在まで母子感染例の報告はない．したがってHCV-RNA検査値が陰性の妊婦に対して，母子感染例はないことを説明し，無用な不安を与えないことが重要である．また，母乳哺育での母子感染率は変わらない．

症状

B型肝炎に比し進展が緩徐であり，癌を合併する場合が多くなる．慢性肝炎の段階でのインターフェロン療法による病勢の鎮静化に期待がかけられている．無症候性キャリアで肝機能正常例でも，肝生検により75%に慢性肝炎の所見が得られており，約50%にGPT（ALT）の異常が出現しているので，出産後も産科あるいは内科での経過観察が必要である．

検査

出生児に対して，HCV抗体検査，HCV-RNAの検出を行う．
妊娠中期にはウイルス量測定を行う．

治療

高ウイルスの場合，予定帝王切開術を考慮する．
そうでない場合は対症療法で妊娠を継続し，あとは正常分娩（p.6）に準ずる．

看護 標準予防策に基づいて患者へ接する.

▶ 妊娠期

項目	ポイント	備考（根拠など）
観察	表情，言動	疾患が妊娠や胎児に及ぼす影響などについて，不安がないか把握する
指導	出生児に行われる治療や検査についてあらかじめ情報提供を行う	分娩後のリアリティショックを軽減する（児の扱いにショックを受けるケースがあるため）

▶ 分娩期

項目	ポイント	備考（根拠など）
環境	分娩台周囲などに防水シーツを敷き，血液や体液の飛散を最小限にする 分娩に携わるスタッフは，ゴーグルで顔面を保護し，血液や体液による汚染を予防する	飛沫感染予防

▶ 産褥期

項目	ポイント	備考（根拠など）
観察	「正常分娩」の項（p.7）を参照	
指導	トイレやシャワーなど共用の部分を悪露などで汚染した場合は，確実に洗い流すかアルコールで清拭を行う 授乳は特に制限しない	

▶ 出生後の児

項目	ポイント	備考（根拠など）
清潔	沐浴など清潔ケアは，他の児が終わってから最後に行う 沐浴槽などは0.1%次亜塩素酸ナトリウムで消毒する	出生児には羊水や胎脂などが付着していることがある
環境	他児との隔離は不要	

母子感染（成人T細胞白血病）

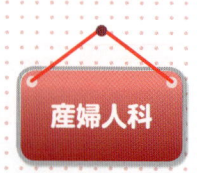

産婦人科

概念 ▶ ヒトTリンパ球向性ウイルス1型（HTLV-1：human T-cell leukemia virus type 1）は，1981年に成人T細胞白血病（ATL：adult T-cell leukemia）の原因ウイルスとして同定されたC型レトロウイルスである．ウイルスは主にTリンパ球に感染し，ゲノムに組み込まれてプロウイルスとして長期にわたり潜伏する．潜伏していても発症しない人を無症候性キャリアとよぶ．

HTLV-1により引き起こされる疾患には，ATLのほかにHTLV-1関連脊髄炎，HTLV-1関連ぶどう膜炎などがある．ATLは感染後40年程度で発症することが多く，キャリア1,000人あたり年間1人の発症と頻度は極めて低いが，発症すると難治性であり，予後不良である．

感染経路は主に母子感染（院内感染，経母乳感染），輸血感染，性行為感染が知られている．最もキャリア数を増やしている経路であり，最も確実に感染防止策をとれるのが経母乳感染である．

胎内感染についての詳細は不明だが，完全に人工栄養にした場合でも2〜3％の児において感染が起こっている．

症状 ▶ キャリアの場合は，無症状で経過する．発症した場合は，頸部や腋窩などのリンパ節腫脹，肝臓・脾臓の腫大，免疫力の低下が起こる．

骨髄に広がった場合は，正常な赤血球や血小板が造成できず，動悸・息切れ・鼻出血・歯肉出血などの出血症状がみられることがあるが，他の白血病と異なりあまり多く出現しない．悪性化したリンパ球が皮膚に広がった場合は，皮疹が出現することがある．また，血液中のカルシウム値の上昇のため，食欲低下，嘔気，意識消失が出現したり，悪性化したリンパ球が中枢神経や脊髄にも浸潤した場合は，頭痛や嘔気が認められる．

検査 ▶ 発症した場合

リンパ節生検，ウイルス遺伝子検査，全身検査（X線，CT，骨髄穿刺）．

◎スクリーニングの流れ

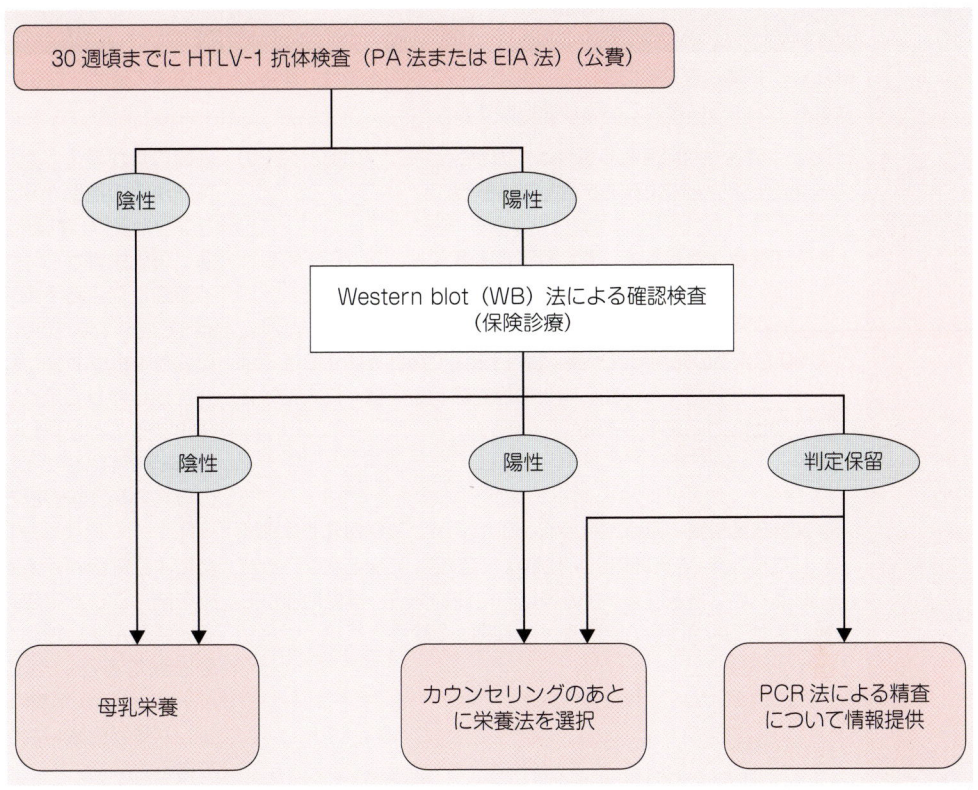

```
30週頃までにHTLV-1抗体検査（PA法またはEIA法）（公費）
          │
     ┌────┴────┐
    陰性       陽性
                │
        Western blot（WB）法による確認検査
                 （保険診療）
                │
      ┌─────────┼─────────┐
     陰性       陽性      判定保留
                                │
    母乳栄養   カウンセリングのあと   PCR法による精査
              に栄養法を選択       について情報提供
```

（左合治彦監，塚原優己編：国立成育医療研究センター産科実践ガイド．改訂第2版．診断と治療社：2014．p.18-22より）

治療 ▶ 発症した場合

化学療法，同種造血幹細胞移植．

看護

▶ **妊娠期**—「正常妊婦」(p.5),「正常褥婦」(p.10) の項を参照.

項目	ポイント	備考（根拠など）
観察	HTLV-1 抗体検査結果について，医師からの説明を受け，産後の授乳をどのように考えているかを把握する	分娩後の援助につなげる
指導	HTLV-1 陽性や判定保留の場合は，カウンセリングのあとに次の①～③から新生児の栄養法を選んでもらう 　①**人工栄養**：調乳方法，調乳器具の洗浄方法について伝える 　②**90日までの短期母乳栄養**：90日未満で母乳を中止できるよう，2か月目くらいから中止の日を設定し，徐々に人工栄養と混合にする必要がある 　③**凍結母乳栄養**（期間は特に定めていない）：凍結母乳では搾乳した母乳を24時間以上冷蔵庫（－20℃）で凍結させ，飲ませるときに解凍する．4時間以内に使い切り，再度冷凍して飲ませてはいけない．冷凍保存期間は3か月	妊婦自身が考え，選択できるよう意思決定の援助をする．カウンセリングが受けられることを伝える 急に母乳栄養から人工栄養に変更することによる下痢，腸炎を避ける 母乳を中止しようと思っていても，児が欲しがって泣くなどの理由で中止することが難しいため，中止の時期の確認をすることで長期間の母乳栄養の継続を防ぐ HTLV-1 に感染したリンパ球は凍結により細胞が死滅するため，感染を防ぐことができるとされている．急速冷凍し細胞を破壊せず鮮度を保てるという CAS (cells alive system) 冷凍の冷凍庫では，リンパ球が死滅しないため不適切である

▶ **分娩期**—「正常分娩」の項 (p.7) を参照.

▶ **産褥期**

項目	ポイント	備考（根拠など）
観察	褥婦の授乳方針	母親の気持ちに寄り添い，児の栄養方法について相談に乗り，母親が選択した栄養方法を尊重しながら，支援をしていく
指導	褥婦の授乳方針について意見聴取し，それに応じた援助を行う **直接授乳の場合** 　短期授乳を選択した場合には，90日までに母乳を中止できるように支援する **冷凍母乳を使用する場合** 　搾乳手技，搾乳パックの取り扱い，冷凍搾乳の取り扱いを指導する 　褥婦自身の健康について相談された場合には，相談窓口を案内する	看護師，助産師，地域の保健師などと連携しながら中止を確認する必要がある ATL：国立がん研究センター対策情報センターがん情報サービス http://ganjoho.jp/public/ HAM：難病情報センター http://www.nanbyou.or.jp/entry/50/

羊水過少

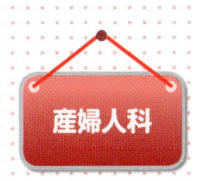

産婦人科

概念

明確な定義はなされていないが，一般的に羊水量が100mLを下回る場合を羊水過少としている．これに母体が，何らかの自覚症状を伴う場合を「羊水過少症」という．羊水量の測定方法には，羊水ポケット法とAFI (amniotic fluid index：羊水指数) 法があるが，前者では2cm未満，後者では5cm未満を羊水過少とすることが多い．頻度は1～2%程度であり，羊水過多に比べて少ない．

羊水過少をきたす原因は下記のものがあげられる．

胎児尿産生の減少：胎児奇形（腎無形成，腎低形成），囊胞性腎疾患，閉塞性尿路疾患．腎血流量の低下（胎盤機能不全），子宮内胎児発育遅延（IUGR），過期妊娠．

羊水の慢性流出：前期破水．

母体薬剤投与：インドメサシン，ACE阻害薬など．

症状

妊娠週数に比し，子宮底が小さい．母体は胎動を強く感じ，ときに疼痛を訴えることがある．また，臍帯圧迫による胎児徐脈が起こりやすい．

分娩時は，疼痛性微弱陣痛，遅延破水，胎盤早期剥離などが起こりやすい．

検査

超音波検査による羊水量測定，胎児機能評価を行う．子宮収縮・胎児心拍モニタリングを行う．

治療

症例によっては，37℃に温めた生理食塩水を人工羊水として，子宮腔内に注入することがある．

看護

項目	ポイント	備考（根拠など）
観察	切迫早産徴候の有無・程度 ノンストレステスト所見 破水 超音波検査：胎児発育状況，胎児機能	子宮内圧による胎児への圧迫，臍帯圧迫により臍帯血流が阻害されやすい
安静	医師の指示のもと安静	体動による子宮収縮を予防する 血液循環量が増加する

羊水過多

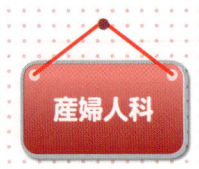

産婦人科

概念 ▶ 妊娠の時期を問わず，羊水量が 800mL を超えた場合を「羊水過多」という．これに母体が，何らかの自覚症状を伴う場合を「羊水過多症」という．羊水量の測定方法には，羊水ポケット法と AFI 法があるが，前者では 8cm 以上を，後者では 25cm 以上を羊水過多と診断する．
羊水過多をきたす原因としては，下記のものがあげられる．

胎児尿産生の増加：母体糖尿病児，胎児内分泌代謝性疾患など．
胎児嚥下運動の低下：胎児筋骨格系異常（筋緊張性ジストロフィー，四肢短縮症），中枢神経系異常（無脳症），胎児奇形症候群，胎児水腫，母体感染症児（TORCH 症候群など），染色体異常など．
胎児消化管からの羊水の吸収障害：食道閉鎖，十二指腸閉鎖，小腸閉鎖など．
胎児表面からの液体成分の漏出：無脳症，髄膜瘤，臍帯ヘルニア，腹壁破裂など．

症状 ▶ 急激な体重の増加，子宮底長や腹囲の急激な増大，腹部緊満感，疼痛，呼吸困難，ときには嘔気・嘔吐，動悸，下肢や外陰部の浮腫・静脈瘤，子宮収縮などの切迫早産徴候を呈す．腹部触診しても，胎児部分の触知が困難になり，胎児の浮動感を認める．破水も起こりやすく，臍帯や四肢の脱出のリスクも高まる．分娩後は，子宮収縮不良や，弛緩出血を起こしやすい．

検査 ▶ 超音波検査による羊水量測定，染色体異常，母体糖尿病，TORCH 症候群など．

治療 ▶ **羊水吸引**：著しい母体の自覚症状を軽減するために腹壁より穿刺し，羊水吸引を行うことがある．吸引量は，1 時間 200 〜 500mL 程度とし，1 回量 1,000 〜 2,000mL までとする．母体の血清蛋白が低下することもある．また急激な羊水吸引は，ショックや常位胎盤早期剥離，子宮収縮の誘発を起こす危険性があるので注意する．
子宮収縮抑制薬投与：切迫早産の徴候があれば行う．

看護 ▶

項目	ポイント	備考（根拠など）
観察	**妊娠期** 子宮収縮状態，腹囲，体重の推移，子宮底，腹部緊満感とそれに伴う疼痛，呼吸苦，嘔気・嘔吐，浮腫，静脈瘤，羊水量などの超音波所見，胎動の様子，ノンストレステスト所見 **分娩後** 子宮収縮状況，出血量	羊水過多の原因把握 羊水過多の随伴症状から過多の程度を把握し，苦痛を除去し，早産を予防する 妊娠中に過度に伸展していた子宮は，弛緩しやすく，子宮収縮不良や弛緩出血しやすい
安静	**妊娠期** セミファーラー位や側臥位など，医師の指示に応じた安静とする 同一体位とならないように体位の工夫を援助する	流早産の予防 苦痛の軽減

卵巣嚢腫

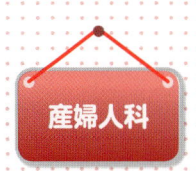

産婦人科

概念 ▶ 卵巣にみられる囊胞性または充実性腫瘤の総称．組織型からは表層上皮性・間質性腫瘍（漿液性腫瘍・粘液性腫瘍など），胚細胞性腫瘍，性索間質性腫瘍などに分類され，悪性度からそれぞれを良性，境界悪性，悪性に分ける．卵巣腫瘍の約2/3が表層上皮性・間質性腫瘍である．

症状 ▶ 一般的に腹痛や尖腹，腹部膨満感や下腹部腫瘤感，周囲臓器への圧迫症状（腫瘍の増大に伴って，膀胱，直腸，尿管，骨盤血管および神経などが圧迫されて相応の症状が出現する），月経異常や内分泌異常などがある．しかし，卵巣は骨盤腔深くに位置するため小さなものは特異的な症状に乏しく，多くは無症状で経過する．

検査 ▶ 画像検査はMRI，CTを行い，血液検査で腫瘍マーカー（CA125，CA19-9，CEA，SCC，CA72-4など），性ホルモン（エストロゲン，テストステロンなど）を調べる．

治療 ▶ 現在は，良性卵巣腫瘍（卵巣囊腫）手術の30〜40%は腹腔鏡下で行われるようになっている．患側付属器切除術または腫瘍のみを摘出する腫瘍摘出術を行う．

看護 ▶ 術前

項目	ポイント	備考（根拠など）
観察	バイタルサイン，一般状態 月経発来	感冒などの異常があると，術後に肺炎などの合併症を起こす危険がある
食事	手術前日〜当日：手術日の深夜0時以降は飲食を禁止 輸液により水分補給を行う	麻酔導入時の誤嚥を予防する 腸管に食物残渣があると術野の清潔，視界が保ちにくい
排泄	手術当日朝：浣腸の実施 腹腔鏡手術の場合は，術前に下剤投与	腸内容物の除去
清潔	シャワー浴 剃毛の実施（臍下から恥骨まで）	手術部位の消毒を確実にする

▶ 術後

項目	ポイント	備考（根拠など）
観察	バイタルサイン，一般状態 嘔気・嘔吐，疼痛，口渇，尿量・性状，腹部膨満感，性器出血や創部出血	異常の早期発見 卵巣を手術で触れた刺激により月経が開始されることもあるため，異常出血との鑑別を行う
安静	手術当日：ベッド上安静，2時間おきに体位交換を行う 術後1日目：病棟内歩行可能	呼吸器合併症の予防，腸蠕動の促進，血液循環を促し褥瘡を予防する
食事	医師の指示により流動食から開始となり徐々に固形食へと移行する	
排泄	手術当日：浣腸施行，膀胱留置カテーテルの挿入 術後1日目：膀胱留置カテーテル抜去	
清潔	術後1日目：清拭 腹腔鏡手術：術後2日目からシャワー浴が可能 開腹手術：術後5日目からシャワー浴が可能	身体の清潔保持

新生児一過性多呼吸

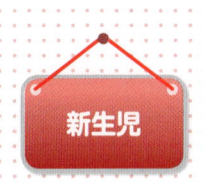

概念　出生時に肺液の吸収がスムーズにいかない結果として起こる病態．分娩時に産道による圧迫を受けない帝王切開児や，第一呼吸が遅れ，さらに十分な呼吸の確立が遅れる仮死，静脈圧が高まることにより多血症や胎児水腫の児に発生しやすい．

症状　多呼吸が主であるが，軽度の呻吟，チアノーゼや陥没呼吸などもみられる．陥没呼吸やチアノーゼが強いときには注意が必要である．血液ガス所見は，通常正常範囲内であるが，軽度の低酸素血症や高二酸化炭素血症が認められる場合もある．

検査　マイクロバブルテストによる呼吸窮迫症候群（RDS：respiratory distress syndrome）との鑑別診断，血液ガス，胸部X線．

治療　通常，酸素化は保たれており，酸素投与する場合も比較的低濃度ですむことが多い．RDS，気胸など，より重篤な疾患との鑑別が必要．酸素投与のみで多くは2～3日で軽快するが，なかには重篤化しNCPAP（nasal continuous positive airway pressure：経鼻持続陽圧呼吸療法）や気管挿管で人工呼吸管理が必要な場合もある．

看護

項目	ポイント	備考（根拠など）
観察	バイタルサイン，IN-OUTバランス 呼吸状態（呼吸数，陥没呼吸，鼻翼呼吸，呻吟），チアノーゼ，末梢冷感，末梢色不良，体温，血圧，SpO_2値，心電図，経皮モニター，腹部膨満	
安静	腹臥位や上体挙上などのポジショニングを実施する 刺激などでむやみに泣かさない（特にNCPAP施行時）	腹臥位は酸素化効率が優れており，肺機能と肺容量の増大，エネルギー消費量の低下などの効果がある 気胸を起こす可能性がある
食事	多呼吸が強いときには授乳を禁止，あるいは胃管から注入となる 胃管は口から挿入する 哺乳前後の呼吸状態を観察する	新生児は鼻呼吸のため 腹部膨満による呼吸運動の抑制など，呼吸状態の変化が考えられる
排泄	尿量・便量を測定する 利尿薬や循環作動薬が開始される場合もある 腹部膨満時は胃管からのガス抜きや医師の指示のもと，浣腸を実施する	腹部膨満は呼吸運動を抑制する
清潔	ケア時にSpO_2の低下や低体温に気をつける	低体温は，低酸素血症や代謝性アシドーシスなど，状態の悪化につながる可能性がある
環境	環境温度を適切に保つ	新生児は体温調節域が狭く，無呼吸や代謝性アシドーシスなどの合併症を起こしやすい

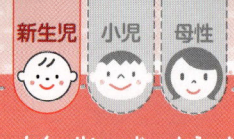

新生児黄疸

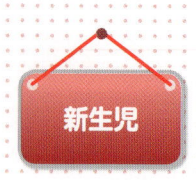

新生児

概念

黄疸（高ビリルビン血症）のために皮膚が黄色く見える状態である．赤血球が役目を終えて代謝され，壊れた赤血球の成分の一つである血色素から産生される間接ビリルビンが，十分に肝臓で代謝できず血中に停滞し，血管から皮膚へと移動するために起こる病態である．生理的黄疸に加えて，血液型不適合などの溶血性疾患，閉鎖性出血，感染症，多血症，脱水，腸管運動低下などが，その他の原因としてあげられる．

症状

血清ビリルビンが5.0～7.0mg/dLを超えると眼球結膜や皮膚が黄染する（多血やチアノーゼを有する児では目立ちにくい）．

正常新生児の生理的黄疸は，日齢2～3で発見され，日齢4～6で血中ビリルビン値が最高値をきたし，日齢7以降低下していき約2週間で消失する．一方，生後24時間以内に現れるもの，血清ビリルビン値が急速に上昇するもの（高ビリルビン血症：正期産児で15mg/dL以上，早期産児で12mg/dL以上），2週間以上遷延するものを「病的黄疸」という．高ビリルビン血症にてビリルビンが血中から脳へ移行し，大脳基底核に沈着した場合を「核黄疸」といい，運動障害，難聴，知的障害が起こる．

検査

経皮的ビリルビン測定や，血液検査で血清ビリルビン値をみて診断される．

治療

光線療法，薬物療法，交換輸血がある．

◎光線療法

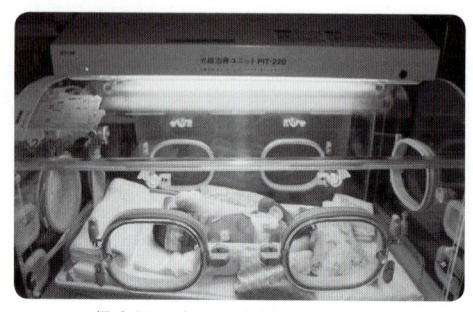

保育器の上から光線を当てる．

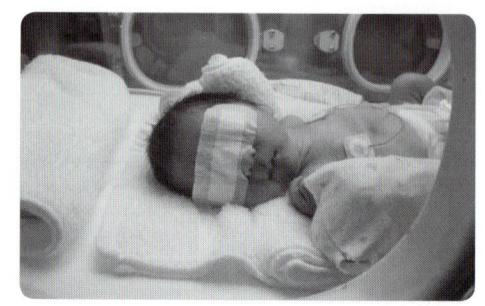

光線が直接目に触れないようにアイマスクをし，光線がよく当たるように裸にする．

看護

項目	ポイント	備考（根拠など）
観察	皮膚や眼球結膜の色調，出現部位 皮膚の場合は顔面から体部，下肢へと進んでいく 核黄疸の症状：筋緊張低下，嗜眠傾向，吸啜反射の減弱，後弓反張，振戦，落陽現象 排泄物の色・性状 光線療法中：バイタルサイン，IN-OUTバランス，特に体温は光線療法開始時より，上昇しやすいため環境を調整する 副作用：高体温，不感蒸泄の増加，下痢，ブロンズベビー症候群など	黄染は，皮膚の薄いところから発見されるため，皮膚の厚い部分にまで見えてくるようになると，かなり進行している可能性がある 排尿・便色にて病態の把握ができる 光線療法中は体温が上昇し，不感蒸泄が上昇し脱水状態に陥ることがある
安静	体位を整え安静にしている必要がある	安静にすることで肝臓の代謝を促す
排泄	児の排便状況により適宜浣腸・肛門刺激を実施	排便により，ビリルビンの腸肝循環が減少する

新生児呼吸窮迫症候群（RDS）

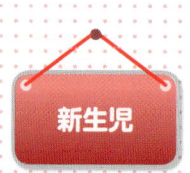

概念▶ 肺サーファクタントの不足による広範囲な肺の虚脱に伴う呼吸不全である．肺サーファクタントは，肺胞表面において表面張力を低下させるため，肺胞の虚脱を防ぎ，内腔を維持させる．34週以前では肺サーファクタントの生産量が不十分である．

RDS（respiratory distress syndrom）の発生頻度を高くする因子として，早産児，低出生体重児，仮死，母体糖尿病合併がある．早産児に関しては，出生以前に母体へのステロイド薬投与がRDSの予防になる．

症状▶ 多呼吸，陥没呼吸，呻吟，チアノーゼの出現と進行，X線にて顆粒状陰影・気管支透亮像・肺容量低下がみられる．肺胞の虚脱が進むと，低酸素血症，高二酸化炭素血症，アシドーシスが起こり，肺高血圧，心筋障害を起こすこともある．

検査▶ 胸部X線，マイクロバブルテストにより診断する．

治療▶ 人工換気療法と，サーファクタント補充療法が行われる．サーファクタント投与後は，原則として6時間は気管内吸引は実施しない．また，急激に呼吸状態が改善するため，肺の過膨張により，気胸を起こす可能性，肺血管抵抗の低下により，動脈管開存症が症候化することがある．

◎NCPAP（nasal continuous positive airway pressure：経鼻持続陽圧呼吸療法）

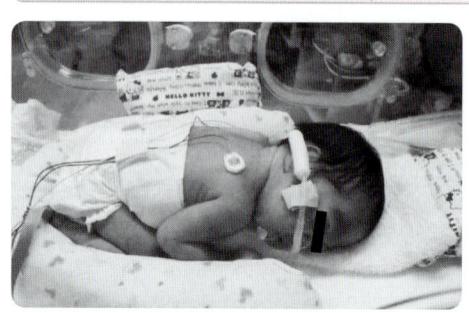

看護

項目	ポイント	備考（根拠など）
観察	バイタルサイン 呼吸状態：呼吸数，陥没呼吸，鼻翼呼吸，呻吟，呼吸音，胸郭の上がり方，チアノーゼ 末梢冷感，末梢色不良，体温，血圧，SpO₂値，心電図，経皮モニター，腹部膨満 **サーファクタント投与後** 　心雑音の有無，脈圧の拡大，頻脈，淡血性の吸引物，TcpCO₂（経皮二酸化炭素分圧），SpO₂値の変化，胸郭の上がり方・左右差，呼吸音の左右差	呼吸状態が急激に改善し，肺血流が増え，低PCO₂，気胸などの可能性がある
安静	腹臥位やポジショニング，上体挙上を実施 刺激などでむやみに泣かさない（特にNCPAP，人工呼吸管理時） **サーファクタント投与後** 　1時間は仰臥位で安静にする 　投与後，最低6時間はできるだけ気管内吸引は行わない	腹臥位は酸素化の効率が優れており，肺容量の増大，エネルギー消費量の低下などの効果がある 気胸の予防 サーファクタントの不均等防止，気胸や無気肺の予防 注入した液が吸収されるまで，ある程度の時間が必要
食事	人工換気中，NCPAP管理中は胃管より注入する 胃管は口から挿入する ミルク中・後の呼吸状態の観察	新生児は鼻呼吸が主である 腹部膨満による呼吸運動の抑制など，呼吸状態の変化が考えられる
排泄	尿量・便量を測定する 利尿薬や循環作動薬が開始される場合もある 腹部膨満時は胃管からのガス抜きや，医師の指示のもと浣腸を実施する	腹部膨満は呼吸運動を抑制する
清潔	ケア時にSpO₂の低下や低体温に気をつける ミニマムハンドリング（最小限の手数）を心がけ，ケアにあたる	低体温は，低酸素血症や代謝性アシドーシスなど状態の悪化につながる可能性がある
環境	環境温度を適切に保つ	新生児は体温調節域が狭く，無呼吸や代謝性アシドーシスなどの合併症を起こしやすい

新生児重症仮死

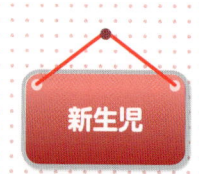

概念 ▶ さまざまな原因によって生じた循環不全，呼吸不全の病態をいい，結果として血圧の低下と低酸素血症，代謝性アシドーシスが生じる．原因には，出生前後の多様な因子が考えられる．新生児仮死が生じると，肺，腸，腎，肝，脾，筋，皮膚への血流が減少し，重要臓器である脳，心臓，副腎への血流が増加するという代償機能がはたらく．しかし，仮死状態が長く続くとこの代償機能も破綻し，心不全，低酸素性虚血性脳症などの重要臓器の障害が起こり，重症仮死へと陥る．

症状 ▶ 呼吸の減弱，心拍数100回/分以下の徐脈，筋緊張の低下，チアノーゼ，反射の低下，痙攣，代謝性アシドーシスなど．

検査 ▶ 新生児仮死の重症度評価として，アプガール（apgar）スコアが用いられる．皮膚色（appearance），心拍数（pulse），刺激に反応（grimace），筋緊張（activity），呼吸（respiration）をそれぞれ0～2点で評価し，0～3点が重症仮死，4～6点が軽度仮死と定義されている．

血液ガス，生化学的検査，頭部超音波検査，CT，MRI，脳波などの画像診断も仮死の重症度評価の指標として用いられる．

治療 ▶ 気管挿管，人工換気，輸液（強心薬など）により呼吸循環器系の安定を図る．その他，脳保護のための低体温療法，フェノバルビタール（フェノバール®）大量投与療法などがある．

◎脳保護のための低体温療法

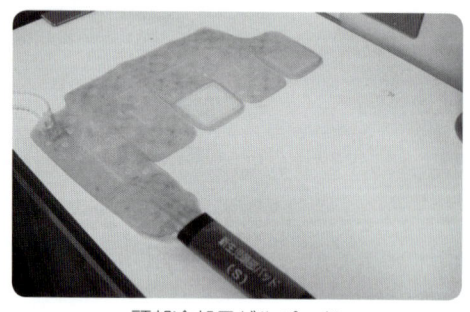

頭部冷却用ゲルパッド

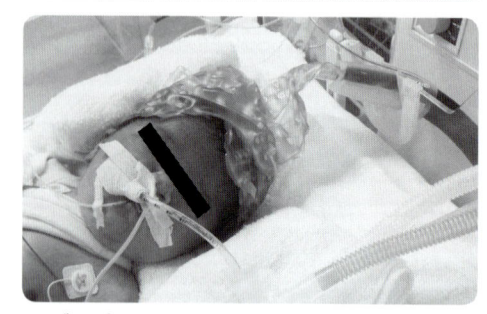

ゲルパッドで頭部を覆い，冷却している．

看護

項目	ポイント	備考（根拠など）
観察	バイタルサイン，呼吸状態（無呼吸，自発呼吸），SpO_2値，全身色，チアノーゼ，四肢冷感，痙攣，四肢の動き，不随意運動，筋緊張の低下，対光反射，瞳孔の大きさ，原始反射，呼吸器設定条件，IN-OUTバランス	低体温療法時は医師から指示された体温に管理されているか，鼻腔温，直腸温も観察
安静	タッチングを少なくする 外からの刺激を少なくする	
排泄	尿量・便量を測定する	
清潔	安静度に合わせ清潔の援助を選択する ケア中，皮膚の圧迫，発赤の観察を行う	
環境	環境温度を適切に保つ 低体温療法時は，インファントウォーマのマニュアルを一定にし，頭部にヒーターが当たらないようにアルミホイルでヒーター部を塞ぐ 皮膚温，食道温，直腸温をモニターする	

胎便吸引症候群（MAS）

新生児

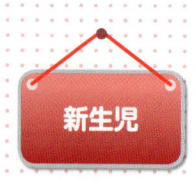

概念

何らかの原因により胎児が低酸素状態やアシドーシスとなり，迷走神経が刺激され，腸管蠕動亢進と肛門括約筋弛緩により胎便が羊水内に排出される．その混濁羊水を胎児があえぎ呼吸をして吸引するのが胎便吸引症候群（MAS：meconium aspiration syndrome）である．吸引された胎便によってサーファクタントの不活化と肺胞上皮の化学的な炎症が起こり，二次的にサーファクタント欠乏状態となり，肺硝子膜形成や肺出血をきたす．また，胎便により気道が閉塞することで，無気肺もしくは過膨張から肺気腫が混在し，気胸や縦隔気腫を合併することもある．さらに，低酸素により肺動脈の平滑筋が収縮し，新生児遷延性肺高血圧症（PPHN：persistent pulmonary hypertention of the newborn）をきたす危険性が高い．

症状

チアノーゼ，呻吟，多呼吸，努力呼吸（陥没呼吸，鼻翼呼吸，シーソー呼吸，あえぎ呼吸），膨隆した胸郭．

出産前に母体情報としての羊水混濁と胎児ジストレス（胎児仮死）の状態があったかどうかもふまえて症状の観察を行う．

検査

胸部X線
びまん性斑状粒状陰影，過膨張，平坦化した横隔膜，エアリーク．

血液ガス分析
呼吸性および代謝性アシドーシス．

治療

酸素吸入のみで，数日間の過程の後に回復していく例が多い．しかし，高濃度の酸素吸入を必要とする例や，高二酸化炭素血症のある例では，人工換気療法の適応となる．この場合はPPHNの併発が疑われる．このような重症例に対しては，サーファクタント洗浄療法，サーファクタント補充療法，血管拡張薬の併用，一酸化窒素吸入療法（NO吸入療法）を行う．

看護 ▶「正常新生児」の項（p.14）を参照．

項目	ポイント	備考（根拠など）
観察	呼吸数，努力呼吸，喘鳴，呼吸音の左右差，気道（口腔，鼻腔，気管内）吸引物・分泌物の量と性状 バイタルサイン チアノーゼ（SpO₂値の評価も含めた中心性チアノーゼ，SpO₂値の上下肢差） IN-OUTバランス 四肢冷感 皮膚色（蒼白） 胎便による爪や臍帯などの汚染 感染症状（発熱，活気など）	羊水混濁の情報があれば，呼吸開始（第一啼泣）前に吸引しなければならない
食事	胃管は口から挿入する 授乳中・後の呼吸状態を観察する	新生児は鼻呼吸である 腹部膨満による呼吸運動の抑制など，呼吸状態の変化が考えられる
排泄	排尿の量を計測する 腹部膨満時は，胃管からのガス抜きや，医師の指示にて浣腸を実施する	IN-OUTバランスを観察する
清潔	安静度に合わせ，清潔の援助を選択する	低酸素や低体温は，低酸素血症や代謝性アシドーシスなど，状態の悪化につながる可能性がある
環境	環境温度を適切に保つ	新生児は体温調節域が狭く，無呼吸や代謝性アシドーシスなどの合併症を起こす 低体温は，遷延性肺高血圧症を増悪させることがある

未熟（児）網膜症

新生児

概念 ▶ 　未熟（児）網膜症は，発達途上の網膜血管が硝子体内に増殖する病気で，その程度は早産の程度と出生時体重の少なさの程度に比例する．軽度であれば自然寛解するが，血管の増殖が進行すれば網膜剥離を起こし失明する．悪化因子としては，酸素過多（高酸素血症），酸素過少（低酸素血症），呼吸困難およびこれによる血液ガスの障害，感染，先天性心疾患があげられる．

症状 ▶ 　未熟（児）網膜症による網膜のわずかな変化は，検眼鏡検査を行わないと発見できない．重度の網膜症では，網膜剥離となり後に小眼球・角膜混濁を起こすこともある．

検査 ▶ **検眼鏡検査**
　26週未満で出生した児は29週目に検査し，26週以後34週未満の出生児には出生3週後に検査する．その他，高濃度酸素を投与したり，上記の既往症がある場合は検査をする．

治療 ▶ 　レーザー光凝固法，網膜剥離に対してはバックリング手術，硝子体手術など．

看護 ▶ **術後**

項目	ポイント	備考（根拠など）
観察	出血，創部の感染，縫合不全（眼科用カプセルを装着するため，カプセル内のガーゼ汚染や周囲の皮膚状況）	
安静	手術当日はベッド上で安静 翌日はベッド上で座位可 4日目から制限なし．患児の状態により医師の指示に従う 眼内に空気，ガス，シリコンオイルが入っている場合は医師の指示に従う 入院中は腹臥位を禁止，創部の安静を保つため，必要時には固定方法を検討する	ベッド上で安静が保たれるような工夫と，それに伴う皮膚損傷や発赤に注意する 体位により空気，ガス，シリコンオイルが抜けてしまう可能性がある 創部の圧迫予防
食事	手術当日はベッド上 翌日から座位にて食事可能．哺乳時のみ抱っこ可	
排泄	手術当日はベッド上で行い，翌日より制限なし	
清潔	手術後の洗髪や洗顔は，医師の指示があるまで禁止 首下入浴は4日目から可能であるが，患児の状態により医師の指示に従う	水がかかることによる創部汚染を予防する
環境	ベッド上や患児を取り巻く周辺の環境を整理し安全に留意する	患児は視力障害を伴うため，周囲の状況が把握しにくい

肝臓移植

移植

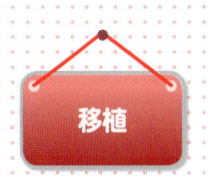

概念

レシピエント

　肝臓移植は，非代償性末期肝不全に対する最善の治療である．

　移植には2つの方法がある．1つ目は，医学的に回復不可能と判断された脳死者から，全肝臓を移植する脳死肝移植である．2つ目は，健康な人から提供された肝臓の一部を移植する生体肝移植である．患者（レシピエント）の他に，自発的臓器提供の意思表示をもったドナー（臓器提供者）が存在する．生体肝移植では家族内で2名が手術するために，患者ばかりではなく家族への精神的・社会的サポートが重要となる．また，移植後は薬剤や胆管ドレーンの自己管理，感染予防が重要であり，今後の生活を見据えた患者家族教育が重要である．

生体ドナー

　生体ドナーとは，臓器提供の意思を自発的に有していることを前提に，臓器提供のための手術を受けることに同意した方をいう．条件は20歳以上，65歳未満であり健康状態に問題がないことが求められ，レシピエント（患者）との関係は3親等以内の親族に限られる．生体ドナーを希望した場合，家族内で2名が手術するために，患者ばかりではなく家族への精神的サポートや生活指導が重要となる．また，家族が提供不可の場合や脳死ドナーを希望された場合は，移植外科医師より脳死肝移植の適応の有無が判断される．日本臓器移植ネットワークへ移植希望の登録を申請し，ドナーの発生を待つことになり，登録時の状態や予測余命によってレシピエントが選定される．移植手術が決まる間は根本的な治療が行えないなど不安や心配事が生じるため，家族が相談しやすい環境づくりを行い，サポートする．

検査

術前検査

レシピエント

　血液検査（血算，生化学，感染症，HLA検査，リンパ球クロスマッチ，凝固機能，血液型），尿検査，胸部・腹部X線，心電図，超音波検査，呼吸機能検査，腹部CT（MRI），頭部CT（MRI），脳波，ツベルクリン反応，耳鼻科受診，眼科受診，皮膚科受診，歯科受診，麻酔科受診，こころの診療部受診．

生体ドナー

　血液検査（血算，生化学，感染症，HLA検査，リンパ球クロスマッチ，凝固機能，血液型），尿検査，胸部・腹部X線，心電図，超音波検査，呼吸機能検査，腹部CT（MRI），麻酔科受診，こころの診療部受診．

治療

移植決定から退院までの流れ

①第1回インフォームドコンセント

　移植手術について（ドナーの条件，ドナー・レシピエントの検査，手術の方法，合併症，手術成績）．

②ドナー・レシピエントの検査・他科の受診
③第2回インフォームドコンセント
　ドナー検査の結果の説明と移植への意思確認．
　ドナー・レシピエントからの疑問点の解消．
④**手術の約1週間前**：レシピエント入院．
⑤**手術前日**：ドナー入院．
⑥第3回インフォームドコンセント
　レシピエントに対しては，移植手術を受ける意思について最終確認．
　ドナーに対しては，臓器提供の意思について最終確認．
⑦**移植手術**：手術後ICUに転棟．
⑧**手術後**
　レシピエントは約1～2週間後に一般病棟に転棟（約1～2か月前後の入院が必要）．
　ドナーは術後1日目に一般病棟に転棟（約10日間の入院が必要）．
⑨**退院・外来通院**
　レシピエントは退院後，しばらくは数週間～1か月ごとに通院が必要．
　ドナーは退院後1か月，3か月，6か月，1年，その後毎年の外来受診が必要．

看護 ▶ 術前
●レシピエント

項目	ポイント	備考（根拠など）
観察	全身症状：黄疸，皮膚瘙痒感，腹部膨満，呼吸状態，便の性状・色，腹痛，倦怠感，食欲不振，出血徴候	肝腫大や腹水貯留による呼吸器症状，凝固能障害による出血傾向を有する場合がある．特に，胆汁がうっ滞することで胆肝炎による腹痛や黄疸による皮膚瘙痒感を生じることが多い
	治療の状況：内服，術前管理目的による食事制限	術前の内服は，対処補充目的の薬剤のほかに術後の上気道感染予防目的に抗菌薬や抗真菌薬を服用する．絶飲食後は確実な輸液投与を行い，脱水症状や低血糖の有無に注意する
安静	症状がなければ病棟内フリー	
精神的ケア	言動 睡眠状況，食事摂取状況 面会の様子 家族関係の把握 移植への理解や受け入れの状態	生体肝臓移植の場合には家族関係にも配慮を行う 移植手術の場合には手術に対する不安のほかに，ドナーへの感謝や罪悪感などを感じることがある 移植医療について期待が大きい反面，拒絶への不安もあるCLS（child life specialist），移植コーディネーターと協働し受け入れられるようにする
指導	移植後の注意点についての指導	術前より術後の自己管理や内服継続の必要性などの術前指導が必要である

●生体ドナー

項目	ポイント	備考（根拠など）
観察	感染徴候	
精神的ケア	言動 睡眠状況，食事摂取状況 面会の様子 家族関係の把握 移植への理解や受け入れの状態	家族関係にも配慮を行う 移植医療への期待が大きい反面，自分自身の手術への不安と，レシピエントの手術への不安がある

▶ 術後
●レシピエント

項目	ポイント	備考（根拠など）
観察	**術後合併症** 出血 **急性拒絶反応** 　症状：発熱，腹水増加，腹部膨満，胸水貯留 　検査：血液検査（肝機能の上昇） **血管合併症** 　肝動脈血栓症 　門脈狭窄・血栓症 　検査：腹部超音波（肝血流量のチェック） **胆道合併症** 　胆管空腸吻合部狭窄 **細菌感染** 　腹腔内，創部，カテーテル 　症状：発熱，創部の発赤・腫脹，腹痛 　検査：血液検査（白血球・炎症反応の上昇） **ウイルス感染** 　サイトメガロウイルス，EVウイルス **肺合併症** 　肺炎，無気肺，肺高血圧，肺内シャント 　検査：胸部X線 消化器症状 精神状態	術操作による出血 拒絶反応，感染症などの合併症や免疫抑制薬などの副作用を早期に診断・治療するために初期症状を見逃さないようにする ステロイド薬や免疫抑制薬の種類によって術後は高血糖になりやすく，易感染状態である 移植肝のうっ血，拒絶反応，手術操作などで，腹水量が増加するため，量や性状をみながらIN-OUTバランスに注意し，脱水予防のための補液を行う 吻合部狭窄は血栓や閉塞の原因となるため，胆管ドレーンの胆汁量や性状，便色の観察を行う 免疫抑制薬の使用と多数の点滴やドレーン挿入により，感染のリスクは高い．また，長期に経腸栄養が使用できないことによる腹腔内感染に注意し，症状の早期発見・対応に努める ウイルス感染が認められた場合には，抗ウイルス薬投与を行う 手術のストレス，ステロイドの使用による消化管潰瘍のリスクがある 拒絶反応が出現した場合には患児や家族の不安が大きい．治療を行う場合には適切な説明と精神的フォローが必要となる

項目	ポイント	備考（根拠など）
指導	患児・家族に正しい知識を伝える 必要時，自己管理ノートを作成して尿回数，体重，血圧，内服などについて記載するよう指導する	移植後は味覚の変化やステロイド薬の影響で食欲が増進する
	感染予防	患児の生活環境，術後の時期に応じた感染予防の指導が必要である
	服薬指導 栄養指導 胆管ドレーン管理（挿入部の消毒手技確認）	免疫抑制薬は血中濃度のモニタリングが必要であり，決まったタイミングで服用することが重要である．また，作用・副作用以外にもグレープフルーツなどの禁忌となる飲み合わせがあるため，薬剤師による服薬指導と併せ，理解度の確認が必要である

● 生体ドナー

項目	ポイント	備考（根拠など）
観察	バイタルサイン，呼吸音，SpO$_2$値 意識レベル，顔色 創部痛，創部出血	異常の早期発見，合併症の予防に努める
	自己調節硬膜外鎮痛法（PCEA）刺入部の異常，嘔気・嘔吐，四肢冷感，下肢知覚，腸蠕動音 皮膚損傷，右肩痛（術中の体位によるもの）	PCEA使用による嘔気などの副作用が強い場合には他の鎮痛薬の追加変更を検討する 右肩痛は温罨法や冷罨法を使用して苦痛の緩和を図る 痛みは我慢しないようペインスケールを用い評価する
安静	術当日はベッド上で安静，その後は徐々に離床をすすめる 離床までは弾性ストッキングや間歇型空気圧迫装置を装着する	呼吸器合併症・静脈血栓塞栓症・腸閉塞の予防
食事	術当日は禁飲食，その後は医師の指示により飲水，食事が開始される	
排泄	膀胱留置カテーテルの挿入 歩行可能となったら抜去する	
清潔	清拭 PCEA抜去後からシャワー浴が可能	
精神的ケア	言動 睡眠状況，食事摂取状況 レシピエントの病状 レシピエントへの面会状況	ドナーは親であることが多いため，術後はレシピエントの経過に対する不安が強い．休息をとれる環境を配慮し，看護師との関係性の構築も重要である
指導	仕事復帰について	

腎臓移植（じんぞういしょく）

移植

概念

腎臓移植とは，慢性腎不全に対する最善の治療である．献腎移植は，心停止後移植と脳死移植に分けられるが，脳死ドナー（臓器提供者）出現後，緊急に行われることが多い．その場合，主治医からレシピエント（患者）候補者へ意思確認の電話連絡がくる．移植を希望する場合，入院・手術となる．生体腎移植は，レシピエントの他に自発的臓器提供の意思をもった生体ドナーが存在する．生体腎移植では多くの場合，ドナーは家族であるため家族内で2名が手術することになり，患者ばかりでなく家族への精神的・社会的サポートが重要となる．

日本では，8割以上が生体腎移植である．

検査

生体腎移植の術前検査

レシピエント

血液検査（血算，生化学，感染症，HLA検査，リンパ球クロスマッチ，凝固機能，血液型），尿検査（部分尿，蓄尿），胸部・腹部X線検査，心電図検査，膀胱機能検査，超音波検査，呼吸機能検査，腹部・頭部MRI，脳波，ツベルクリン反応，耳鼻科受診，眼科受診，皮膚科受診，歯科受診，麻酔科受診，こころの診療部受診．

献腎移植の術前検査は，上記のなかで優先度の高いものから行われる．

ドナー

血液検査（血算，生化学，感染症，HLA検査，リンパ球クロスマッチ，凝固機能，血液型），尿検査（部分尿，蓄尿），胸部・腹部X線検査，心電図検査，腹部・心臓超音波検査，腹部CT，腎核医学検査，OGTT検査，麻酔科受診．

献腎移植の術前検査は，上記のなかで優先度の高いものから行われる．

治療

移植決定から退院までの流れ（生体腎移植の場合）

①**第1回インフォームドコンセント**
移植手術について（ドナーの条件，ドナー・レシピエントの検査，手術の方法，合併症，手術成績）．

②**ドナー・レシピエントの検査・他科の受診**

③**第2回インフォームドコンセント**
ドナー検査の結果の説明と移植への意思確認．
ドナー・レシピエントからの疑問点の解消．

④**手術の7～10日前**：レシピエント入院．

⑤**手術前日**：ドナー入院．

⑥**第3回インフォームドコンセント**
レシピエントに対しては，移植手術を受ける意思について最終確認．
ドナーに対しては，臓器提供の意思について最終確認．

⑦**移植手術**

⑧**手術後**

　レシピエントはICU病棟に転棟．

　ドナーは一般病棟に帰棟．

⑨**術後4～5日**：ドナー退院（退院後，しばらくは数週間～1か月ごとに通院が必要）．

⑩**術後1～2週間**：レシピエントが一般病棟に転棟（約1～2か月の入院が必要）．

⑪**3か月，1年，3年，5年後**：レシピエントは定期腎生検のために入院が必要．

看護 ▶ 術前

●レシピエント

項目	ポイント	備考（根拠など）
観察	身体症状：貧血，高血圧，浮腫，倦怠感，食欲低下	水・電解質の調整力が低下することで，浮腫，高血圧，高カリウム血症が起こる．悪化すると心不全や肺水腫の状態に陥る危険がある
		酸塩基平衡の調整力低下によるアシドーシス状態
		蛋白質代謝産物の排泄が行えないことによる高窒素血症，尿毒症が起こる
	治療状況：内服，食事制限，透析療法，成長ホルモン，造血薬	ホルモン分泌の不足による腎性骨症（活性型ビタミンD不足）
	感染徴候	慢性腎不全の治療により運動制限・食事制限がある
安静	症状がなければ病棟内では制限なし	
精神的ケア	言動 睡眠状況，食事摂取状況 面会の様子 家族関係の把握	生体腎移植の場合には家族関係にも配慮を行う 献腎移植の場合には緊急入院，またはドナーの状態によって手術の日時の予測ができないため，待機によるストレスがある 生体腎移植の場合には手術に対する不安のほかに，ドナーへの感謝や罪悪感などを感じることがある
	移植への理解や受け入れの状態	透析離脱や治療への期待から移植医療について期待が大きい反面，拒絶への不安もある
指導	移植後の注意点	術前から術後の自己管理や内服継続の必要性などの指導が必要である

●ドナー

項目	ポイント	備考（根拠など）
観察	感染徴候	
精神的ケア	言動 睡眠状況，食事摂取状況 面会の様子 家族関係の把握 移植への理解や受け入れの状態	家族関係にも配慮を行う 移植医療への期待が大きい反面，自分自身の手術への不安と，レシピエントの手術への不安がある

▶ 術後
●レシピエント

項目	ポイント	備考（根拠など）
観察	尿の性状・量・回数・比重，膀胱留置カテーテルの状態	移植後に拒絶反応，感染症などの合併症や免疫抑制薬などの副作用を早期に診断・治療するために初期症状を見逃さないようにする 尿量の低下は膀胱留置カテーテルの閉塞，脱水，拒絶反応，低血圧の可能性がある
	IN-OUT バランス：食事摂取量，飲水量	水分管理：移植時期ごとに尿量に応じた輸液を行う．脱水にならないよう十分な輸液が必要だが，一方で過剰輸液は肺水腫をまねくので注意する
	バイタルサイン 検査所見，血液検査（腎機能，タクロリムス血中濃度の上昇） 創部の状態 感染徴候：熱型，発熱，創部の発赤，腫脹，疼痛，尿の性状 消化器症状	血圧：血圧が基準範囲であっても，急激な血圧低下は移植腎臓の血流低下を起こし，腎機能低下の原因になる 術後は免疫抑制薬を使用するため易感染状態である 移植後，高血圧や免疫抑制薬が原因で脳症（痙攣）を起こすことがある．ステロイド薬や免疫抑制薬の種類によって術後は高血糖になりやすい サイトメガロウイルス感染は発熱や肝障害などを生じることもあるが，無症状のことも多い その他，EB（Epsteim Barr）ウイルス，アデノウイルス，BK ウイルス感染などに注意する
	術後合併症 **周術期合併症**：感染，腎不全，イレウス **泌尿器合併症**：水腎，水尿管，膀胱尿管逆流 　血尿 　リンパ漏，出血：ドレーンの排液量・性状 　尿漏：尿量，創部の状態，滲出液の性状	血尿は手術時の出血，膀胱留置カテーテルが膀胱壁の手術創や萎縮性膀胱炎のある膀胱粘液に接触して起こる 血塊によって膀胱留置カテーテルが閉塞すると，移植腎に負担がかかるので観察やミルキングを適宜行う
	拒絶反応 腎機能低下に伴う症状：乏尿，無尿，体重増加，浮腫，高血圧 局所症状：移植腎部位の違和感，圧痛，腫脹 全身症状：発熱，全身倦怠感，感冒様症状 検査所見：血液検査（腎機能，特に BUN，Cr の上昇），尿検査（血尿，蛋白尿，浸透圧の低下），超音波検査（腎血流量の低下，腎血管抵抗の増大）	拒絶反応は，無症状で定期腎生検で見つかることもある
	精神状態 家族関係	拒絶反応が出現した場合には患児や家族の不安に配慮し，治療を行う場合には適切な説明と精神的フォローが必要となる

項目	ポイント	備考（根拠など）
指導	患児・家族に正しい知識を伝える 必要時には自己管理ノートを作成して尿回数，体重，血圧，内服などについて記載するように指導する 服薬指導 栄養指導 感染予防 退院後の生活に対する不安が軽減するように援助する	移植後は味覚の変化やステロイド薬の影響，食事制限の解除で食欲が増進する 患児の年齢・社会背景，術後の時期に応じた感染予防や服薬の指導が必要である 免疫抑制薬の怠薬は拒絶反応を引き起こし，腎機能を低下させる 移植腎の機能保持のために，水分を十分とるよう指導する

● ドナー

項目	ポイント	備考（根拠など）
観察	バイタルサイン，呼吸音，SpO$_2$値 意識レベル，顔色 創部痛，創部出血 ドレーン排液量・性状 自己制御式硬膜鎮痛法（PCEA）刺入部の異常 嘔気・嘔吐 四肢冷感 下肢知覚 腸蠕動音 皮膚損傷	
安静	手術当日はベッド上で安静，その後は徐々に離床をすすめる 離床までは間歇型空気圧迫装置を下肢に装着する	呼吸器合併症・肺血栓塞栓・腸閉塞の予防
食事	手術当日は飲食は禁止 その後は医師の指示により飲水や食事が開始される	
排泄	膀胱留置カテーテルの挿入 歩行可能となったら抜去する	
清潔	清拭 PCEA抜去後からシャワー浴が可能	
精神的ケア	言動 睡眠状況，食事摂取状況 レシピエントの病状 レシピエントへの面会状況	術後は，レシピエントの経過に対する不安が強い．ドナー自身の休息もとれるよう配慮を行う
指導	社会復帰について	

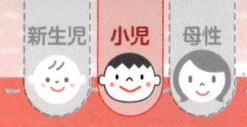

神経性食思不振症

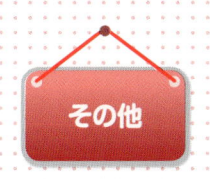

概念

思春期の女子に多く，極端な少食，標準体重の85％以下またはBMI〔体重（kg）/身長（m）^{2}〕で17.5以下（ICD-10）の低体重，体重増加に対する恐怖，やせていても太っていると思うボディイメージの障害を呈する．また，不食や摂食制限に加えて過食嘔吐がみられることもあり，栄養状態の低下が進むと死に至ることもある．

神経性食思不振症は，「無茶食い－排出型」と「制限型」に分類される．「無茶食い－排出型」は，食物を過剰に摂取した後，自己誘発嘔吐もしくは利尿薬や下剤などを用いて食物を排出しようとするものである．これに対し「制限型」は前者のような行動はみられず，食物を口にすることを極度に制限するものである．

症状

極端な体重減少（年齢と身長から期待される標準体重の85％以下に減少した場合），全身状態の衰弱，疲労，無月経，脱毛，徐脈，不整脈，低血圧，低体温，慢性の便秘，皮膚の乾燥，脱水症状（高尿比重，BUN・Cr・Htの上昇），貧血症状（Hb・Htの低下，赤血球数の減少，倦怠感），浮腫（下肢，胸水，腹水），うっ血性心不全，甲状腺機能低下，成長ホルモンの低下，エストロゲンの欠乏と卵巣機能不全からくる骨量減少による病的骨折，ボディイメージの障害，易興奮性，活動性の上昇，睡眠障害．

検査

入院時，体重減少の原因となるような身体疾患の除外と，栄養状態を含む全身状態の評価を行う．入院中は，栄養状態，治療による合併症の評価を定期的に行う．退院時には，目標体重に達した時点で入院時に施行した検査を再度行い，再評価を行う．

治療

神経性食思不振症は，社会的・精神的・身体的な要素を併せもつ複雑な疾患である．早期の治療は治療の成功率を高める．

治療法は，医師が栄養補充療法（経鼻経管栄養，中心静脈栄養）と行動療法（行動制限を含む）を併せた治療計画を立て，患児および家族と医療者との契約のもとに治療をすすめていく．また，入院や外来での疾患教育，認知行動療法や集団療法などの心理療法，薬物療法，家族のカウンセリングなどを行う．

患児が病気を否認する場合や，疾患の存在を容認したとしても治療を拒否する場合はよくあり，さらには，治療を認める姿勢をみせても，体重増加の恐怖から実際には出された食事を隠れて捨てる，嘔吐するなどの行為も少なからずみられる．

治療にあたっては，体重増加のみを治療目的とするのではなく，適切な患児－医療者関係，患児－家族関係を築くことも大切である．長い間この疾患と闘っている患児にとって，食物を食べること自体が大変な苦痛・恐怖であり，その気持ちを理解しながら体重増加以外にも人間としての成熟，対人関係の充実，実生活での適応などを援助することが重要である．

看護

項目	ポイント	備考（根拠など）
観察	体温，血圧，脈拍，SpO_2値，体重，栄養状態を示す検査値，脱水，食事・経管栄養摂取量，飲水量，尿量，不整脈	低栄養状態，脱水の程度を判断することで，異常の早期発見や全身状態の悪化予防につながる
	全身倦怠感，不眠，排便状況	低栄養が日常生活に及ぼす影響を把握する
	過活動の有無，うつ状態	
	食事破棄，自己誘発嘔吐，手や指の吐きダコ，食事・治療・体重に対する言動	栄養摂取や治療への本人の反応，病識について把握する
	家族の食事摂取に対する言動	家族の疾患に対する反応や理解度を把握する
安静	過活動によるエネルギー消費を防ぐ	
食事	食事摂取は無理にすすめず，下膳時に摂取量の話はしない	食事摂取に対する患児の苦痛・恐怖を増強させない
	中心静脈栄養や経管栄養チューブの自己抜去や内容破棄，閉塞がないよう十分に留意する	中心静脈栄養や経管栄養を安全かつ確実に施行する
	原則禁止である持込食の有無を確認する	摂食の強要や過食から自己誘発嘔吐につながる危険がある
排泄	入院時に下剤を持参していないか確認し，便秘の場合は医師の指示に従う	下剤の乱用による体重減少を防ぐ
清潔	清潔ケアを行うときは，過度のエネルギー消費を防ぐよう介助する	
	清潔ケア時，皮膚状態の観察を行い，骨突出部や乾燥した皮膚の保護をする	低栄養状態による皮下組織の減少や脱水のため，皮膚損傷の危険性がある
	行動制限に合わせた体重増加に伴うケアを行っていく．清拭，沐浴，洗髪，シャワーなど実施する	
精神的ケア	医師の指示，治療計画に従い，治療の一貫性を保つ	不安や動揺を与えない
	患児とかかわる際には，批判，評価，懲罰的な言動は避け，患児の訴えを傾聴し，感情の表出を促す	患児への批判的な言動は，治療や病気に対する不安を増強させる．患児の辛さや不安を理解し，信頼関係の樹立に努めることが必要

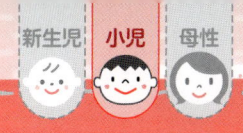

漏斗胸

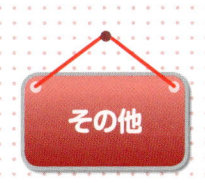

その他

概念
先天的な骨性胸壁，特に肋軟骨の発育異常である．胸骨およびこれに付着する肋軟骨，さらには肋骨の一部が脊椎に向かって漏斗状に深く陥没している．陥没は胸骨柄と胸骨体の接合部である胸骨結合の付近より始まり，背側に向かってしだいに陥没し，剣状突起の手前が最も深くなっている．陥没は左右が不均等であることが多く，胸骨の前面は右にねじれていることが多い．これは左胸腔内に心臓があるためと推定される．

症状
変形が高度であっても，自覚症状のないことが多く，他覚的にも症状がほとんど認められない．胸郭の変形による心肺性症状として呼吸促進，動悸，易疲労性，頭痛がみられる．肩の前方への落下，尖腹，脊柱の後彎がみられ，その結果，喘息様発作やかぜを引きやすいなど呼吸器症状が現れやすい．また，外見上の異常による内向的性格形成が起こりやすい．

検査
胸部X線，CT，MRI．

治療
心肺への圧迫症状がみられる場合や，成長に応じて変形が著しくなる場合，外見上の異常を本人が気にする場合には，ナスバー（胸郭再建用インプラントバー）を挿入し，胸骨を挙上する胸骨挙上術の適応となる．術後創部痛が強く，創部痛により呼吸が抑制されるため，無気肺が生じやすい．ナスバーの抜去は，挿入から約2年後が目安となる．

看護

項目	ポイント	備考（根拠など）
観察	術前 　呼吸練習 　バイタルサイン，呼吸音，左右差，呼吸苦，SpO$_2$値，顔色 　創部の状態・ガーゼ汚染 　創部痛の部位・程度，嘔気・嘔吐，腸蠕動音，尿の量・性状	術後の無気肺を予防する 創部痛により呼吸が抑制され，無気肺を生じやすい 出血が起こっていないかを確認する 創部痛の程度をアセスメントする
安静	安楽な体位を促すが，体幹ねじりや腰をかがめることは禁止 ナスバー挿入後，タッピング・バイブレーションは禁止 早期離床を促す 術後1日目は頭部挙上45°，術後2日目は端座位，術後3日目から歩行可 自己制御式鎮痛法（PCA），自己制御式硬膜外鎮痛法（PCEA）の適切な使用と必要時には鎮痛薬で創部痛をコントロールする	創部の安静を保つ 無気肺の予防 創部痛による呼吸抑制の予防
食事	PCA，PCEAの副作用がなければ術後当日より飲水，食事開始	
排泄	歩行が可能となるまではベッド上で排泄	
指導	退院後2～3か月は重いものを持つことや激しい運動を控える（体育は見学）．鉄棒は禁止．その後は外来にて徐々に運動制限を解除していく	ナスバーがずれてしまうのを防ぐ

第3章

症状別看護

頭痛

概念

　　頭痛は頭部の血管の拡張，炎症，組織の牽引・圧排，筋攣縮などで発生する．急性と慢性（反復性）に分けられ，急性の場合は有熱性と無熱性，さらに随伴症状を加味する．慢性の場合のほとんどは血管性頭痛と緊張性頭痛の２つである．その他，高血圧症や低血圧症，睡眠不足，月経障害，貧血などでも起こる．

　　病態生理学的には頭痛は以下のものに分けられる．

一次性頭痛（他に疾患がない）
　　・頭蓋内外の血管の拡張によって起こる血管性頭痛（片頭痛）．
　　・ストレスなどの精神的なものが原因で首の後ろや肩の筋肉が緊張して起こる頭痛
　　　（緊張性頭痛，心因性頭痛）．

二次性頭痛（他に疾患があり，それが原因で頭痛が生じているもの）
　　・脳卒中，脳動脈瘤，動脈炎などの血管障害によるもの．
　　・目，耳，鼻，副鼻腔，歯，口腔などの疾患に伴うもの，髄膜炎などによるもの．
　　・三叉神経痛など頭蓋における神経痛によるもの．
　　・てんかん性頭痛．
　　・頭蓋内圧亢進および占拠性病変に起因する疾患や発熱によるもの．

　　小児の頭痛は，一次性頭痛とウイルス感染症によるものがほとんどであるが，髄膜炎や頭蓋内出血といった緊急性や重症度の高い二次性頭痛も存在する．

検査

　　(1) 血液検査，ウイルスや細菌培養検査．
　　(2) 髄液検査．
　　(3) CT．
　　(4) MRI．
　　(5) 脳血流検査（SPECT），脳血管造影検査（MRA），脳波．
　　(6) 心理検査．

治療

　　(1) 安静療法．
　　(2) 対症療法．
　　(3) 薬物療法．
　　(4) 原疾患に対する治療．

看 護

項目	ポイント	備考（根拠など）
観察	全身状態，ABCDE[※]評価	救急処置が必要な疾患かどうか的確に判断する
	頭痛の発症時期と経過，性状（拍動性，締めつけられるよう，刺すようなど），程度，部位（頭全体，片側性，局所など），持続時間（数分，数時間，1日中），頻度	
	随伴症状：嘔気・嘔吐，食欲，機嫌，めまい，腹痛，視覚異常，肩こり，筋肉痛，神経症状（麻痺・しびれ），意識障害，瞳孔異常，筋緊張，眼球の動き，髄膜刺激症状	小児の場合は症状について詳細に表現できないことを考慮して全身状態を観察する
	※ABCDE：A（Airway；気道），B（Breathing；呼吸），C（Circulation；循環），D（Disability；中枢神経〈意識レベル〉），E（Exposure；脱水と外表，体温）．	
安静	音や光，睡眠不足，ストレスなどの誘発・増強因子を避け，安静が得られる静かな環境を整え，痛みが軽快する体位をとらせる	
	発作時には，医師の指示で投薬する	
食事	制限なし	二次性頭痛では，食事制限は医師の指示のもと実施する
	食欲低下時には患児の摂取しやすい食事に変更する	

発　熱

概　念

　　正常体温は外部環境に関係なく，脳の前視床下部の体温調節中枢で生体内の発熱と熱の放散のバランスをとっている．発熱とは，種々の原因によりこの体温調節中枢が異常をきたし，体温が平熱より上昇した状態をいい，生体防御反応の一つである．原因としては，病原体の感染や血液疾患，アレルギーなどによって産生された発熱物質，熱中症などによる熱放散の抑制，悪寒，震えによる熱産生の促進などがある．

　　発熱は，その程度により，微熱（37.6〜37.9℃）または平熱と比較して1.0℃以内の上昇，中等度の発熱（38〜38.9℃），高熱（39℃以上）に分類される．

　　熱型は，稽留熱，弛張熱，間欠熱，波状熱，周期熱，二峰性発熱があり，発熱のパターンから病態を予測できるものがある．

- **稽留熱**：日差が1℃以内で持続する高熱（腸チフス，大葉性肺炎，粟粒結核など）．
- **弛張熱**：日差が1℃以上で，低いときでも平熱にならない（敗血症，化膿性疾患，ウイルス性感染症，悪性腫瘍など）．
- **間欠熱**：日差が1℃以上で，平熱のときもある（マラリア発作期，弛張熱と同じ疾患）．
- **波状熱**：有熱期と無熱期を不規則に繰り返す（ブルセラ症，マラリア，ホジキン病など）．
- **周期熱**：規則的な周期をもって発熱を繰り返す（マラリア）．
- **二峰性発熱**：発熱していったん解熱した後，再び熱が上昇する（インフルエンザ，麻疹，デング熱）．

　　発熱の原因はさまざまであるが，小児の発熱では，新生児（0〜28日），3か月未満の乳児，3か月〜3歳未満の乳幼児，3歳以上の子どもと階層化して対応するとわかりやすい．

検　査

(1) 血液検査（培養含む）．
(2) 尿検査（培養を含む）．
(3) 喀痰検査（培養を含む）．
(4) 髄液検査（培養を含む）．
(5) 胸部X線．

治　療

　　発熱の原因・誘因はきわめて多様であり，多くの疾患の主要症状の一つである．発熱のある患児には，原因疾患に対する治療と同時に，一般に次の治療が行われる．

(1) 安静療法.
(2) 罨法など.
(3) 薬物療法：解熱鎮痛薬，抗菌薬など.
(4) 輸液療法.
(5) 食事療法.

看護

項目	ポイント	備考（根拠など）
観察	全身状態，ABCDE評価	呼吸窮迫や末梢循環不全の徴候の有無を確認する
	食事摂取量，食欲不振，嘔気・嘔吐，便秘，下痢	消化機能の低下
	尿量，尿回数，尿性状，口渇，皮膚・粘膜の乾燥，IN-OUTバランス，大泉門の膨隆もしくは陥没，髄膜刺激症状	経口摂取の減少，嘔吐，下痢に伴い脱水が生じる
	頭痛，意識レベルの低下，痙攣，小児の場合は活気や機嫌	
	気候，外気温，生活環境，運動，入浴，食事，精神的興奮などの状況	
	検査値の経時的変化	
	家族や周囲の流行性疾患	
安静	悪寒・戦慄時や，末梢に冷感がある場合は保温する	
	冷罨法（氷枕，氷嚢，アイスノン®などの使用）	効果的に血液を冷却する
	冷却部位は，頸動脈部，腋窩動脈部，大腿動脈部などの，動脈が体表面近くを走っている部位を選択する	
	体温調節の困難な小児の場合に，過度の冷却を行わない	低体温防止
	解熱薬使用の指示がある場合は使用し解熱を図る．使用後は熱型の観察を行う	急激な解熱に伴い，血圧低下によるショックを引き起こすことが考えられる
	悪寒・戦慄時には，全身を保温するように寝衣・寝具類を調整し，温罨法を施行する	発熱に伴う悪寒・戦慄を最小限に抑える
	安静の保持	体温上昇に伴い代謝が亢進するため，安静保持によりエネルギー消耗を抑え，症状悪化を防ぐ
食事	IN-OUTバランスや電解質の検査値を観察しながら，水分・電解質の補給を行う	不感蒸泄の増加，経口摂取困難により体液や電解質の平衡が乱れ，脱水の危険性が高くなる
	水分摂取を促す	
	高蛋白・高エネルギーで消化しやすいものの摂取を促す	発熱に伴いエネルギー消費が増加するため，高エネルギー摂取により代謝機能を維持する必要がある
		消化機能が低下する
清潔	発汗時には，清拭，寝衣・寝具交換を適宜施行する	発汗による不快感や二次感染を防ぐ
		皮膚の清潔を図り，皮膚呼吸を促す

腹痛

概念

　小児の腹痛を呈する原因疾患は，多種多様で，起こりやすい原因疾患の発生頻度が年齢ごとに異なるといった特徴がある．腹痛は発生機序によって内臓痛，体性痛，関連痛（放散痛），心因性に分けられ，必ずしも腹部臓器由来の痛みとは限らない．また，小児は些細な転倒でも腹部の鈍的外傷をきたすことがあるため，内因性疾患のみでなく，外因性疾患へも配慮が必要である．さらに，小児患者は成長発達の途上にあるため，痛みの部位や症状を言葉で的確に伝えることが困難で問題の本質をとらえづらいといった特徴がある．そのため，腹痛の発症様式，経過，腹痛部位，痛みの程度，随伴症状について聴取および十分な観察を行い，緊急を要する状態か否かを判断することが重要である．

　特に，①全身状態が不良である，②急性の激しい腹痛がある，③理学所見で筋性防御や反跳痛といった腹膜刺激症状がみとめられる，④胆汁性・血性の嘔吐を伴う場合は，緊急性が高いと判断する．

年齢別腹痛の原因疾患

	頻度		
	高	低	まれ
＜2歳	乳児疝痛 胃食道逆流症（GERD） 急性胃腸炎	外傷（虐待含む） 腸重積 ヘルニア嵌頓 ミルクアレルギー 鎌状赤血球症	虫垂炎 中腸軸捻転 腫瘍 中毒 吸収不良症候群
2～5歳	急性胃腸炎 尿路感染症 外傷 虫垂炎 肺炎 気管支喘息 鎌状赤血球症 便秘	Meckel憩室 HSP 中毒 囊胞線維腫症 腸重積 ネフローゼ症候群	ヘルニア嵌頓 腫瘍 HUS リウマチ熱 心筋炎・心外膜炎 急性肝炎 炎症性腸疾患 総胆管囊胞 溶血性貧血 糖尿病・DKA ポルフィリア
6～12歳	急性胃腸炎 外傷 虫垂炎 尿路感染症 機能性腹痛 鎌状赤血球症	肺炎 気管支喘息 囊胞線維腫症 炎症性腸疾患 消化性潰瘍 胆管炎	リウマチ熱 中毒 腎結石 腫瘍 卵巣捻転 メコニウムイレウス

年齢別腹痛の原因疾患（つづき）

	頻度		
	高	低	まれ
6〜12歳	便秘	急性膵炎 精巣捻転	腸重積
>12歳	急性胃腸炎 急性胃炎 急性腸炎 GERD 外傷 虫垂炎 便秘 骨盤内炎症疾患 尿路感染症 肺炎 気管支喘息 月経困難症 精巣上体炎 鎌状赤血球症 排卵痛 乳糖不耐症	子宮外妊娠 精巣捻転 卵巣捻転 腎結石 消化性潰瘍 急性肝炎 胆管炎 急性膵炎 メコニウムイレウス 血管炎症候群 炎症性腸疾患 中毒	リウマチ熱 腫瘍 腹腔内膿瘍

（森　崇晃：腹痛．五十嵐隆監：当直医のための小児救急ポケットマニュアル．中山書店；2014. p.91-95 より）

検　査

(1) 血液検査．
(2) 尿・便検査（培養を含む）．
(3) 胸部・腹部 X 線．
(4) 腹部超音波検査．
(5) 腹部 CT．
(6) 消化管造影検査．

治　療

(1) 安静，罨法．
(2) 浣腸，胃減圧．
(3) 薬物療法：解熱鎮痛薬，抗菌薬など．
(4) 輸液療法．
(5) 食事療法，経口補水療法．
(6) 外科コンサルト．
(7) 原疾患に対する手術．

看 護

項目	ポイント	備考（根拠など）
観察	全身状態，ABCDE評価	痛み，腸管出血のため，ショック状態になることがある
	腹部症状，腹部膨満・緊満，腸蠕動音 発症の仕方（急性・慢性）と経過（持続的・間欠的），腹痛の部位・痛みの程度，腹膜刺激症状 随伴症状：嘔気・嘔吐，吐物の性状，経口摂取の状況，便性，便秘・呼吸状態 既往歴 検査値の経時的変化 家族や周囲の流行性疾患	急性の激しい腹痛の場合は，緊急に外科的治療が必要な場合がある 嘔吐，腹部膨満，便秘などはイレウスの重要な症状である．腸蠕動音は機械的イレウスで亢進し（金属性有響音），機能的イレウスで減弱ないし消失する 喘息発作による横隔膜など呼吸筋の疲労に伴う腹痛や，下葉肺炎での炎症に伴う腹痛がある
食事	輸液の管理 IN-OUTバランスや電解質の検査値の把握 医師の指示によって経口摂取を禁止する 食事摂取が可能な場合は，水分や消化しやすいものから少量ずつ促していく 経口補水療法の指導	経口摂取の禁止もしくは困難，下痢などにより体液や電解質の平衡が乱れ，脱水の危険性が高くなる
排泄	医師の指示によって浣腸を施行する	乳児の場合，腹痛の原因として多いのは便秘のため，浣腸により改善することが多い
安静	安楽な体位	

嘔吐

概念

嘔吐とは，胃の中の内容物を逆行的に口から排出することをいい，延髄の嘔吐中枢の刺激によって起こる．小児期は中枢神経の発達が不十分なため嘔吐中枢が不安定であり，少しの刺激に対しても容易に嘔吐する．その誘引として小児期は感染症にかかりやすいこと，心理的影響を受けやすいことが挙げられる．

嘔吐の原因疾患は，好発年齢によって特徴的な傾向がある．特に，新生児期には，頭蓋内圧亢進による嘔吐や消化器の先天異常による嘔吐があり，これらは緊急処置を要する．また，小児の嘔吐は，窒息または気道への誤飲の原因ともなりうるため，吸引による吐物の除去や体位の工夫が必要である．

嘔吐の主な種類とその年齢別原因

	新生児	乳幼児	学童
消化器疾患	消化管狭窄・閉鎖 胃食道逆流症（GERD） 胃軸捻転症	胃軸捻転症 胃食道逆流症（GERD） 肥厚性幽門狭窄症 腸重積症 イレウス 鼠径ヘルニア嵌頓 胆道拡張症	急性胃粘膜病変 胃・十二指腸潰瘍 イレウス 虫垂炎 アレルギー性紫斑病 急性肝炎 急性膵炎 胆道拡張症
感染症	尿路感染症 敗血症	急性胃腸炎 尿路感染症 呼吸器感染症	急性胃腸炎 尿路感染症 呼吸器感染症
中枢神経性	水頭症 頭蓋内出血 髄膜炎	髄膜炎 脳炎・脳症 頭部外傷	髄膜炎 脳炎・脳症 脳腫瘍 頭部外傷
代謝性	先天性代謝異常	先天性代謝異常 ケトン性低血糖 アセトン血性嘔吐症	アセトン血性嘔吐症 糖尿病性ケトアシドーシス
薬物中毒		テオフィリン アスピリン ジギタリス	

検 査

(1) 血液検査，尿検査．
(2) 腹部 X 線．
(3) 腹部超音波検査，注腸造影．
(4) 腹部造影 CT．
(5) FAST（腹部外傷で）．

治 療

(1) 食事療法：禁食・節食・分割食，経口補水療法．
(2) 輸液療法．
(3) 制吐薬投与．
(4) 胃管の挿入，胃内容物の吸引．
(5) 必要時，外科コンサルト．

看 護

項目	ポイント	備考（根拠など）
観察	全身状態，ABCDE 評価 嘔吐の状態 　嘔吐の仕方：噴水状，ダラダラ流れるなど 　吐物の性状・量・回数：血性，鮮紅色，コーヒー残渣様，胆汁性ほか，便臭	小児は水・電解質の異常をきたしやすい 吐物の性状より下記が示唆される ・胆汁性：上部消化管の腸閉塞（麻痺性，機械性） ・血性：食道および胃での出血 ・鮮紅色：出血が持続している可能性があり，緊急性が高い ・コーヒー残渣様：血液が胃酸による変性を受けているため，ゆっくりな出血もしくはすでに止血 ・便臭：下部消化管の腸閉塞
	誘因（咳込み，吸引，激しい啼泣後） 　食事・授乳との時間的関係，授乳量，乳児の場合は哺乳後の排気（げっぷ） 　おむつによる腹部圧迫 　影響のある薬剤使用 　意識状態	新生児期では，反射でミルクを飲むため飲みすぎる場合がある 薬の副作用により嘔気・嘔吐が出現することがある
	随伴症状：発熱，腹痛，下痢，便秘，腹部膨満，食欲低下，頭痛，不機嫌，冷汗など	
	脱水症状：口渇，口唇・口腔粘膜の乾燥，皮膚の乾燥，眼窩の陥没，大泉門の陥没，体重減少，尿量減少，発熱，心拍数増加	小児は水・電解質の異常をきたしやすい
	既往症	特に，内分泌系疾患の既往で，糖尿病性ケトアシドーシス，低血糖，高アンモニア血症を考慮する

項目	ポイント	備考（根拠など）
安静	指示があるまでベッド上で安静，上体挙上など体位を工夫する	
食事	嘔吐を繰り返すときは経口摂取は中止 医師の指示に従い経口摂取を開始する 嘔吐をたびたび繰り返すときは胃管を挿入し，胃内容物を吸引したり洗浄したりすることがある	経口摂取が消化器への刺激となり，嘔吐を誘発することがある
排泄	医師の指示があるまでベッド上で介助する	
環境	胃内容の吸引や吐物によって汚染されたものは速やかに片づける 吐物の誤飲および窒息の防止 嘔吐の危険がある場合には頭・顔を横にして側臥位をとらせる 嘔吐後の口腔ケアをする	吐物の臭気，視覚的刺激で嘔吐を誘発することがある 乳児の場合，嘔吐後に啼泣すると吐物が気管に入り，誤嚥によって肺炎を併発することもある．また，吐物が外耳道に流れ込むことで炎症を起こすこともある

下痢

概念

　下痢とは，便の水分量が増して，液状または泥状となることを意味する．その形状により水様便，泥状便，軟便などと表現される．一般的に排便回数は増加することが多いが，排便回数により下痢を定義することはできない．

　下痢は，発生機序により，以下のように分類される．

発生機序による下痢の分類

浸透圧性	吸収障害が生じ，腸管内浸透圧が上昇して起こる下痢
滲出性	粘膜の炎症により，滲出液が腸管内に漏れ出して起こる下痢
分泌性	腸粘膜から大量の水分や電解質が分泌して起こる下痢
腸管の蠕動運動亢進	腸管からの水分吸収が時間的に間に合わないために起こる下痢
その他	気候の変化や体質異常あるいは情緒的原因による下痢

検査

(1) 便検査：潜血反応，細菌培養，ウイルス抗原迅速検査．
(2) 血液一般・生化学検査，血清学的検査，尿検査．
(3) 腹部X線．
(4) 腹部超音波検査．
(5) 大腸内視鏡，注腸造影．

治療

(1) 安静療法と保温．
(2) 食事療法．
(3) 輸液療法（水・電解質や栄養の補給）．
(4) 薬物療法：整腸薬，止瀉薬．

看 護

項目	ポイント	備考（根拠など）
観察	全身状態，ABCDE 評価 便の状態 **随伴症状** 　腹部症状：腹痛の有無・程度・部位（激しく泣く，四肢を屈曲させる，背中を丸めるようにし，膝を腹部に抱えるように引き寄せ激しく泣く），苦痛表情，腹部膨満・緊張度，蠕動亢進，嘔気・嘔吐	乳児の腹部は一般的にぽってりとした膨満傾向であるため，判断が困難である．健康時の腹部との違いを家族に確認しながら比較する
	脱水症状：発熱，頻脈，皮膚のツルゴール，口唇粘膜の乾燥，目の落ち窪み，大泉門の陥没，尿量・尿比重，体重，四肢冷感，チアノーゼ，痙攣，不機嫌	発熱による脱水から全身状態が急激に変化するため，全身状態の観察と，1日の IN-OUT バランスを出す必要がある．脱水症状の発見のために体重測定を行い，体重減少の有無を確認する．尿は濃縮尿であり，尿比重は高値を示す
	腹痛以外の随伴症状：意識レベル，機嫌，顔貌，食欲，発疹，肛門部の皮膚状態	激しい腹痛ではショックを伴うことがある．感染性の場合は発熱を伴うことが多い
	既往歴 家族や周囲の流行性疾患	食物アレルギーでは腹痛・下痢とともに発疹が出ることがある
安静	医師の指示がある場合はベッド上で安静	
食事	医師の指示のもと，症状悪化時は飲食を禁止．または，易消化食となる	
清潔	下痢が頻回のときは，排便ごとに微温湯や温水洗浄便座（ウォシュレット®）にて肛門周囲の洗浄を行う 弱酸性の洗浄剤を使い，1 回／日にとどめる 便回数が多い場合は撥水作用のある油脂性軟膏などを使い，患部を保護する	腸液が頻回に肛門周囲の皮膚に触れることで，臀部の皮膚症状の悪化を引き起こす可能性がある 化学的刺激の除去，浸軟予防，機械的刺激の除去につとめ，ケア用品もあわせて選択する

痙攣

概念

痙攣とは，全身または四肢・顔面などの随意筋に，発作的に現れる不随意的な収縮である．痙攣の原因としては，熱性痙攣，てんかん，代謝障害，中枢神経感染症，頭蓋内病変などによるものがあり，小児では熱性痙攣が最も多くみられる．

検査

(1) 血液検査，迅速血糖検査，血液培養検査，尿培養検査．
(2) 髄液検査，ウイルスや細菌培養検査．
(3) 頭部CT，MRI，頭部X線（頭部外傷の場合）．
(4) 脳波

治療

痙攣を発見してからの一般的な治療・処置の流れを以下に示す．

当センターにおける一般的な対応・管理指針

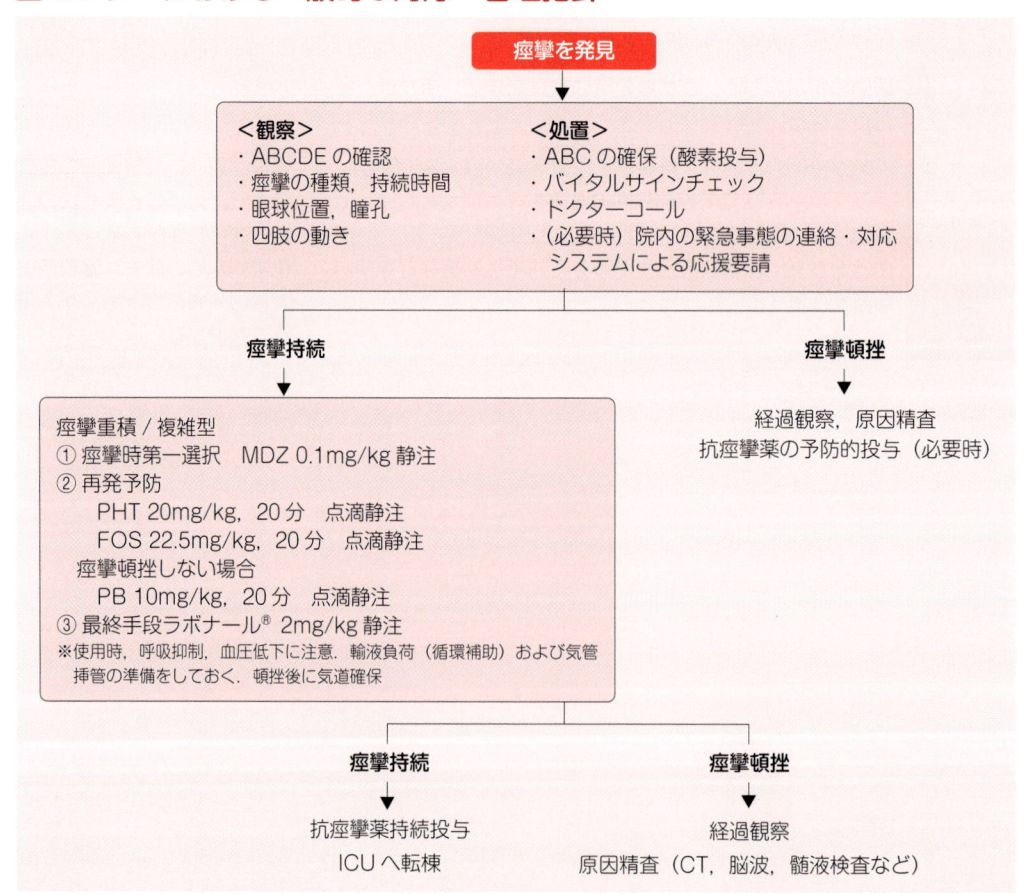

```
                    痙攣を発見
                         │
        ┌────────────────┴────────────────┐
        │<観察>                 <処置>    │
        │・ABCDEの確認          ・ABCの確保（酸素投与）
        │・痙攣の種類，持続時間  ・バイタルサインチェック
        │・眼球位置，瞳孔        ・ドクターコール
        │・四肢の動き            ・（必要時）院内の緊急事態の連絡・対応
        │                         システムによる応援要請
        └─────────┬───────────────────────┘
                  │
         ┌────────┴────────┐
      痙攣持続              痙攣頓挫
         │                     │
                         経過観察，原因精査
   痙攣重積/複雑型      抗痙攣薬の予防的投与（必要時）
   ① 痙攣時第一選択　MDZ 0.1mg/kg 静注
   ② 再発予防
       PHT 20mg/kg，20分　点滴静注
       FOS 22.5mg/kg，20分　点滴静注
      痙攣頓挫しない場合
       PB 10mg/kg，20分　点滴静注
   ③ 最終手段ラボナール® 2mg/kg 静注
   ※使用時，呼吸抑制，血圧低下に注意．輸液負荷（循環補助）および気管
    挿管の準備をしておく．頓挫後に気道確保
         │
   ┌─────┴─────┐
 痙攣持続        痙攣頓挫
   │                │
 抗痙攣薬持続投与   経過観察
 ICUへ転棟        原因精査（CT，脳波，髄液検査など）
```

看護

項目	ポイント	備考（根拠など）
観察	**痙攣時** 　ABCDE評価 　自発呼吸，SpO$_2$値，気道閉塞，顔色，チアノーゼ，異常呼吸 　抗痙攣薬使用時の呼吸状態の変化 　痙攣の種類（全般発作か部分発作か，強直性，間代性，強直－間代性，ミオクロニー，欠伸など），型の変化 　眼球異常（眼球の位置，動き，瞳孔左右差，対光反射の有無・速さ） 　持続時間および回数 　どのような状況で起きたか **痙攣後** 　痙攣後の障害，意識回復までに要した時間，発作後睡眠に移行したか，頭痛，四肢の麻痺	適切な観察が痙攣の治療に反映される
安静	気道確保（肩枕の挿入，下顎挙上，エアウェイの挿入） 嘔吐がある場合は顔を横に向け，必要時には口腔内の吸引・異物除去 チアノーゼ出現時は気道を確保して酸素投与 呼吸停止が起こっている場合は気道確保，院内の緊急事態の連絡・対応システムで連絡を行い蘇生を開始する 発熱時は冷罨法を行い，必要時には解熱薬の投与	誤嚥防止 意識が戻るまで酸素投与する 体温管理，脳保護
環境	転倒や転落，ベッド柵への打ちつけ予防など安全に留意する 音や光，その他さまざまな刺激（発熱，睡眠不足，疲労，ストレス，興奮）などを避け，安静が得られる静かな環境を整える 抗痙攣薬の使用は呼吸管理の準備をしてから行う 眼鏡など二次的外傷のおそれのあるものを除去する	二次的外傷の予防 痙攣の誘発を予防

発疹

概念

発疹とは，皮膚に現れる病変の総称である．発疹は，ウイルス感染症，細菌感染症，免疫性疾患，アレルギー性疾患などの疾患に随伴して出現する．

小児の皮膚は皮膚保護機能が不十分であるため，発疹ができやすい．また，小児は幼稚園・保育園，学校において，発疹性の感染症にかかる機会が多い．入院時には，予防接種や既往歴，周囲での感染症の流行状況や，罹患者との接触の有無についての確認が必要であり，感染予防策が重要となる．

よくみられる発疹
紫斑，丘疹，結節，水疱，嚢胞，蕁麻疹，紅斑．
感染が加わると，びらん，潰瘍，痂皮，瘢痕．

緊急対応が必要な発疹
アナフィラキシー，薬疹，敗血症を含む全身性感染症，ブドウ球菌性熱傷様皮膚症候群．

検査

(1) 血液検査．
(2) 咽頭培養検査．

治療

(1) 薬物療法：軟膏，抗菌薬，ステロイド薬など．
(2) 皮膚の保清・保護．
(3) 輸液療法．

看護

以下，麻疹，水痘，風疹の場合について述べる（アトピー性皮膚炎は p.204 参照）.

項目	ポイント	備考（根拠など）
観察	原発疹（斑，丘疹，水疱，膿疱など） 続発疹（びらん，剥離，亀裂，痂皮など） 発現部位，大きさ，形態，色調，数，表面の性状，広がり方，疼痛，瘙痒感 バイタルサイン 発疹の状態の変化や副作用	抗菌薬やステロイド薬などを使用することもある
安静	室内およびベッド上で安静 瘙痒感が強いときは処方されている薬剤を使用する 冷罨法も効果的である 搔破が予測される場合は，爪を短く切り，必要時は手袋による手の保護や寝衣・身体固定の工夫をする	瘙痒感のために不眠となり，生活リズムが乱れる．また不機嫌でぐずり，瘙痒感を増悪するため，搔破の危険性が高まる
清潔	個室隔離中は清拭，タオルは柔らかい綿製品を使用する 衣類は清潔で刺激が少なく，通気性のよい木綿のもの，ゆったりしたものを着用する 可能であればぬるま湯のシャワーでさっと洗う おむつを使用している場合は，排泄物をこまめに除去し清潔な状態を保つ 手洗いの励行 爪を短く切る	発疹の部位やその周囲の皮膚は，刺激に対して敏感であり細菌感染をまねきやすい状態にある 化学繊維は皮膚に刺激となる
環境	個室隔離，空調を整える 遊びや絵本の読み聞かせなどで気分を紛らわせる工夫をする おもちゃは清潔で皮膚を傷つける危険性のないものを選ぶ	感染の危険性のある期間は個室隔離となる（10〜21 日）
栄養	消化のよいもの，刺激の少ないもの，やわらかいもの，胃に刺激が少ないもの	
安全	点滴の固定に工夫が必要	

呼吸困難

概念

呼吸困難とは，呼吸することに大きな努力が必要で，呼吸に際して苦痛を生じている状態をいう．本人が意識を失って呼吸の苦しさを自覚しないようなときや，新生児や乳幼児のように自ら症状を訴えることが難しい場合でも，他覚的に見て呼吸が苦しい状態と判断される場合には「呼吸困難」という場合もある．

他覚的症状としては，呼吸数の異常（多呼吸，無呼吸など），呼吸音の異常（呻吟，喘鳴など），呼吸リズムの異常（チェーン・ストークス呼吸，ビオー呼吸，クスマウル〈Kussmaul〉呼吸など），努力呼吸（陥没呼吸，鼻翼呼吸，起座呼吸など）などがある．

呼吸困難の鑑別

	症状・所見	鑑別疾患
上気道狭窄	吸気性喘鳴 嚥下困難（流涎） 発声困難 嗄声 sniffing position	クループ（犬吠様咳嗽） 喉頭蓋炎 咽後膿瘍，扁桃周囲膿瘍，頸部膿瘍 異物（突然の発症，エピソード） アナフィラキシー（アレルギーの既往，エピソード）
下気道狭窄	咳嗽 呼気性喘鳴 呼気延長 呼吸音低下	細気管支炎 気管支炎 気管支喘息 異物
肺病変	crackle 呼吸音低下 咳嗽	肺炎 無気肺 肺水腫
心疾患	多呼吸，crackle チアノーゼ 心雑音，gallop rhythm，心音低下 不整脈	先天性心疾患 　肺血流増加型 　肺血流低下型 心筋炎
代謝疾患	頻呼吸	糖尿病性ケトアシドーシス（Kussmaul呼吸） 先天性代謝異常症
その他		神経筋疾患 中枢性 中毒 外傷 肺塞栓 過換気症候群

（松本麻里花：呼吸困難．五十嵐隆監：当直医のための小児救急ポケットマニュアル．中山書店：2014．p.76-77 より）

検査

(1) 動脈血液ガス分析．
(2) 血液検査．
(3) 胸部 X 線．
(4) 呼吸機能検査．
(5) 必要時，CT，心エコー，ECG．

治療

(1) 人工呼吸．
(2) 気道確保．
(3) 酸素投与．
(4) 身体の安静．
(5) 精神の安静．
(6) 吸入・吸引療法．
(7) 内服．

看護

項目	ポイント	備考（根拠など）
観察	顔色，呼吸数，深さ，リズム，呼吸音，SpO_2 値，動脈血ガス分析値，前駆症状・随伴症状の有無・程度，努力呼吸	主観的情報も十分に把握し，総合的に判断する
安静	運動量の調整 精神的支援 泣かせない コミュニケーションの工夫 体位の工夫 寝衣，寝具の調整	酸素の消費量を最小限にする 精神的不安は呼吸中枢を緊張させ呼吸困難を増強させる 不必要な会話は酸素消費量を増し，呼吸困難を増強する 横隔膜を下げ，呼吸面積を広げることにより，呼吸をしやすくする 胸部の圧迫を除き，呼吸運動を楽にする
排泄	排便のコントロール	便秘は，横隔膜を挙上し呼吸運動を抑制する 排便時の怒責は酸素消費量を増し，呼吸困難を増悪する
清潔	呼吸状態が安定するまでは清拭 入浴は医師の指示に従う	

意識障害

概念

意識障害とは，「外的刺激が与えられていても自己と周囲の状況を認識できない状態」であり，小児においては，「反応がない状態，反応がいつもと違う状態」といえる．

意識障害は，昏睡，半昏睡，昏迷，傾眠など，外的刺激に対する反応の低下を表す覚醒の障害と，せん妄，錯乱などの意識内容の障害に分けられる．

Mayo Clinic の分類

錯乱	刺激を誤認し，注意持続が極めて短く，うろたえる状態
傾眠	刺激を何も与えないと眠り込むが，名前を呼んだり，身体を揺すったりして刺激を与えると覚醒する 自発運動や独語がある
昏迷	痛み，強い光，大きな音などの刺激に反応する 簡単な命令に従う自発運動がある
半昏睡	痛み刺激のみに手足を引っ込めるなどの反応がある 自発運動はない 失禁（尿・便）がある
昏睡	意識の完全な消失で刺激に反応しない 深部反射，角膜反射，瞳孔反射が消失している場合がある 筋緊張はなく，失禁（尿・便）がある

意識障害の原因はさまざまであるが，極めて重篤な原因疾患の場合が多く，ICU での集中管理が必要となる．

小児の意識障害の原因疾患

頭蓋内病変によるもの	A	頭部外傷	頭蓋内出血（硬膜下，硬膜外，脳実質内），脳挫傷，脳浮腫，脳振盪
	B	痙攣	てんかん重積（痙攣性，非痙攣性），痙攣後もうろう状態（postictal state）
	C	感染症	髄膜炎，脳炎，限局性の感染（脳膿瘍，硬膜下膿瘍，硬膜外膿瘍）
	D	腫瘍	脳腫瘍（脳浮腫，腫瘍内出血）
	E	血管障害	脳梗塞（血栓性，出血性，梗塞性），脳静脈洞血栓，くも膜下出血，脳血管奇形・脳動脈瘤
	F	水頭症	閉塞性水頭症，VP シャント不全

小児の意識障害の原因疾患（つづき）

全身疾患に伴う脳機能障害	A	バイタルサイン異常に伴う	低血圧・高血圧，低体温・高体温
	B	低酸素	肺疾患，重症貧血，メトヘモグロビン血症，一酸化炭素中毒，低酸素性脳症
	C	中毒	鎮静薬（抗ヒスタミン，バルビツレート，ベンゾジアゼピン，エタノール，麻薬など），三環系抗うつ薬，抗痙攣薬，サリチル酸
	D	代謝疾患	低血糖（敗血症，インスリン過量，エタノール中毒），高血糖（糖尿病性ケトアシドーシス，高浸透圧性昏睡），代謝性アシドーシス，代謝性アルカローシス，電解質異常（低ナトリウム/高ナトリウム血症，低カルシウム/高カルシウム血症，低マグネシウム/高マグネシウム血症，低リン血症），尿毒症（腎不全），肝不全，急性脳症（Reye症候群など），先天性代謝異常
	E	その他	腸重積，溶血性尿毒症症候群，脱水，敗血症，膠原病（SLE, Behçet病），精神疾患

（GR Fleisher, et al.：Textbook of Pediatric Emergency Medicine. 6th. Lippincott Williams & Wilkins：2010 より）

検査

(1) 血液検査，動脈血液ガス分析，迅速血糖検査，尿検査．
(2) 頭部 CT．
(3) 脳波．

治療

(1) 気道確保・酸素投与：すばやく行い，脳に酸素を供給．必要時の気管挿管・吸引．
(2) 血圧維持：ラインの確保後，輸液による IN-OUT バランスの調節，昇圧薬による血圧調節を行う．
(3) 薬物療法：電解質・アシドーシス・血糖の補正．

看護

項目	ポイント	備考（根拠など）
観察	**呼吸** 呼吸数，リズム，深さ，呼吸音，胸郭の動き，自発呼吸，SpO₂値，気道閉塞，呼吸困難，顔色・チアノーゼ，異常呼吸 **循環** 心拍，脈拍，血圧，脈圧，尿量，IN-OUTバランス，浮腫の有無・程度，四肢冷感，末梢循環障害 **意識レベル** AVPU，3-3-9度方式，GCS（グラスゴーコーマスケール） **体温** 体熱感，発汗，冷汗 **頭蓋内圧亢進症状** 頭痛，嘔吐，血圧上昇，徐脈，視力障害，うっ血乳頭	

項目	ポイント	備考（根拠など）
観察	**眼症状** 　瞳孔の大きさ，形，左右差，対光反射，眼球偏位，動き **神経症状** 　髄膜刺激症状，姿勢，筋緊張・麻痺の有無・程度，痙攣，大泉門の膨隆・陥没	
安静	ベッド上で臥床安静 気道確保（肩枕の挿入，下顎挙上，エアウェイの挿入），口腔内の吸引，異物除去 体位変換 良肢位の保持	意識の低下により舌根沈下・誤嚥などによる気道閉塞を起こしやすい 二酸化炭素の蓄積による意識障害の悪化を防ぐ 自力での体位変換が困難（褥瘡予防） 関節の拘縮予防
排泄	膀胱留置カテーテルの挿入 排便のコントロール：腹部マッサージ，罨法	意識が低下している場合，尿閉・失禁など排尿障害を起こすことがある 頭蓋内圧亢進時は高浸透圧利尿薬を使用することが多いため，厳重なIN-OUTバランス管理が必要 臥床により腸蠕動運動が低下し，便秘になりやすい 排便時の怒責や浣腸施行によるいきみは血圧上昇や頭蓋内圧亢進を引き起こし，意識状態を悪化させやすい
清潔	清拭	
環境	転倒や転落防止など安全に留意する 外的刺激を減らし，静かで落ち着いた環境を整える 適切な体温を保てるように室温を調節する 正確な輸液管理	 頭蓋内圧亢進，痙攣の予防 高体温の持続は代謝が亢進し脳浮腫の助長や脱水を引き起こす 電解質異常が起こると意識低下をまねきやすい 過剰な輸液は脳浮腫を助長させる

第4章

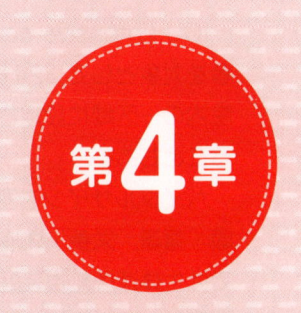

領域別看護

ICU看護

　ICU (intensive care unit) とは，通常の医療設備では十分に管理できない重症疾患や手術後の患者を対象として，24時間連続監視のもとに，必要に応じて迅速な救急処置を講じられるように，病院内の一区域に設定された特殊治療施設のことで，「集中治療施設」，「集中監視施設」などとよばれることもある．

　バイタルサインを基に，患者の全身状態を昼夜を問わず把握する一方，これらの情報に基づく呼吸・循環，栄養・体液バランス維持などの管理を集中的に施すことを目的とする．そのため，施設内では生体連続監視装置，血液ガス・血清電解質分析装置などが機能的に配置され，これらの機器を十分駆使しうる専門医と看護師がそれぞれ交代で治療，看護に従事する．

　施設によってはHFO (high-frequency oscillation：高頻度振動換気)，ECMO (extracorporeal membrane oxygenation：体外循環補助装置) などの機器が設置され，ICU内と手術室での連携を図り，ICU内での緊急手術などを可能としている施設もある．院内緊急招集への対応や，ヘリポートからの直接入室を可能にし，院内外を問わず24時間急変患者を受け入れることのできる体制になっている施設も増えている．

主な入室患者

(1) 高度な呼吸不全・循環不全
(2) 心肺蘇生後
(3) 手術後，呼吸・循環などの集中管理を必要とする患者
(4) 多臓器不全・DIC (播種性血管内凝固症候群)
(5) 各種疾患の急性増悪
(6) 敗血症などの重症感染症
(7) 意識障害・痙攣重積
(8) 重篤な代謝障害 (重症糖尿病，肝不全，腎不全など)
(9) 臓器移植術後 (骨髄，肝，腎)
(10) 交通外傷
(11) 溺水
(12) 気道異物
(13) 急性薬物中毒

看護

項目	ポイント	備考（根拠など）
観察および治療管理	**循環** 24時間モニタリング（心拍，血圧，中心静脈圧，不整脈など） 心エコー（心収縮力，大きさ，形，心臓壁の厚さ，動き方，弁逆流の有無・程度など） 体重の変化，血液データの変化，IN-OUTバランス，心エコー（循環血液量），中心静脈圧 **輸液管理** 循環作動薬や血管拡張薬，抗不整脈薬，利尿薬，抗血栓薬など，多数の精密投与	急性期は主要臓器のはたらきや恒常機能が低下し，循環動態が変化しやすい 循環血液量や体内水分量を推測する指標となる 使用薬剤の必要性，副作用，配合禁忌など，注意点を理解し適切な投与を行う 小児は腎機能が未熟であり，電解質異常をきたしやすい．また，必要水分量，不感蒸泄・体液区分が成人と異なるため，体重に応じた対応が必要である
	電解質と代謝 持続的血液透析・腹膜透析時の観察を行う 浮腫が強く，循環・呼吸状態が不安定な場合が多いため，治療に伴う低体温，バイタルサインの変化，IN-OUTバランス，全身状態，使用機器の作動状況など厳密な管理を行う **カテーテル類・各種ME機器（ペースメーカー含む）の管理** 輸液ポンプ，ドレーン，ライン類の整理整頓 一定時間ごとに設定条件の確認 屈曲・閉塞やはずれ，空気の混入などの確認 **体温管理** 中枢温（食道温，直腸温，膀胱温など）の維持，末梢循環不全に対する末梢の保温 疾患による適正体温の維持 　例：心疾患 36℃台 　　　心肺蘇生後 34℃±0.3℃（48時間後から0.1℃/2時間ずつ復温する） 脳保護のための低体温療法時は四肢の末梢循環に留意し，皮膚トラブルを起こさないよう配慮する **排便管理** 腹鳴，腹部膨満，排便，腹囲の推移，胃液の逆流量など消化管の状態 必要時にガス抜き，浣腸，摘便	慢性・急性疾患の急性増悪，急性腎不全，多臓器不全治療に日常的に行われる 治療の利点・欠点を理解し患者管理を行う 重症な患児ではラインやドレーンが多いため，それらが交錯しやすい．ラインの間違いによる事故を防止するため整理整頓することが重要 薬液の更新時や気泡混入などによる中断で血行動態が悪化することがある 低体温管理は酸素消費量が抑制されて，脳代謝が低下することによって，神経細胞を保護することを目的とする．末梢循環不全下では，低温であっても熱傷を起こしやすいことに留意し末梢の保温に努める 疾患によって異なる適正体温の維持により，血液循環量・酸素需給バランスの維持を図る 鎮静薬使用時や循環不全がある場合は，腸管の浮腫や蠕動運動の低下がみられる．特に乳児では腹部膨満は心臓・肺への負担になる

項目	ポイント	備考（根拠など）
観察および治療管理	**呼吸** 24時間モニタリング（呼吸数，SpO₂，EtCO₂の値と波形） 呼吸パターン，努力呼吸，呼吸音，エア入り，左右差など	急性期の呼吸状態は容易に変化しやすい．酸素投与中，人工呼吸管理中，ウィニング中，抜管後など，各期に応じこまやかな観察が必要となる
	安楽な呼吸ができるような体位の調整	上体挙上は横隔膜を押し下げ，肩枕の使用は気道の確保となる
	体位ドレナージ，呼吸理学療法，必要時に正確な酸素投与，吸引	喀痰の排出を促し，気道を清浄化するとともに，鎮静薬の使用・咳嗽反射の低下による無気肺を予防する
	X線検査，血液ガス，その他の検査データ	適切な呼吸管理がなされているか判断する指標となる
	人工呼吸器 チェックリストに基づく人工呼吸器条件，回路のチェック	人工呼吸器使用時は気道粘膜の損傷，片肺換気，気管チューブの閉塞，気胸・皮下気腫，などが合併症としてあげられる
	挿管チューブの事故抜管の予防	事故抜管はその後の呼吸，循環に重大な影響を与える

◎ 人工呼吸器使用中のチェックリスト

チェック項目
主電源（コンセントが UPS 回路に確実に入っている） ・人工呼吸器　・加湿器
機械のスイッチが ON になっている ・呼吸器　・加湿器
呼吸器の設定条件が正しい ・酸素　　　（　）L ・呼吸数　　（　）回 ・気道内圧（　）
回路の接続が安全である
回路に水滴がついている
回路に水が溜まっていない
回路に亀裂や穴によるエア漏れがない
加湿器に蒸留水が入っており，蒸留水のボトルの残量が十分である
加湿器の設定温度が正しく，手で触って温まっている
加湿器のジャバラ接続部のゆがみがない
温度センサー挿入部の緩みがない
お釜と加湿器のずれがない
ウォータートラップの水受け部分がかっちりしまっている．ジャバラ接続部の緩みがない
呼気弁の挿入部とジャバラ挿入部の緩みがない
吸気ジャバラ接続のゆがみがない
胸のあがりがよい
気管切開部との接続の緩みがない

項目	ポイント	備考（根拠など）
観察および治療管理	**固定状態・呼吸音** ベッドサイドの挿管チューブ表にサイズ，固定の長さ，吸引カテーテルのサイズ，挿入の長さなどを記載 ◎ 挿管チューブ表 名前 ＿＿＿＿＿＿＿＿＿ 身長：　　　　　　　年齢： 体重：　　　　　　　性別： 気管チューブ径：　　血液型： 経口・経鼻 　　深さ：　　cm 気管切開カニューレ種類： 　　サイズ：　　mm 吸引チューブ径：　　Fr. 　　挿入長：　　cm 家族に十分な説明を行い，必要時に身体固定を行う 鎮静状態（反応，咳嗽反射，呼吸抑制） 鎮静スケール RASS を使用しての至適鎮静度の評価	頸部の屈曲，伸展，回旋によりチューブの深さが変化することを考慮する 患児の成長発達段階，ADL（身体可動域），鎮静状態に適した固定方法や程度にする 経口挿管は，口の動きや唾液分泌などにより事故抜管が起こりやすい 経鼻挿管は，経口挿管に比べ，唾液による粘着力の低下は少ないが，鼻翼，鼻中隔の圧迫・壊死のリスクがあるため早期に発見する必要がある 鼻汁が多い場合は固定保護材が溶け粘着力が低下するため適宜交換する 人工呼吸器装着中は患児の安静，ストレス緩和のために鎮静薬が投与される．適切な鎮静状態が保てるようにする

◎ RASS

4	闘争的	明らかに闘争的，暴力的であり，医療スタッフに対して直接的に危険な状態
3	過度の不穏状態	チューブまたはカテーテルを引く，もしくは引き抜く（積極的に）
2	不穏状態	頻繁に意図しない体動があり，人工呼吸器に抵抗性がある
1	不安状態	不安はあるが，積極的または激しい体動はない
0	覚醒と平穏状態	
−1	傾眠状態	完全に覚醒していないが，呼びかけにより覚醒（開眼／視線を合わせる〈10秒以上〉）
−2	浅い鎮静状態	呼びかけにより開眼し，短時間覚醒する（10秒未満）
−3	中程度の鎮静状態	呼びかけにより動作反応または開眼する（ただし，視線を合わせることはできない）
−4	深い鎮静状態	呼びかけには反応しないが，身体刺激により動作反応または開眼する
−5	非覚醒状態	呼びかけまたは身体刺激による反応なし

項目	ポイント	備考（根拠など）
観察および治療管理	**神経管理** 　意識状態，眼症状，上下肢の運動機能 **頭蓋内圧亢進が疑われる場合** 　モニタリング（ICPセンサーを挿入している場合は，ICPとCPPの値），クッシング症状，全身状態 　脳室・脳槽ドレナージ中は感染予防に努める 　髄液の拍動・滴下・色調・性状・量	感染，高熱，痙攣，低酸素，虚血，中毒などを契機に血液脳関門が破綻して脳浮腫を生じることが多い 体温の上昇は脳の酸素消費量を増大させる
食事	**経管栄養による栄養管理** 　主に輸液と経管栄養 　空気の飲み込みによる腹部膨満の緩和，排便コントロールも行う	早期からの経腸栄養は，バクテリアルトランスロケーション（腸内細菌の血管・リンパ内への漏出による感染）の予防につながる 人工呼吸器使用中は腹部に空気が貯留しやすい 低栄養状態では呼吸予備力，換気駆動力の低下がみられる 腹部膨満は横隔膜を挙上し，肺を圧迫する
清潔	面会人数の制限 空気感染のリスクがある場合は陰圧個室を使用する 急性期では，全身清拭・陰部洗浄を行い清潔の保持に努める 循環状態の安定を確認後，安静度を考慮して部分浴・ベッド上でシャワー浴・洗髪・沐浴を行う **人工呼吸器関連肺炎の予防** 　口腔ケア，呼吸理学療法，気管内吸引による無気肺の予防，頭部挙上30°での誤嚥予防 **各種カテーテル類からの感染予防** 　カテーテル刺入部の消毒，被覆の徹底 　基本的に閉鎖式ラインを使用（三方括栓使用時や逆流防止弁には血液などの残留がないようにして洗浄または交換してから蓋をする）	抵抗力の弱まった重症患児では，一般には感染の原因にならない毒性の弱い常在菌でも重篤な感染を起こす 全身の安静を図るとともに，清潔を保ち，感染を予防する 鎮静薬や筋弛緩薬により気道の反射が抑制され，喀痰排出が抑えられるとともに，制酸薬投与による胃内pHの変化により口腔内の病原細菌が下気道に侵入しやすくなる 中心静脈・動脈ラインからの感染は容易に全身に波及し，敗血症に進展する カテーテル周囲の血栓は細菌の培地となる
皮膚ケア	点滴の固定部位，ドレーンやカテーテル類の刺入部，心電図モニターやパルスオキシメータの貼用部位などは2時間ごとに観察 **褥瘡予防** 褥瘡予防計画書を立案し，計画的に観察，ケアの実施 体圧分散マットレスの使用 2時間に1回以上の体位変換	鎮静・筋弛緩による意識障害，知覚障害，体動できない状態に加え，低栄養・易感染な状態は皮膚トラブルをまねきやすく，注意深い観察とケアが必要 小児の特性上，身体に対して頭部の比率が高く，頭部に褥瘡ができやすい 体圧分散を図る

項目	ポイント	備考（根拠など）
環境	24時間全身状態の観察を優先する照明，モニター音 ICUシンドロームを予防するための環境の工夫 状況に応じて，遊びの提供をするなどして気分転換を図る 苦痛・不安を緩和 プライバシーへの配慮	コミュニケーション障害・精神障害に対する配慮をする 個人を尊重し，患児の年齢・羞恥心の配慮を行う
精神的ケア	小児の場合は，清拭などに積極的に参加できるよう声かけし，親の愛着形成の手助けを行う 生命の危機に直面した患児・家族への精神的看護 **家族へのケア** 　術前訪問を行い，あらかじめICU入室後の説明を行う 　面会の励行 　インフォームドコンセントのための面談の調整	親子のコミュニケーションが有意義となるよう配慮する 身体的・精神的・社会的成長に与える負の影響は，患児だけではなく，家族においても同様 静かな別室を準備し，できる限り落ち着いた，プライバシーの守られた状況下で病状説明が行われるよう配慮する

NICU看護

NICU（neonatal intensive care unit）とは新生児，特に超低出生体重児，極低出生体重児，低出生体重児，重症患児の収容を目的とした集中治療室である．

急性期（生後72時間）では，各臓器の機能の未熟性によりさまざまな合併症を起こす可能性があるため，適切な全身管理を行い呼吸と循環の確立を図ることが重要である．

家族は突然のNICU入院に非常に大きな不安を抱く．家族の心理状態を考慮した対応とその援助が必要である．

また，NICUから退院する児は，退院時にすべての問題が解決されているわけではない．なかには一見安定した形で，残された問題が家庭へと持ち込まれていくことがある．特に超低出生体重児では，発達上の問題が継続的課題として残されていくことは避けられない．退院後，家族が児の状態を理解したうえで，自信をもって育児を行えるように育児指導をはじめ，地域への連携，継続したフォローアップ体制を提供することが必要である．

主な入室患者

（国立成育医療研究センターの場合）
(1) 先天性疾患などで全身管理を必要とする新生児
(2) 母体外環境への適応が不十分である新生児，全身状態が不安定な新生児
(3) 2,000g未満，在胎35週未満の低出生体重児
(4) 人工呼吸器の使用や集中治療が必要な新生児

看　護

項目	ポイント	備考（根拠など）
観察および治療管理	**循環** 24時間モニタリング 　循環の観察：心拍数，血圧（動脈ラインにて24時間モニタリングすることもある），心雑音，末梢冷感，尿量（2mL/kg/時以上が目安） 　IN-OUTバランスの観察 　厳密な輸液の管理	新生児の循環動態は変動しやすく，特に超低出生体重児における急激な循環動態の変化は頭蓋内出血の要因となる 新生児は少量の循環作動薬でも循環に大きな影響が出る
	体温 実測36.5～37.5℃を目安に保育器の温度や環境温を調整する 必要に応じて体温プローベを用いて体温の24時間モニタリングを行う 無呼吸発作の多い児（36.0℃台）や脳保護のための低体温療法中の児（食道温：33.5～34.5℃）など，特殊な治療を行っている場合は，児に応じた体温管理を行う	新生児は体表面積が大きく，体温が環境温に左右されやすい
	呼吸 24時間モニタリング 　呼吸状態の観察：陥没呼吸，呻吟，努力呼吸，肺雑音，浅表性呼吸，呼吸数，SpO$_2$値 血液検査，X線検査の結果 安楽な体位の保持：頭部挙上，腹臥位など **人工呼吸器管理中** 吸気音（肺胞音）・胸郭の上がり方・左右差・自発呼吸の有無の観察 チェックリストに基づいた2時間ごとの呼吸器設定・回路の確認 X線所見による気管内チューブの位置確認 児が落ち着く体位の工夫 気管内吸引の実施（適宜バギングの併用や閉鎖式吸引の実施） **NCPAP（経鼻持続陽圧呼吸療法）管理中** 連続性気流音，呼吸音，呼吸間隔の観察 チェックリストに基づいた2時間ごとの呼吸器設定・回路の確認 腹部膨満，適宜胃管を用いて胃の減圧を行う 口腔内吸引の実施 適切な酸素投与	出生時より新生児の呼吸は不規則であり，容易に変化しやすいため，細かな観察が必要である 低出生体重児は呼吸中枢の未熟さから無呼吸発作を起こしやすい 横隔膜や肺が広がりやすいよう，ポジショニングをする 新生児は微細な設定の違いにより換気に影響が起こる 体動，体位変換，浮腫などによって気管内チューブの位置が変化しやすく，それによって換気の悪化をまねくことがある 新生児の肺胞は吸引によって虚脱しやすい 経鼻にて陽圧をかけるため，空気嚥下が起きやすい 唾液の嚥下がしづらく，呼吸の妨げとなる 過剰な酸素投与は慢性肺疾患の要因となる

項目	ポイント	備考（根拠など）
安静	**ポジショニング** 　快適に過ごせる姿勢を保持する．囲い込みや包み込みにより胎内環境に近い屈曲・正中位を保つようにする（胎児様屈曲姿勢） 　ストレスの少ないリラックスした状態を作る 　軽度屈曲姿勢を基本とし，屈筋と伸筋の活動バランスを整える 　対称姿勢をとり，目・口・手の正中位指向の動きを促す 　滑らかな自発運動を促す 　児がストレスを感じているときは無理に行わず，ホールディング（手による包み込み）で落ち着かせて反応をみながら，ゆっくりポジショニングをする	筋肉の緊張を和らげ，関節の過度な動きを防ぐ 適度な屈曲や伸展により，正しい姿勢，運動の発育を促進させる 神経系の発達を促進させ，精神的な安定につながる
食事	児の全身状態を考慮して，医師が経腸栄養開始の指示を出す 経腸栄養開始の初期は腹部症状，残乳，呼吸状態の観察を入念に行う 児の状態によっては特殊ミルクや母乳への栄養添加を行うこともある **方法** 　胃管，十二指腸管，経口摂取など児に合わせたもので行う 　胃管や十二指腸管を用いたミルク注入の際は，持続注入ポンプを用いて時間をかけて注入することもある	経腸栄養開始が児の全身状態に大きく影響することがある 経腸栄養開始により誤嚥や消化不良，また超低出生体重児では壊死性腸炎となるリスクがある ミルクアレルギーや乳び胸の児には一般ミルクや母乳が悪影響を及ぼすことがある 低出生体重児・体重増加不良の児に対して，栄養添加の指示を医師が行う 児の嚥下や消化，呼吸の状態を考慮し，医師が判断する
排泄	出生直後から排尿・排便の有無や性状，量を観察する．病態に応じて異なるが，初回排尿は生後24時間以内，排便は48時間以内に胎便からみられるのが正常である 便性状は胎便から始まり哺乳がすすむにつれ，黄色便に移行していく．排便が滞っている場合は，浣腸や肛門刺激などで排便を促す	初回排尿の有無や尿の性状，量は児の腎機能や循環をアセスメントするために重要である 排便を促すことは消化吸収の面からだけでなく，ビリルビンの排泄を促し，新生児黄疸を助長させないためにも必要である
清潔	児の状態に応じて適切な場所（保育器内・ベッドサイド・沐浴室），物品（ガーゼ・コットン・タオルなど）を選択し，清拭，沐浴を実施する 超急性期（日齢の浅い超低出生体重児，手術後など）は，清潔ケアを行うかどうかを医師に確認し，行う場合も手早く短時間で行う 清潔ケアでは体温が低下するおそれがあるため，場合により環境温を上昇させてから実施する（保育器，インファントウォーマ使用時）	新生児は，体重に比べて体表面積が広く新陳代謝が活発なことにより発汗が多いため，清潔ケアは重要な看護処置である 清潔保持の利点より刺激による状態の急変という不利益が起こる可能性もある

項目	ポイント	備考（根拠など）
皮膚ケア	不要な摩擦を避ける 輸液ラインの固定はテープの粘着力を考慮し，必要以上に使用しない．超低出生体重児にはできるだけシーネも使用しない 心電図モニターの粘着面は最小限にカットして使用し，パルスオキシメータのプローブはガーゼを挟んで使用する 積極的に体位変換のできない児は，必要時に体圧分散器具を用いて除圧を行う	新生児の皮膚は薄く，特に低出生体重児は皮膚ができあがっていない状態で生まれてくる
環境	**ベッドの選択** **保育器（閉鎖ベッド）** 　体重2,000g前後以下，もしくは感染，または感染の疑いがあり隔離の必要がある場合に使用 **インファントウォーマ（開放ベッド）** 　体重2,000g以上，もしくは外科疾患などで呼吸・循環を十分に観察する必要がある場合に使用 **コット** 　在胎週数が34週以上で，全身状態が安定している（黄疸，嘔吐などがない）児，肌着の着用で体温が維持できる児に使用 **音の調整** 　静かな環境を保つ 　保育器の手入れ，窓の開け閉め音にも注意する **光の調整** 　保育器カバーによる遮光，照度の調整 **感染対策** 　標準予防策の実施．またインファントウォーマや保育器に収容している児に触れるときは，処置の有無にかかわらず未滅菌手袋を装着する 　保育器の上に物を置かない	在胎週数が少ない低出生体重児では体温調節が未熟で易感染状態にある．他児からの感染症の曝露を避ける目的で隔離する 十分な観察と処置のしやすさがある．加温機能付きなので体温管理も可能 移動が容易であり，育児指導に向いている 騒音は聴覚障害を起こす可能性がある 睡眠・覚醒レベルに影響し，興奮や啼泣，苛立ちなどの行動を誘発することがある 光環境の調整で，エネルギー消費を少なくする NICUに入室中の児の感染防御機能は低く，易感染性なうえ重篤化しやすい医療者を介した水平感染を防止することが重要である
指導	家族の状況を把握したうえで退院日の予定や目安を家族とともに決定する（育児技術の習得状況，家族構成，キーパーソン，自宅環境，育児相談者，資源活用の有無，未熟児連絡票の有無，家族の退院への受け入れ態勢など）	家族が不安なく自宅での育児ができるようにし，児の退院時の情報を提供することで外来看護，地域への継続看護が図れるようにする

周産期看護

「周産期」とは，妊娠22週から生後7日未満までの期間をいい，合併症妊娠や分娩時の新生児仮死など，母体・胎児や新生児の生命にかかわる事態が発生する可能性がある．

当周産期センターの使命は，新しい命の誕生に際して，母と児に最良の医療を提供することにある．周産期センターは産科，不育診療科，胎児診療科の母体・胎児部門と新生児科の新生児部門ならびに産科麻酔科より成り立っている．

正常妊娠・分娩や異常妊娠・分娩，すなわち妊娠・分娩中に起こる産科特有の疾患やもともとの疾患がある合併症妊娠は産科が担当する．胎児に異常が疑われ胎児診断・胎児治療が必要な場合は胎児診療科が担当する．それぞれの科が主体となって診療を行うが，周産期センターの母体・胎児部門としてまとまって診療を行っている．また，出生したすべての児の診療を新生児科が担当する．未熟児や疾患を有した児の管理を行うNICUも充実している．妊婦の麻酔を専門に行う産科麻酔科があり，快適な無痛分娩や迅速な手術分娩への対応が可能である．また，母性内科や不妊科などの母性医療診療部との連携も密であり，不妊治療後の妊婦や内科疾患を有した妊婦も安心して受診している．助産師は，保健指導，分娩介助，授乳指導などを担当している．

「周産期」は人の命が生まれると同時に人が最も死に近づくときであり，先天異常，早産，仮死などの医療上の対応に倫理的判断が迫られる場面に遭遇する．「周産期看護」とは，人としての尊厳が守られているか，相手を大切にしているか，母・子ども（胎児）の最善の利益とはなにかを問い，子どもや家族，医療者や看護師，助産師にとっての看護の意味をいっしょに考えていくことだと考えている．

無痛分娩

概念

陣痛による苦痛を軽減させる方法を実施して経腟分娩を行うこと．母体合併症のため産痛緩和が必要とされる症例（母体心疾患，妊娠高血圧症候群，精神疾患など），および分娩時の産痛緩和を希望する産婦に対して行う．主に硬膜外麻酔単独法か，脊椎麻酔と硬膜外麻酔の併用法（CSEA：combined spinal epidural anesthesia）が多い．

症状

無痛分娩を行うことでの合併症として下記の症状があげられる．

硬膜外麻酔単独法
- **分娩前**：低血圧，局所麻酔薬中毒，胎児徐脈，発熱，分娩遷延など．
- **分娩後**：硬膜穿刺後頭痛（PDPH：post-dural puncture headache），硬膜外血腫，硬膜外膿瘍，腰痛，神経障害，新生児呼吸抑制など．

脊椎麻酔・硬膜外麻酔併用法（CSEA）
低血圧，局所麻酔薬中毒，胎児徐脈，瘙痒感，分娩遷延，硬膜穿刺後頭痛（PDPH），下肢の神経障害，新生児呼吸抑制など．

検査

麻酔導入前までに，胸部 X 線検査を行う．血液検査で血算および凝固能を確認しておく．また，緊急手術に備え交差適合試験を行った血液も準備しておく．処置前には血圧および SpO_2 値，分娩監視装置モニタリングを始めておき，必ず血管確保をしておく．

看護

項目	ポイント	備考（根拠など）
観察	**カテーテル挿入時** 　分娩監視装置所見，分娩進行状況，全身状態，バイタルサイン，SpO_2 値（血圧測定：開始 30 分は 5 分ごと，それ以降～分娩までは 15 分ごと） 　疼痛自覚，知覚異常，皮膚トラブル，カテーテル挿入部の状態 **無痛分娩開始後** 　分娩監視装置所見，バイタルサイン，疼痛自覚，分娩進行状況 　知覚異常，カテーテル挿入部の状態 　皮膚トラブル 　輸液内容・状況 　排泄状況 **分娩後**（硬膜外カテーテル抜去） 　硬膜外カテーテル抜去後 1 時間まで血圧・SpO_2 値のモニタリング継続，知覚異常，皮膚トラブル，カテーテル挿入部の状態	異常の早期発見 無痛処置前後の疼痛の基準を把握する 薬効が得られない，知覚異常がある場合，カテーテルが正しい位置に挿入されていないことがある 知覚鈍麻やベッド上での安静によりテープかぶれ，褥瘡などの皮膚トラブルが起こりやすい状態である
安静	**無痛分娩開始後** 　歩行禁止，ベッド上で安静 **分娩後** 　硬膜外カテーテル抜去後 1 時間はベッド上で安静 　以降，下肢の知覚異常の状況に応じて ADL を拡大していく	下肢の知覚異常が出現する可能性があるため，転倒を防止する
食事	分娩誘発予定者で無痛分娩を予定している者は，当日深夜 0 時以降の食事は禁止 清澄水，OS-1®ゼリーは可	分娩中は胃内容排泄時間が遅延する 意識消失時の誤嚥性肺炎を予防する
排泄	分娩開始後は 3 時間ごとを目安として導尿を行う	膀胱の過度の充満は機能障害を残す可能性があり，また，分娩進行の妨げになることがある
清潔	シャワー浴は禁止 適時，清拭	無痛分娩開始後は発熱・瘙痒感を伴うことが多い
保健指導 （集団）	**無痛分娩クラス**：毎月 4 回開催 　無痛分娩を希望する 16～36 週までの妊婦が対象 　麻酔科医師からの話，助産師からの話，体操など	

誘発分娩

概　念
子宮収縮薬または器械的方法で陣痛を誘発し，分娩に導くことをいう．必要条件が揃わなければ分娩誘発を行うことは望ましくない．

母体適応：①前期破水後時間が経過し，陣痛が発来しない場合，②母体合併症があり，分娩時期を早めたい場合，③予定日を超過しても陣痛が発来せず，胎盤機能低下が懸念される場合．

胎児適応：①子宮内胎児死亡，または，②胎児疾患を有する場合．

社会的適応：分娩歴に異常があり，本人の希望が強い場合．

必要条件
(1) 経腟分娩が可能である．
(2) 十分な分娩監視ができる．
(3) 子宮破裂の可能性がない．
(4) 産婦および家族の同意がある．

症　状
分娩誘発の処置後は，腹壁緊張および陣痛の増強，出血の増量などを認めることがある．処置は清潔操作で行われるが，感染徴候の出現に留意する必要がある．

検　査
処置の前後で分娩監視装置を装着し，CTG（cardiotocogram：胎児心拍数モニタリング）所見に注意して観察する．

治　療
分娩進行状況については，正常分娩に準ずる．

点滴静脈注射：オキシトシンやプロスタグランジンを点滴静脈注射（持続輸液方法）することによって，陣痛の誘発・促進を図る．

器械的操作による分娩誘発法

(1) **ラミナリア法**：妊娠末期にもかかわらず，頸管が著しく熟化不良な場合に用いる．子宮口が未開大で未破水例に実施する．未産婦の人工妊娠中絶時の頸管開大にも使用する．

(2) **メトロイリーゼ**：ミニメトロ（40mL），ネオメトロ（100mL）などを子宮腔内に留置し，子宮内腔容積を増加させて，子宮筋の伸展などにより子宮収縮を誘発する．未破水例に実施する．

(3) **卵膜用手剥離**：卵膜剥離による頸管や子宮下部の器械的伸展が，子宮収縮の際に頸管の伸展を容易にする．陣痛誘発効果は不確実であるが，他の分娩法の予備的操作としてよく用いられる．

(4) **人工破膜法**：陣痛開始後，子宮口が3〜4cm，特に6cm以上開大していれば，陣痛促進に有効である．臍帯脱出の危険性がなく，児頭が骨盤内に固定している，もしくは破膜により固定する可能性が高い場合に行う．

腟坐薬法：妊娠中期の治療的流産に用い，頸管拡大作用，子宮収縮作用を有する．

看護

●点滴静脈注射

項目	ポイント	備考（根拠など）
観察	分娩監視装置（誘発分娩時は持続的に装着）：陣痛間隔・発作持続時間，児心音 子宮収縮薬投与量（輸液ポンプ使用） 分娩進行状況：嘔気・嘔吐，発熱，過強陣痛，血圧上昇，ショック，子宮破裂徴候など	異常の早期発見 厳密に子宮収縮薬の投与を行わないと，子宮破裂を起こす可能性がある 過強陣痛により子宮破裂，胎児仮死を起こすおそれがある
安静	常時，分娩監視装置を装着 産婦の安楽な姿勢でリラックスを促す	
食事	制限なし 無痛分娩併用や腹式帝王切開術の可能性が高い場合は食事を禁止	
排泄	ポータブルトイレを使用 自然排尿がなければ 3～4 時間ごとに導尿を行う 必要時には浣腸を行う	膀胱充満，便の貯留による分娩の遷延を防ぐ
清潔	シャワー浴は禁止で適時，清拭	

●ラミナリア法／メトロイリーゼ

項目	ポイント	備考（根拠など）
観察	バイタルサイン 一般状態 **処置前**：子宮口の状態，腹部緊張，CTG 所見，出血の量と性状，帯下の量と性状，破水 **処置中**：全身状態，下腹部痛，出血の量と性状，挿入物の種類と本数，使用したガーゼの枚数，処置をした時刻 **処置後**：全身状態，ノンストレステスト所見，出血の量と性状，下腹部痛の有無と程度，感染徴候，破水 メトロイリーゼなどの脱出，脱出した際は時間と排出物の確認	処置前の状況確認
安静	処置後は分娩監視装置を装着，CTG 所見に問題がなければ制限なし	異常の早期発見
清潔	処置後は分娩後まで，シャワー浴や入浴は禁止	上行性感染予防

● 卵膜用手剥離／人工破膜法

項目	ポイント	備考（根拠など）
観察	全身状態 先進部（臍帯が先進していない） 胎児下降度 分娩進行状況 出血の量と性状 CTG所見 羊水の量と性状 感染徴候	破水後は，子宮容積が変化するため，胎児心拍数，陣痛，分娩進行状況の注意深い観察が必要である
清潔	人工破膜後はシャワー浴や入浴は禁止	上行性感染予防

● 腟坐薬法

項目	ポイント	備考（根拠など）
観察	全身状態 下腹部痛の程度 出血の量と性状 帯下の量と性状 表情や言動 怒責感・違和感，気分不快 発熱 感染徴候 分娩進行状況	進行状況を把握する
食事	必要時には食事を禁止	緊急時に備える
排泄	制限なしだが，子宮収縮が強くなってきた場合は便器介助もしくは導尿	トイレ内での分娩を避けるため
治療管理	腟坐薬の管理は，麻薬管理に準ずる	

帝王切開

概　念

　母児にとって，妊娠を継続させることができない場合の急速分娩方法の一つである．適応によって予定して行う場合と，分娩経過中に判断して緊急に行う場合がある．

母体適応：帝王切開の既往，前置胎盤，常位胎盤早期剥離，児頭骨盤不均衡，子宮破裂，母体合併症があり経腟分娩では母体侵襲が大きいと判断した場合，母体性器感染症が顕性化している場合，分娩停止，分娩遷延，子宮手術の既往など．

胎児適応：胎位異常，胎児疾患があり胎児が経腟分娩に耐えられないと判断した場合，胎児ジストレス（胎児仮死），臍帯脱出，IUGR（子宮内胎児発育遅延），切迫早産，pre-termPROM（前期破水），多胎，脊髄髄膜瘤，咽頭嚢胞など．

検 査

胸部 X 線，心電図検査，血液検査（血型，血算，血液凝固），交差適合検査，子宮収縮・胎児心拍モニタリング，超音波検査，感染症．

看 護

● 術前

項目	ポイント	備考（根拠など）
観察	手術に必要な検査が済んでいるかを確認する 貴金属類の着用の有無 帝王切開の受け止め 患者の表情・言動，児心音，腹部緊張，破水	安全に手術を行うため
食事	出棟 3 時間前まで OS-1® のみ飲水可 最終飲水・飲食時間の確認	

● 術後　「正常褥婦」の看護（p.10）に準ずる．

項目	ポイント	備考（根拠など）
観察	バイタルサイン，SpO_2 値，呼吸状態 子宮復古状況（子宮硬度，悪露量など） 意識状態 疼痛の有無と程度 頭痛，嘔気 下肢のしびれ，体動の状態 創部の状態（保清，出血，癒合状況など），皮膚トラブル	同一体位による皮膚トラブルの早期発見・対処
食事	術後 0 日目：帰室後，患者の状態が安定している場合は飲水可 　　　 1 日目：昼食より流動食を開始し，徐々に常食へ 上記は手術時間によって変わる	
排泄	術後 0 日目：膀胱留置カテーテル 　　　 1 日目：膀胱留置カテーテル抜去	
清潔	術後 0〜2 日目：清拭，洗髪 　　　 3 日目〜：創部を開放してシャワー浴 　　　 6 日目：抜鉤	
環境	ADL に合わせて，環境に配慮する 身体の状態に合わせて母児同室時間を延長できるよう配慮する	
指導	疼痛のコントロール	

流　産

概　念

妊娠 22 週までに起こる妊娠中絶をいい，下記に分類される．

妊娠週数	早期流産	妊娠 12 週未満の流産．胎児側の理由であることが多く，妊娠継続が難しい．全妊娠の 20% 程度に起こる
	後期流産	妊娠 12 週以降 22 週未満の流産．感染症や頸管無力症などの母体側要因によるものが多い
臨床的な形式による流産	切迫流産	妊娠初期に腹痛や出血が起こっている場合をさす．妊娠継続の可能性があり，胎児は排出されていない
	進行流産	胎芽あるいは胎児およびその付属物が未だ排出されていないが，子宮頸管は開大し，子宮出血も増量している状態．保存治療の対象とはならず，やがて胎芽あるいは胎児は排出される
	完全流産	胎芽あるいは胎児およびその付属物が完全に排出された状態
	不全流産	胎芽あるいは胎児およびその付属物が完全に排出されず，一部が子宮内に残存し，出血などの症状が持続している状態
	稽留流産	胎芽あるいは胎児が子宮内で死亡後，症状がなく子宮内に停滞している状態．一般的に症状を示さない

症　状

早期流産では，性器出血や下腹部痛が主な自覚症状であるが定まった症状はない．頸管の開大，胎芽あるいは胎児ならびにその付属物の排出をみる．

後期流産では，分娩と同様な経過をとり，性器出血，陣痛様下腹部痛から始まり，児娩出，胎盤娩出となる．

いずれの場合も，症状から診断がつかない場合が多く，超音波検査において児の生存および妊娠の状態を確認することが必須となる．

検　査

超音波検査．

治　療

妊娠 22 週未満では胎外生活が不能であるため，流産の診断がついた場合もしくは流産に至ることが確実と判断される場合には，母体保護の観点で治療をすすめることが重要である．

妊娠 12 週未満で流産の徴候がみられる場合は，胎児側の原因であることが多いため，基本的には経過観察とする．診断が確定すれば子宮内除去術などで子宮内容を排出する．

妊娠 12 週以降は原疾患に応じた治療（感染に対する抗菌薬の投与，子宮収縮抑制薬の投与，子宮頸管縫縮術など）を行い，妊娠の継続を目指すが，流産の診断がついた場合には分娩の形態で子宮内容を排出する．

看　護

項目	ポイント	備考（根拠など）
観察	出血の量・性状・流出状態 下腹部痛の程度 胎児および付属物の排泄状況 全身状態，バイタルサイン	進行状況の把握のため 子宮内感染の可能性
安静	身体の激動や心身の過労を予防する	ストレスの緩和
清潔	出血や帯下などを伴うため外陰部の清潔ケアや指導を行う	子宮内感染予防
精神的ケア	精神的に動揺していることが多いため，妊産婦に付き添い不安を緩和する 「カラダとココロのこれから」のパンフレットを渡す（p.250参照）	産婦が自責の念にかられたり，周囲に責められることがある

周手術期看護

　術前・術中・術後の期間をとおして，患児が健康への回復にむかって安全に安楽に経過することができるように看護を提供する．

　患児が麻酔や手術を受けることにより施される治療が，最大利益となるように以下の5点について専門的知識や技術を駆使して看護を実践する．

(1) 患児のインフォームドアセントや意思決定への支援．
(2) 密室となりやすい手術環境下で患児の利益の擁護者としての役割を果たす．
(3) 手術に使用される医療機器や手術器械，衛生材料などが安全に清潔に使用されるように準備・対応する．
(4) 手術療法を受ける患児に必要なプレパレーションを選択し実施する．
(5) 手術室内のチーム医療が円滑に行われるように調整する．

看護

●術前看護

項目	ポイント	備考（根拠など）
オリエンテーション	患児・家族に手術室入室予定時間，前投薬，最終経口摂取時間などを説明 小児の場合，患児の年齢や発達に応じた方法を用いて説明する 十分に説明し，思いを傾聴して患児・家族の不安の軽減に努める	事前説明により患児・家族が安心して手術を受けることができる
術前訪問	術前訪問では，患児の情報収集を行う 訪問の際，麻酔導入時の説明，皮膚状態や関節可動域などの全身状態の観察を行い，手術に対する不安の有無を確認し，訴えの傾聴・不安の軽減に努める 手術歴，麻酔歴などを考慮し，必要に応じて患児の発達段階に合わせたプレパレーションを行う 術前訪問は原則として担当する外回り看護師，または器械出し看護師が行う	患者が小児の場合，患児だけでなく家族も不安を抱えていることが多い．小児は家族の不安を敏感に感じ取るため，家族の不安を緩和することは患児の不安軽減にもつながる 必要なプレパレーションを行うことにより，手術体験を肯定的に受け止めることができ，心理的混乱を予防する
術前の患者状態のアセスメントと術中の看護計画の立案	予定されている手術術式，手術の予定時間，手術体位や呼吸，循環，内分泌，血液・凝固系などの既往歴や治療歴，術前検査データから手術中に生じる可能性のある合併症をアセスメントし，看護計画を立案する 必要な手術医療機器や衛生材料，インプラント，特殊な手術材料が準備されていることを確認しておく 手術前に投与を中止する薬剤や投与の適正を検討する薬剤の確認をする	緊急手術でない限り，術前の患児の全身状態は十分に把握し，手術により起こる可能性のある合併症とその対応，ケアをスタッフ間で共有することにより，スムーズな緊急対応と合併症の予防ができる

●手術室における外回り看護

項目	ポイント	備考（根拠など）
手術室準備	空調設定 手術ベッド準備（年齢や術式に合わせてベッドの大きさと位置の設定，体圧分散マットレスの選択，温マットの設定，除圧用品の準備） 術中使用薬品，手術医療機器，物品の準備 必要時，執刀医や麻酔科医と打ち合わせをする	安全に円滑に手術を行うことができるようにする
患児入室	患児の受け入れ，リストバンドの確認 名前の間違えがないか確実に確認 手術承諾書，麻酔承諾書のほか，必要書類の確認 声かけをし，患児の不安の軽減に努める 病棟看護師とともに，カルテの「手術チェックリスト」より最終バイタルサイン，最終飲食物の内容，最終経口時間，前投薬などを確認 身長，体重，アレルギー，既往疾患の確認 血液検査値・胸部X線の確認 持参品の確認：酸素マスク/ジャクソンリース，パルスオキシメータ，点滴台，シーネ，おむつなど 入室時の患児の状態チェック 家族待機場所の確認 感染症，アレルギー，前投薬の種類と量，投与時間と反応，デバイスの確認	患者誤認を防ぎ，麻酔や手術が安全に受けられるようにする 可能な場合には，患児に氏名，年齢を述べてもらい，誤認防止をする
麻酔導入と気管挿管介助	術前のバイタルサイン，最終経口時間，前投薬の有無および特記事項を，麻酔科医へ申し送る モニター類の装着，点滴介助，挿管介助を行う 麻酔導入時には，ベッド転落事故防止のために身体固定などを行う 一つの処置ごとに説明・声かけを行い不安緩和に努める ベッドから離れるときは，麻酔科医または執刀医にその旨を声に出して伝える	小児は短時間で，低換気から低酸素血症，徐脈，心停止となる．このため，成長発達ごとの気道の解剖学的・生理学的特徴を理解し緊急時の対応ができるようにしておく 麻酔導入時は患児の不安が強いため，小児麻酔導入では，緩徐導入が選択されることが多い．麻酔深度により体動が激しくなるため，転落予防が必要
体温管理	直腸温度計を挿入．術式により食道温や腋窩温を測定する 必要時にはウォーターマットの温度変更や室温変更，サーマケア，コールドパックなどを使用し，体温調整する	原則として深部温をモニタリングする 適切な体温測定および体温調節を実施する 小児は体重あたりの体表面積が広く，代謝率が高い．成人と比べて熱生産の機能も不十分なために手術中は低体温になりやすい．しかし，新生児と乳幼児では，体温の変動に差があり，うつ熱になりやすい特徴もある．小児の特徴と手術術式や出血などを考慮した体温管理を行う

項目	ポイント	備考（根拠など）
褥瘡・創傷予防	手術時間にかかわらず積極的に体圧分散マットレスを使用する 骨突出部や固定器具使用部位に，除圧用品や皮膚保護用品を使用する 手術の進行を十分にアセスメントしたうえで術者に伝え，麻酔科医と協働し，長時間の手術のときは適宜，麻酔科医へ声かけし，除圧する	同一部位圧迫を予防する 可能な限り褥瘡好発部位を除圧する 術野に影響が生じないように除圧する
全身状態の観察・報告	麻酔科医へ出血量，術中使用薬品などを報告し，モニター値などに異常があれば麻酔科医とともに観察または処置を行う	麻酔科医と情報を共有する 必要に応じ，出血量カウントのタイミングを調整し，輸血準備の把握をし，合併症への対応を行う
器械・糸針・ガーゼ・綿球カウント	器械やガーゼは手術開始前，閉創時，皮下縫合前，手術終了時のタイミングでカウントを行う 看護師交代時は器械出し看護師とダブルチェックを行う 必要時は適宜行う 針のカウントは使用前，使用後，手術終了のタイミングで行う	体内遺残を防止する 手術安全チェックリストを用いてタイムアウトを実施し，チームで安全が守られたことを共有する
抜管時の介助	抜管前に輸液のシーネ固定を行う．この際，輸液チェックリストに沿って観察する 室内を暖め覚醒する環境を整える ベッド転落などをしないよう患児のそばを離れないようにし，必要時には身体固定具を使用し，転落防止を図る	手術侵襲，麻酔侵襲から麻酔覚醒時の合併症を予測し，円滑に対応できるようにする 術後のシバリングを防ぐ

◎ 輸液中の観察項目（輸液チェックリスト）

輸液ボトル	患児氏名 輸液内容 色調変化 ボトルの針抜け 注入量 滴下速度
輸液ライン	空気混入 クレンメ 接続部の緩み
刺入部の四肢	皮膚の色・熱感 腫脹・疼痛 出血・血液の逆流 刺入部からの薬液の漏れ 静脈留置針の固定 シーネの固定

● 手術室における器械出し看護

項目	ポイント	備考（根拠など）
術前準備	滅菌器械コンテナは滅菌期限，インジケーター，手術器械セット名，破損の有無を確認する	術式・手術内容を理解し，適切な手術器械準備をすることにより，手術が安全で円滑に進行するようにする
器械出し	器械出し看護師は執刀医や助手と協働し，手術が安全に実施されるように術野を調整する 無菌操作の遵守，正確・的確な手術器具や手術材料の準備，術者への手術器械の手渡し，術野の汚染を予防し，安全と無菌状態を維持する	手術のなかに組み込まれている基本的な解剖学や生理学の知識と合わせて，その手術の手順を理解したうえで実践することは，より安全で円滑な手術療法を助けることができ，合併症の早期発見につながる
組織や検体の取り扱い	摘出された臓器や組織を適切に保管する 外回り看護師と協働し，紛失や誤認を防止する	出された臓器や組織検体は手術中の術式の変更や決定，術後の治療方針の決定のためにとても重要である
手術時手洗い・ガウンテクニック	手術前には手洗い（爪ブラッシング＋手もみ法）を行う 手術前の手洗い後，ガウンテクニック，滅菌手袋の装着を行う	無菌操作を厳守し，感染を予防する
器械・糸針・ガーゼ・綿球カウント	器械やガーゼは手術開始前，閉創時，皮下縫合前，手術終了時にカウントする 看護師交代時には外回り看護師とダブルチェックを行う 必要時は適宜行う 針のカウントは使用前，使用後，手術終了のタイミングで行う	体内遺残を防止する

● 術後回復室における看護

項目	ポイント	備考（根拠など）
入室	手術室から担当麻酔科医，執刀医，外回り看護師もしくはリカバリー担当看護師が付き添い回復室に入室する 不必要な露出を避けプライバシーを保持し，必要時はカーテンなどを利用する	
観察	全身状態の観察を行う 肩枕を挿入し気道確保を十分に行い，呼吸を十分確保し胸の上がり方，呼吸音など観察する ・バイタイルサインを測定する ・心電図，パルスオキシメータ装着 ・異常の早期発見に努める ・麻酔から覚醒後は安静保持ができるように声かけなどして，不安の軽減に努める	小児の場合，覚醒後は自分の置かれた状況を理解できず混乱し，安静保持できないことがある 手術侵襲，麻酔侵襲から手術後に予測される合併症の早期発見を行う
申し送り	入院病棟へ帰棟の連絡をする 病棟担当看護師へ「手術看護記録」を基に，申し送りを実施する	術前に立案した術中看護計画の評価を行う 必要があれば継続ケアを申し送りし，後日，術後訪問を実施する

小児救急看護

　小児救急医療には，少子・核家族化が進行する社会情勢のなかで子どもたちの生命を守り，かつ子どもの健やかな成長発達のために保護者の育児面における安心を得られるように支援する役割がある．そのため小児救急看護では，診療や処置介助のみでなく，救急救命処置や重症患者の施設間搬送，院内トリアージといった救急場面での対応に加え，子ども虐待対応，子どもの事故予防啓発，家庭でのホームケア指導といった育児支援の役割も担うことが必要である．

看 護

項目	ポイント	備考（根拠など）
救急救命処置	的確な観察に基づいて異常・悪化を早期察知・判断する	全身的でかつ生理学的に系統だった的確なフィジカルアセスメントを実施する
	患児の生命危機を回避するために，ABCDEアプローチによるフィジカルアセスメントと，状態安定化のための対応および介助・管理を行う	
	一次救命処置（BLS：basic life support）および小児二次救命処置（PALS：pediatric advanced life support）に基づいた，救命のための高度な医療技術を提供する	院内救急事象へも対応する
	状態の安定化を図ったのちに，PICU（小児集中治療室）と連携して安全に速やかに患児を移送する	
	転帰不良事例では，看取りや家族への支援を行う	
施設間搬送	重症患児を，地域の小児医療施設や救命センターでの初期治療後に，小児集中治療管理が可能な医療機関へと搬送する	海外では，重症患児をPICUへ集約化することの有効性が証明されている．日本でも，集約化することで転帰を改善すると報告されている
	依頼元の施設に医師・看護師で構成された搬送チームを派遣し，患児の状態を安定化したうえで搬送する	看護師は，重症患児搬送時の患児・保護者への看護ケアの提供を目的に搬送チームに参画する
	自施設および他施設の医療スタッフと連携して，重症患児を可能な限り安定した全身状態で，かつ安全に搬送する	
	患児の急変や，機器のトラブルにも迅速に対処できるよう搬送資機材を整備し，急な搬送要請に備えて定期的に点検する	小児は，年齢や体格によって適した物品が異なるため，対象に応じて物品を選択する
院内トリアージ	来院した患児の病態を評価し，施設で認められた基準に基づいて緊急度を判定して，治療の優先度と加療場所を決定することに加え，診療待機患者の病態の再評価と必要な看護介入を実践する	病態の緊急性や重症度に応じて適切に治療へと結びつける

項目	ポイント	備考（根拠など）
院内トリアージ	トリアージを行うトリアージナースは，3年相当の救急看護の経験を有し，施設の基準を満たした者が担当する	トリアージのためには，小児の発育発達，生理学的・心理学的特徴についての知識が必要
	第一印象における重症感，来院時の主訴，生理学的・非生理学的評価も含めた客観的な評価や判断を加味して緊急度を判定する	患児の緊急度と即時介入の必要性を判断するための情報を収集する
	緊急度判定に基づいて，患児を適切な治療場所に移送する	
	緊急度区分ごとに定められた診療までの時間・目標を超える場合は，患児の病態を再評価する	待機患児の状態変化時には迅速に対応する
	診療待機患児および保護者が，安全に安心して待てるよう支援する	
	実施したトリアージを記録する	
子ども虐待対応	救急医療現場は，虐待（不適切な養育）によって安全を脅かされた子どもが最初に運び込まれる場でもある．病院を受診した子どもや保護者をさまざまな場面においてよく観察する	子どもや保護者の関係性をよく観察し，そのなかで感じる「不自然さ」は，子どもへの不適切な養育（child maltreatment）を早期発見できるきっかけとなり，子どもを守るための一歩であると認識する
	虐待（不適切な養育）を疑った場合，またはどこか不自然さを感じた場合は，その情報をほかの看護師や医師，事務職員など医療チームの間で共有する	多職種，複数の目で複数回観察し，同じように不自然さを感じるか，子どもと保護者に別室で同じ質問をして同じように答えるか，子どもの成長や発達段階と保護者の説明する受診理由・受傷機転が合うかを話し合う
	虐待（不適切な養育）を疑うケースについてソーシャルワーカーと情報共有し，対応は病院の虐待対応チームと連携して行う	虐待対応は，医師や看護師個人の判断に任せるのではなく，病院組織として対応する
	介入が必要な家庭については，児童相談所，要保護児童対策地域協議会，子ども支援センター，保健所などと情報共有し，継続支援を行う	医療者は，救急医療現場で虐待について白か黒かを決めるのではなく，子どもを守るためにはなにができるかを考えて行動する
子どもの事故予防啓発	発生した子どもの事故に対して，事故予防のための環境整備の手段や知識といった「仕組み」を新たに追加するとともに，発達段階によって起こる可能性の高い事故を予見し，成長発達を見据えた事故予防の情報提供を行う	ここでいう事故とは，転倒・転落，熱傷，誤飲，耳鼻咽喉異物など外傷全般のこと 小児は発達段階に見合った事故予防対策が必要である
	事故対応 　子どもの状態を確認しながら共感的なアプローチで子どもや保護者の気持ちを受け止める	事故直後は，事故に何らかの自責の念を抱いたり，子どもが動揺していることがある

項目	ポイント	備考（根拠など）
子どもの事故予防啓発	事故時の状況を振り返り，同時に子どもの発達段階を評価する 保護者の立てた事故の再発予防対策を確認し，不足がある場合は補足および修正する **事故対策** 子どもの生活環境を確認し，子どもの発達段階から次に起こる可能性の高い事故を予測し，保護者と対策を検討する 養育環境を確認し，支援の必要性を検討する	保護者の認識と子どもの発達にずれがある場合，事故予防上のバリアンスになる 保護者が事故の再発予防対策を考えることができ，事故を受け止めることができているかを確認する 生命にかかわる事故や後遺障害を残す可能性の高い事故に重点をおいて話す 事故予防対策は，保護者が実行可能なものとする
ホームケア指導	子どもの病気やけがの，家庭での対処方法や予防法について，家族へ指導や助言を行う 子どもの成長発達や育児・家庭環境に関する不安について話を聴き，地域での介入を含めた情報提供を行う	観察のポイントや家庭でのケアの実践方法，病院を受診するタイミングについて説明する 医師，ソーシャルワーカー，保健師との連携により継続した育児支援につなげる

外来看護

　外来看護は，外来受診という限られた時間のなかで患児の抱える社会生活・家族生活により密着した問題に対して，状況に応じた解決策が求められる．これらの問題は，プライバシーにかかわることが多く，介入のためには患児とのラポール（信頼関係）形成が前提となる．

　看護師は，患児・家族に関心を寄せ，言葉を聴き，患児の立場から健康を守り，成長を促すかかわりが必要である．また，多くの患児のなかから特に支援を必要とするケースを見極め，支援に必要なアセスメントを即座に行い，支援を組み立てていくこと（クリニカルジャッジメント）も求められる．

看護

項目	ポイント	備考（根拠など）
情報収集	受診患児予定一覧をもとに，診療記録から情報収集を事前に行い，前回受診時の記録などから状態を予測して評価・介入の計画を立てる	患児の受診予定時間が重なるときは，外来看護師間での情報共有と役割分担が必要
待合環境	発熱や発疹，感冒症状のある患児の待機場所の調整（感染患者用診察室） 受付が済んでいなかったり，待ち過ぎている患児がいないか確認し対応する 乳幼児の転倒や転落，不慮の事故などに十分注意する	基礎疾患などにより抵抗力の低下している患児もいるので，流行性ウイルス感染症などに留意する
診察介助	診察室でのプライバシーの保護に留意する 年少児の診察時には，発達に応じたおもちゃなどを用意して診療がスムーズに行われるよう配慮する 待ち時間を利用して患児および家族から自宅での生活や自宅療養上の疑問点など情報収集を行い，適切な診察が受けられるように調整する 検査や入院の予定に伴い，患児・家族へのオリエンテーションを行う	思春期の患児では，羞恥心への一層の配慮が必要
外来処置	予防接種やホルモン補充療法などでは，使用される薬剤，投与量などを患児・家族とともに確認し実施する 処置にかかる時間や負担を考慮して，実施環境を調整する	外来では実施者と患児間で面識のない場合もあるので，患児はフルネームで確認する
相談指導	患児および家族の在宅療養に関する相談に対応する 年齢や発達，家族の状況に応じたセルフケアの評価を行い，在宅療養に関する指導を行う 入園，就学，就職など，社会生活への参加に伴う環境の変化などに対応するための相談に応じる 自宅で医療的ケアを行っている患児・家族には，受診時に情報収集・評価を行い，適切な在宅療養ができるように継続的にかかわる 病棟と連携をとり，退院後に継続的な看護が必要な患児・家族への支援を行う	病状の悪化や改善を把握し，指導の必要性を判断する 家族のなかでのケアの担当者や生活の状況について情報収集が必要 新規退院患児は，病棟との事前の情報共有により在宅移行評価を行う

不妊症看護

概念

不妊とは，ある一定の期間，避妊をしない平常の性交渉がありながら妊娠しない状態をいう．妊娠を希望し，医学的治療を必要とする場合を不妊症と定義する．日本では一般的に1年以上経過しても妊娠しない場合を「不妊症」と定義している．

日本では全カップルの約10〜15％が不妊症であるといわれている．

検査

ホルモン値採血，クラミジア抗体検査，子宮卵管造影，経腟超音波検査，子宮がん検診，性交後試験（フーナーテスト），精液検査．

治療

タイミング指導（自然周期），人工授精（AIH），高度生殖医療（ART），体外受精－胚移植（IVF-ET），卵細胞質内精子注入法（ICSI），凍結融解胚移植（FT-ET）など．

看護

項目	ポイント	備考（根拠など）
問診	月経歴，既往症，結婚と性生活，妊娠歴と分娩歴，配偶者，家族の遺伝的疾患，生活習慣，子ども願望の意識，仕事，アレルギー	不妊要因は，医学的要因だけでなく，生活習慣や仕事関係，家族歴など多様である
診察介助	診察室でのプライバシーの保護に留意する	
情報提供	治療に関する情報提供として，目的，方法，注意点，成績（妊娠率，流産率，多胎率），治療期間の目安と治療の限界，副作用，費用，日常生活の留意点，治療を受けない場合に予測される結果，そのほかの選択肢	医療用語ではなくわかりやすい言葉や数字を用いて，カップルの理解がより得られるような対応が求められる
パートナーの理解への契機	インフォームドコンセントなどの際は，なるべくカップルでの同席を勧め，理解度の確認や思いの傾聴，カップルで話し合う場の環境づくりなどにも配慮する	
精神的ケア	治療を開始してから起こる身体的・精神的反応に対し，冷静に対応できるようにあらかじめ起こりうる変化やストレスについてガイダンスを行うとともに，精神状態を十分に把握し，場合によっては不妊症看護認定看護師，心理カウンセラーと連携して適切な援助を行う必要がある	

遺伝看護

概念

遺伝看護とは，支援や情報提供などの遺伝カウンセリングに加えて，遺伝に関する問題を抱えるクライエントや家族の身体的，精神的，社会的，倫理的な面のアセスメント・計画，実施，評価を含んだ全人的な実践を行うことである．

遺伝看護の役割

(1) 家族歴，病歴およびその他必要な情報収集，遺伝学的問題の明確化．
(2) 診療の補助・カウンセリングにおいての遺伝学的情報提供．
(3) 遺伝学的検査・治療においての意思決定支援．
(4) クライエント・家族に対する継続的・総合的支援．
(5) チーム医療や社会資源の活用のコーディネート．
(6) クライエント・家族の権利擁護と守秘義務．

遺伝看護に求められる能力

(1) 医療チームメンバーとしての役割遂行．
(2) コミュニケーション能力，カウンセリング技術．
(3) 遺伝性疾患や遺伝子検査・出生前診断についての知識．
(4) 遺伝問題に関連する，倫理的・法的・社会的問題点への高い意識．

看護

項目	ポイント	備考（根拠など）
情報収集	クライエントや家族と最初にコンタクトをとり，ニーズを把握する 家系内の診療情報，病歴を聴取し，家系図や必要な資料を作成する 必要な診療を調整する 周産期カンファレンスへの参加，受け持ち看護師や医師から情報を得る	守秘義務の遵守
意思決定支援	クライエントやその家族の不安を先入観をもつことなく，また誘導することなくありのままに聞く，医師や他の人々に十分に気持ちを表出できるように支援をする クライエント・家族の希望を明確化し，自己決定ができるよう支援する 遺伝学的検査や遺伝性疾患について補足説明をする 医療者は自身の価値観を押し付けることなく中立的な立場を保つ	カウンセリングは一方的な価値の押し付けではなく双方向的に行い，クライエントの自主性に基づいた意思決定を支援する クライエントの知りたい，または知りたくない権利を守る クライエントが検査や疾患の特性，内容について理解できるようにする

項目	ポイント	備考(根拠など)
意思決定支援	意思決定後は適切にサポートをする 家族内のコミュニケーションを調整する	胎児や小児においては代理人(両親)によって代諾をされる
疾患に対する支援	遺伝カウンセリング後の成長フォローアップ,日常生活の相談,育児相談を行う クライエントや家族に対して,心理的・社会的に専門家の支援が必要な場合,適切な部署(心理士,心の診療部の医師,院内 MSW,CLS※など)にコンサルトを依頼し,クライエントに情報提供をする ピアサポートグループ(患者会,親の会,家族の会)の情報提供をする ※ MSW:medical social worker(医療ソーシャルワーカー),CLS:child life specialist(チャイルド・ライフ・スペシャリスト)	遺伝の問題については複雑な心理状態,不安をもたらす 遺伝子異常が発覚しても安心して自分らしい生活が送れるように支援する 専門家への相談やピアサポートグループの参加や加入についてはクライエント・家族の意思決定に任せる
倫理的配慮	クライエント・家族のもつさまざまな価値観や感情がどのような経緯で生じたのかを把握しアセスメントする 検査結果の開示はいつどのように誰に対して行うのか具体的な方法を事前にクライエントに確認する 遺伝情報について記載をする場合は,一般の診療記録や看護記録とは別に「遺伝子診療記録」に記載をする	家族の個々の意見を尊重する 遺伝的情報はきわめて個人的な情報であり,そこに生じる心理的葛藤や社会的不利益を生じる可能性がある プライバシー保護の遵守
教育啓発	院外・院内で,遺伝医療・看護に関する勉強会を開催する	
情報管理	院内の決められた規定に沿って,遺伝学的検査結果・関係記録物を保管する	プライバシー保護の遵守

在宅相談室（看護）

　在宅医療とは，病院と地域の保健医療福祉機関が連携を図りながら，慢性疾患や障害をもった患児が住み慣れた自宅で治療を受けることができる医療体系である．また，在宅療養支援とは，患児と家族のQOL向上を目指し，在宅でさまざまな医療的ケアを伴いながらも，安心して自宅で療養できるよう継続的に支援することである．

　在宅相談室は，在宅療養患児に対する病院側の窓口であり，そのなかで看護師は対象患児の把握と個々の患児への在宅療養支援・指導を担う．

対象

(1) 在宅療養指導管理料の対象となる在宅療養患者

呼吸器系	在宅人工呼吸療法，在宅持続陽圧呼吸療法，在宅気管切開患者，在宅酸素療法
泌尿器系	在宅腹膜灌流，在宅自己導尿
注射療法	在宅自己注射，在宅中心静脈栄養法，在宅肺高血圧症患者
その他	在宅寝たきり患者処置，在宅成分栄養経管栄養法（エレンタール®，エレンタール®P，ツインライン®NF），在宅小児経管栄養法，在宅妊娠糖尿病指導管理，在宅小児低血糖症患者

(2) 在宅療養指導管理料対象外の在宅療養患者

支援内容

項目	ポイント	備考（根拠など）
新規在宅療養指導管理料対象となる患児への在宅移行支援	**入院中** 病棟から退院する患児の情報を「在宅移行連絡票」により把握する 退院前に，必要時病棟訪問を行い，病棟看護師の相談に対応する **入院中・外来通院中ともに共通** 患児・家族に在宅相談室の利用方法，在宅物品の管理，医療材料の廃棄などについて説明を行う 外来受診，在宅療養に対する患児・家族の相談に対応する	主に，初めて人工呼吸器を使用し退院となる場合
医療材料の払い出し	患児の受診日に合わせて在宅用の医療材料を準備し，払い出しを行う 医療材料の品目・数量の調整について，患児・家族の相談に対応する 医師の指示のもと，医療材料の品目・数量の調整を行う 患児・家族から医療材料の管理・使用方法についての相談を受け，指導を行う	
自己注射指導	外来にて在宅自己注射が導入される患児・家族に，注射指導を行う	

項目	ポイント	備考（根拠など）
継続看護	病棟から退院する患児で，退院後も外来にて継続看護が必要とされる場合，在宅相談室が窓口となり病棟より継続看護依頼を受け，各担当看護師へ伝達する	在宅療養指導管理料対象患者に限らない
情報管理	在宅療養指導管理別患者リストの作成と患者数の把握を行う	
その他	他の病院へ転院となった場合，必要時にMSWを通し患児の情報提供を行う 在宅用医療機器の購入時に，機種選択について患児・家族の相談に対応する	主に病院で払い出している医療材料について情報提供を行う

緩和ケア

子どものための緩和ケアとは

　身体面，精神面，社会面，スピリット（霊的）面の苦痛への積極的かつ全人的なケアであり，家族へのケアの提供も含まれる．それは疾患の診断からはじまり，根治的な治療の有無にかかわらず，継続的に提供される．

　医療従事者は子どもの身体面，精神面，社会面，スピリット（霊的）面の苦痛を適切に評価し，緩和しなければならない．

　効果的な緩和ケアとは，家族も含めた幅広い多職種的な対応と地域における社会資源の有効な活用を必要とする．しかし，必ずしも人材や社会資源が十分でなくとも満足のいく緩和ケアを行うことは不可能なことではない．緩和ケアは，三次医療機関でも，地域の診療所でも，そして子どもの自宅でも提供しうるものである，とされている（WHOによる緩和ケアの定義〈2002〉より）．そのため，看護師は子どもと家族の苦痛を最小限にし，子どもと家族が，子どもらしく，家族らしく生活を送ることができるように支えていくことが必要となる．

痛みのケア

　子どもは，発症時から長期にわたる治療や療養生活の中で，さまざまな痛みを経験している．痛みの種類として，

　（1）がんそのものによる直接的な痛みなど，疾患に起因する痛み
　（2）手術など治療による痛み
　（3）骨髄穿刺，腰椎穿刺，採血，注射など処置による痛み
　（4）化学療法，放射線療法などに伴う副作用による痛み
　（5）入院や治療に関連した社会や家族との関係性の変化，それに伴う不安

などがあり，包括的な痛みの緩和が図れるようにする必要がある．

　痛みは主観的なものであり，それを汲み取ることが重要である．しかし，子どもは成長発達段階や心理学的要因などから，痛みが初めての経験であったり，表現できなかったりとうまく痛みを伝えられないことがある．そのため，子どもの成長発達段階や心理状況を考慮し，痛みのアセスメントやケアを行っていく必要がある．

看護

項目	ポイント	備考（根拠など）
痛みの アセスメント	**痛みの原因・障害部位，性質** 痛みは限局しているのか，痛みが他の部位へ広がるかどうか（放散痛），手掌や指先などで圧迫して痛みが生じていないか（圧痛）を確認する 　**体性痛**：限局した痛み．腫瘍による組織への機械的刺激による．鋭い痛み，うずく痛み，差し込む痛みなど 　**内臓痛**：局在性が不明確なのが特徴．臓器被膜の伸展，管腔の拡張・牽引による．鈍い痛み，重苦しい痛み，しめつけられる痛みなど 　**神経障害性疼痛**：腫瘍による神経・脊髄への圧迫・湿潤による．電気が走るような痛み，ぴりぴりするような痛み，しびれるような痛み，灼熱痛など **痛みの強さ** 年齢，発達に合わせたペインスケールを使用する 　フェイススケール：幼児期〜学童前期 　NRS（numerical rating scale）：学童後期　など **痛みのパターン** 　いつ痛みが始まったのか 　痛みの出現にきっかけはあるか 　間欠的か持続的か 　痛みの強さは時間の経過とともに変化するか 　痛みの生じる時間帯 　頻度 **痛みの軽減／増強因子（痛みの閾値に影響する因子）** **痛みを軽減させる要因**：薬物療法，不安や緊張の緩和，睡眠や休息，遊びや人とのふれあい，感情の表出，共感されること，気分の高揚，症状がコントロールされている，など **痛みを増強させる要因**：不安や恐怖や不快感，倦怠感，不眠，疲労，孤独感，うつ状態，痛みについて理解されないこと，痛みがコントロールされなかった経験，など	神経障害性疼痛や関連痛などでは，痛みの原因と異なる部位に痛みが発生するなど，痛みの部位が複数にわたることもある 痛みが複数ある場合，患者は一番強い痛みについてのみ訴えることが多い 痛みは，①侵害受容性疼痛（体性痛・内臓痛・筋攣縮痛），②神経障害性疼痛，③交感神経が関与した痛み，に分類される．痛みの性質を把握することで，適切な治療法（薬剤）を選択できる 痛みを数値化することで，主観的な痛みを，客観的・効率的にアセスメントすることができる 痛みを控えめに訴えることがある．患児の痛みを過小評価しないよう正しく痛みを評価する必要がある 痛みのスケールは患児に合わせて選択する 実際には，スケールの使用が難しい場合も多く，患児の生活や行動を観察しアセスメントする 痛みのパターンを知ることは，痛みの原因・要因を推測する際や，それまでの鎮痛薬の効果を評価する際の参考になる 痛みの軽減因子は，積極的にケアに取り入れる 痛みが増強する因子を把握することで，予防的な対応策を計画することができる

項目	ポイント	備考（根拠など）
痛みの アセスメント	**痛みによる日常生活への影響** **身体面**：日常生活動作の障害，嘔気，食欲低下，睡眠不足など **心理面**：精神状態，不安・恐怖増強の有無，集中力減弱など **社会面**：寂しさ，孤独感など **スピリチュアル面**：ADL低下による自立性の低下，生きる意味の喪失など **鎮痛薬の使用の有無** **オピオイドの副作用の有無** **痛みに対する患児・家族の希望への対応** 　患児の痛みの原因に応じた目標を設定し，患児・家族と相談しながら，現実的な対応を図る	痛みによって生じる日常生活への影響は多大である 身体面，心理面，社会面，スピリチュアル面などといったあらゆる角度から苦痛を捉えることが重要である（全人的視点） 痛みの軽減だけではなく，痛みの消失が維持され，患児・家族の望む生活に近づくことを最終目標とする
痛みに対する 日常的ケア	**鎮痛薬の使用** 痛みの原因や性状，痛みのパターンや性質により薬剤を選択する 　**種類**：NSAIDs，アセトアミノフェン，コデイン，モルヒネ，オキシコドン，フェンタニル，鎮痛補助薬など 　**留意点**：形態，作用時間，投与量，投与時間，投与間隔，レスキュー **オピオイドの副作用対策** 　便秘，嘔気・嘔吐，眠気，呼吸抑制，せん妄などの副作用に適切に対応する必要がある 　**便秘**：日常生活の工夫，排便習慣の確立，運動療法，腹部マッサージ，食事の工夫，生活指導，環境調整，緩下薬の調整 　**嘔気・嘔吐**：環境調整，食事の工夫，口腔ケア，リラクセーション 　**眠気**：過量投与時には，眠気，呼吸抑制，縮瞳を伴うことが多い 　**せん妄**：せん妄は，主となる他の要因にオピオイドがもたらす副作用が組み合わさって，発症することが多く，オピオイド単独で生じることは比較的まれである **温罨法** 　温枕，ホットパック	痛みの変化を観察し，治療効果の評価・判定を行い，適切な鎮痛薬への変更や鎮痛補助薬の追加を考慮する 痛みがない状態を継続し，平常の日常生活に近づけることを目標とする オピオイドは適切な投与により安全に使用できる薬剤であるがオピオイド使用時には副作用が必発であるため，副作用の把握と対策は必須 長期にわたりオピオイドを使用しても耐性はつかない 早期から積極的に緩下薬を使用する オピオイドによる嘔気・嘔吐は，投与初期に起きやすく，1〜2週間で症状が消退することが多い 眠気は，オピオイド開始直後，増量時，過量時に出現する．3〜5日で症状が消退することが多い 二次的な事故（ルート抜去など）に注意する 血流増加により，筋肉の緊張を緩和し，発痛物質の排泄を促すことで痛みを緩和させる

項目	ポイント	備考（根拠など）
痛みに対する日常的ケア	**冷罨法** 　氷枕，コールドパック	強い炎症や腫脹・熱感がある場合，頭痛，灼熱痛などでは冷罨法が効果的である
	マッサージ 　手指でさする，揉む，圧迫する，など．患児が気持ちよいと感じる程度の強さや方法で行う	痛みの閾値上昇，関節可動域の改善，筋肉の緊張緩和，血行やリンパドレナージの改善などの効果やリラクセーション効果がある 安楽，筋肉の緊張や痛みの緩和，筋の拘縮予防となる
	ポジショニング 　複数のスタッフで愛護的に身体を動かす 　体動前にレスキュードーズを使う 　個々の患児が好む体位を把握する	レスキュードーズの予防的投与により，体動する際の痛みを軽減することができる
他職種との連携	アセスメントした内容を看護記録に記載する 痛みのケアの看護計画を立案し，実施・評価・修正を行う 医師，薬剤師，麻酔科など必要なスタッフ，診療科とカンファレンスを開催し，連携を図る	情報共有し，統一したケアを行う必要がある．また評価・修正することでよりよい看護を提供できる チーム間，他職種間で情報共有し，多方面からケアの妥当性と適切性を慎重に判断する必要がある

ターミナルケア

進め方
　ターミナルケアにおいて重要となるのは，子どもまたはその家族の意思決定である．子どもやその家族が残された時間を有意義に過ごすことができるよう，医師，看護師，その他の関連職種がチームとなり，子どもとその家族の意思決定をサポートしていく．

目的
　子どもと家族を包括的な視点から捉え，子どもだけでなく子どもを亡くす家族の心情も含めたさまざまな苦痛を緩和し，安らかな死を迎えることができるように支援する．

目標
(1) 子どもの苦痛を緩和することができる．
(2) 子どもと家族が終末期に関連する意思決定ができる．
(3) 子どもが亡くなりゆくことに対して家族が準備することができる．
(4) 子どもと家族にとって安らかな看取りとなる．

看護

● 子どもの苦痛を緩和する

項目	ポイント	備考（根拠など）
苦痛のアセスメント	**身体的苦痛** 疼痛，嘔気・嘔吐，下痢，便秘，イレウス，脱水，尿閉，呼吸困難，死前喘鳴，咳嗽，腹水，悪液質，食欲不振，疲労・倦怠感，出血傾向，痙攣など **精神・心理的苦痛** 不安，いらだち，孤独感，恐れ，うつ状態，不穏など **社会的苦痛** 集団生活の制限，他者との関係性の変容・喪失，経済上の問題，家族内の問題，好きなこと・趣味の制限など **霊的苦痛（スピリチュアルペイン）** できていたことができなくなることへの葛藤，やりたいことが果たせないことへの葛藤，希望がもてないこと，死への恐怖，罪の意識など	ターミナル期にある患児の多くは身体的苦痛症状と同時に心理社会的・スピリチュアルな苦痛も抱えている 人間としての尊厳を保ち，心身ともにより安楽な時間，有意義な時間を過ごすのを支えるためには多面的な苦痛の緩和が重要になる
苦痛の観察と記録	看護計画を立案する，記録様式を統一するなどしてスタッフ間で情報を共有しやすくする 統一したケアが行われるようにする **日常生活への影響** 苦痛が日常生活に与える影響を観察する 睡眠，排泄，食事，更衣，移動，日中の活動内容，遊び，など	継続した観察を行うことで，早期に変化に気付けるようにする 苦痛は，日常生活を困難にする
苦痛に対するケア	**生活調整，環境調整** 　静かに過ごせる環境をつくる 　会いたい人に会える環境をつくる 　可能な限りやりたいことができる環境をつくる **食事・排泄・清潔ケアの援助** 　食べたいものが食べられるよう援助する 　尊厳に配慮した排泄援助を行う 　安楽が得られる清潔ケアを援助する **気分転換，睡眠の確保，心身の安静** 　外出や外泊ができるよう援助する 　リラックスできるよう援助する	苦痛に対処することでQOLの維持・向上を図る

● ターミナルケアに関する意思決定を支える

項目	ポイント	備考（根拠など）
方針決定	医師より家族に患児の症状，治療，予後に関する説明を行い，方針を決定する（治療場所やDNAR[※]の確認） 説明時にはできるだけ同席し，説明後の精神面にも配慮しフォローを行う	治療初期の段階から進めていく 患者が小児の場合は治療の決定権が親にある（代理治療決定者）

項目	ポイント	備考（根拠など）
方針決定	患児・家族の価値観や希望，意向が捉えられるようコミュニケーションを深める 患児・家族の気持ちや意見などは，医師に報告する 適宜，患児・家族に意思確認を行う ※DNAR：do not attempt resuscitation．蘇生処置を行わないこと	患児・家族にとって最善の治療方針をとることを基本とする 時間の経過，病状の変化，医学的評価の変更などにより，患児・家族の意思は変化していくことを理解しておく
患児の治療選択支援	患児が発達段階に応じて治療選択に参加できるよう支援する 患児とのコミュニケーションを大切にし，患児の理解度，反応，気持ちの変化を的確に捉える	患児の権利，最善の利益を優先する
多職種カンファレンスの開催	患児・家族の理解度や気持ちの変化に関する評価を行い，ケアの方向性を共有する	多方面からケアの妥当性と適切性を慎重に判断する必要がある

● 子どもが亡くなりゆくことに対して家族が準備できるよう支える

項目	ポイント	備考（根拠など）
気持ちの準備支援	患児の安楽を保つ方法や工夫について家族（親〈きょうだい〉）と相談しながら行い，希望があれば家族（親〈きょうだい〉）がケアに参加できる機会をつくる 　きょうだいへの支援を行う 　面会を推進する 　きょうだいへの説明内容・方法を検討する 両親の意向やきょうだいの発達段階を考慮し，多職種カンファレンスを開催し検討する 付き添う家族への配慮を行う 　休息や気分転換をすすめる 　想いを表出できる場をつくる 臨終について，家族と話をする※ 臨終までに会わせたい人，臨終の際に立ち会う人について家族と相談する ※患児が亡くなることに対しての家族の受け入れを考慮したうえで話をする キーパーソンが一人の場合，多くの人に連絡をしなければならず大事な時間を患児のそばで過ごせないという状況になることがある．そうならないためにも，連絡が分担できるよう配慮する	家族が「親（きょうだい）としてできることが行えている」という感覚が高まるようにするため，言葉でのフィードバックを行うことも重要となる 残された家族が後悔や自責の念を強く感じることなく，正常な悲嘆のプロセスを辿ることができるようにする 家族の疲労の根底には予期悲嘆が隠れている．予期悲嘆を経験することにより，現実の死別に対する心の準備が行われる 相談することを通して心の準備をするきっかけともなる

●子どもと家族にとって安らかな看取りとなるよう支える

項目	ポイント	備考（根拠など）
看取りの援助	静かな環境を提供できるよう調整する 　家族と過ごせる部屋を選定する 　モニターやアラーム音量を調整する 　場合によってはモニターをはずす	看取りの主役は家族であり，医療者は温かな家族の場が提供できるよう配慮する 家族（周囲）の意識が患児に集中し，自然なスキンシップや声かけが行われるようにする
	家族ができること（触れる，声をかけるなど）や，現在の状況と今後起こりうる変化について伝える モニターの数値等の視覚的な変化によって家族が死を現実的なものとして捉えていく場合もある 患児に苦痛がないこと，苦痛を感じないよう対処していくことを伝える	現在の状況と今後の変化を具体的に説明することで，現在患児が死に向かうプロセスのどの位置にいるかを家族が理解する手助けとなる

グリーフケア

　悲嘆（グリーフ）とは，大切な人の死に伴う喪失から生じる強い悲しみの感情で，正常な心理反応である．悲嘆の期間や過程は死別の状況や子どもと家族の関係，家族が子どもの死をどのように受け止めていたのかなどによって異なる．そのため看護師は，家族の想いに寄り添い，家族が悲嘆を乗り越えることができるよう支援していく．

両親へのケア

　子どもの死は，両親にとって想像しがたい喪失であり，愛情を向けていた子どもを失うことほど深い悲嘆はない．

　悲嘆の感情や表現の方法は，父親・母親で異なることがある．母親は嘆き悲しみなかなか立ち直れず，父親は悲しみを表現せず前向きに生きようとすることで，自分を保とうとすることが多い．母親は悲しみを表現しない父親に対して不満をもつなど，両親がお互いの考え方の違いを感じ，夫婦関係がうまくいかなくなることもある．そのような場合には医療者が関わり，両親がそれぞれの感じ方，捉え方を共有するきっかけとなるよう支援していく必要がある．また，医療者は常に子どものそばにいる母親に注意が向きがちであるが，父親の思いにも注目すべきである．

きょうだいへのケア

　死別はきょうだいにとってもつらく悲しいことである．亡くなった子どもの入院生活中は，両親がかかりっきりになっているのを我慢したり，不安を抱えたり，寂しい思いをしたりしている．また，亡くなった後は両親の悲嘆をすぐそばで見たりとこれまでと環境が変わり，家庭内での自分の役割も変化する中でさまざまな反応を示すことがある．自傷行為や，攻撃的になる，何事もなかったかのように振る舞うなどの行動が見られることがある．そのような行為に隠れたきょうだい自身の思いにも目を向け，患児のことを「大切だった」「大好きだった」などと思えるような関わりが必要となる．

　そのためには，看護師，チャイルドライフスペシャリスト，保育士，心理士などが，入院中からきょうだいを最優先する時間をもち，また，きょうだいが両親と過ごす時間もつくれるよ

う配慮する．きょうだいが自分らしくいられる時間をもてるよう関わることが重要である．

祖父母のケア
　祖父母は，子どもの入院中きょうだいの世話をしていたり，両親のサポートをしてくれている存在である．

　祖父母に対してケアを行うことは，孫を亡くした祖父母自身のケアになるだけではない．祖父母が，両親やきょうだいを支えてくれることで，両親・きょうだいへのケアにもつながることになる．

看護師のケア
　24時間日常生活のケアを行う看護師にとって，子どもの死と向き合うことはつらい体験であり，家族と同様に看護師も悲嘆に伴う悲しみを抱えることになる．ケアはこれで良かったのか，家族にどのように接したらいいのか，家族はどう思っているのかなど戸惑いや不安を感じ，自責の念にかられることもある．

　子どもや家族に対するケアの振り返りを行うことは，看護師自身の悲嘆の思いを表出したり，看護師同士，医療者同士で思いを共有する機会をもつことになる．その時間はグリーフケアに関わる医療者のグリーフワーク（悲嘆作業）となる．

エンゼルケア（死後処置）
　家族とともにケアを行い死後の時間を共有することにより，家族が思い出や気持ちを話すことができる．それは，家族にとっても，スタッフにとっても，自然なグリーフワーク（悲嘆作業）につながる可能性がある．また，適切な処置を行うことで遺体の変化を最小限に抑え，家族の悲嘆を増強させないようにする意味ももっている．

参考図書

安藤広子ほか編著：遺伝看護．医歯薬出版；2002．
飯沼一宇ほか編：小児科学・新生児学テキスト　第5版．診断と治療社；2007．
飯野四郎，陣田泰子監：nursing selection 2　消化器疾患．学研メディカル秀潤社；2002．
五十嵐隆監，伊藤秀一編：こどもの腎炎・ネフローゼ．メディカルトリビューン；2012．
五十嵐隆監：当直医のための小児救急ポケットマニュアル．中山書店；2014．
石黒彩子ほか編：発達段階からみた小児看護過程．第2版．医学書院；2012．
石崎優子：小児慢性疾患患者に対する移行期支援プログラム．小児看護 2010；33（9）：1192-1197．
井部俊子ほか監：看護・医学事典　第7版．医学書院；2015．
内山　聖ほか編：カラー版　小児救急アトラス．西村書店；2009．
及川郁子監：チームで支える！子どものプレパレーション．中山書店；2012．
大井静雄編著：脳神経外科ケアマニュアル．照林社；2000．
大橋優美子ほか監：看護学学習辞典　第3版．学研メディカル秀潤社；2008．
尾崎隆男ほか監：小児感染症のイロハ．日総研；2013．
香川大学医学部附属病院看護部編：標準看護計画　第3巻．日総研出版；2010．
鴨下重彦ほか監：こどもの病気の地図帳．講談社；2002．
河井昌彦編著：NICU厳選！　50症例の診断と治療．金芳堂；2004．
川島みどりほか監：改訂版　外科系実践的看護マニュアル．看護の科学社；2009．
川城信子編：小児の耳鼻咽喉科診療．文光堂；2002．
川野良子ほか編：新体系看護学全書　血液・造血器．メヂカルフレンド社；2014．
北島政樹ほか編：外科手術と術前・術後の看護ケア　手術室から病棟まで／ナース・研修医のための最新ガイド．南江堂；2004．
北島政樹ほか編：臨床外科看護各論　第8版．医学書院；2011．
桑野タイ子編：小児看護（ベッドサイド・マニュアル）．中央法規出版；2003．
桑野タイ子ほか編：新看護観察のキーポイントシリーズ　小児Ⅱ．中央法規出版；2011．
国立循環器病センター看護部：標準循環器疾患ケアマニュアル　改訂版．日総研出版；2004．
小畑文也：子ども・病気・身体1～6．小児看護 1999；22（7～13）．
斉藤理恵子ほか編：小児看護ポケットナビ．中山書店；2008．
左合治彦監，塚原優己編：国立成育医療研究センター産科実践ガイド．改訂第2版．診断と治療社；2014．
佐々木常雄ほか編：新がん化学療法ベスト・プラクティス．照林社；2012．
白石裕子編：救急外来における子どもの看護と家族ケア．中山書店；2009．
新道幸恵ほか編：新体系看護学全書　マタニティサイクルにおける母子の健康と看護．メヂカルフレンド社；2013．
関口恵子編：根拠がわかる症状別看護過程　第2版．南江堂；2010．
胎児期水頭症ガイドライン編集委員会編：胎児期水頭症－診断と治療ガイドライン　第2版．金芳堂；2010．
高木永子監：看護過程に沿った対症看護－病態生理と看護のポイント　第4版．学研メディカル秀潤社；2010．
高久史麿ほか監：新臨床内科学　第9版．医学書院；2009．
高橋庄二郎：口唇裂・口蓋裂の基礎と臨床．ヒョーロン・パブリッシャーズ；1996．
高橋長裕：図解　先天性心疾患　血行動態の理解と外科治療　第2版．医学書院；2007．

中澤　誠ほか：医師・看護婦のための病態生理からみた先天性心疾患の周手術期看護．メディカ出版；2001．

中澤　誠編：新　目で見る循環器病シリーズ13　先天性心疾患．メジカルビュー社；2005．

中野綾美編：ナーシンググラフィカ　小児看護学－小児の発達と看護．メディカ出版；2014．

奈良間美保：子どもと家族を主体としたセルフケアの発達支援．小児看護 2010；33（9）：1252-1256．

仁志田博司編：Clinical Nursing Guide 14　新版　新生児．メディカ出版；1999．

仁志田博司：新生児学入門　第4版．医学書院；2012．

日本医学会：医療における遺伝学的検査・診断に関するガイドライン．2011．

日本耳科学会，日本小児耳鼻咽喉科学会編：小児滲出性中耳炎診療ガイドライン2015年版．金原出版；2015．

日本循環器学会ほか編：血管炎症候群の診療ガイドライン．2008．

日本小児アレルギー学会食物アレルギー委員会作成：食物アレルギー診療ガイドライン2012．協和企画；2011．

日本小児看護学会編：小児看護事典．へるす出版；2007．

日本小児血液学会ITP委員会：小児特発性血小板減少性紫斑病－診断・治療・管理ガイドライン．日本小児血液会誌 2004；18（3）：210-218．

日本小児循環器学会：川崎病急性期治療のガイドライン（平成24年改訂版）．

日本小児腎臓病学会：小児腎臓病学．診断と治療社；2012．

ネオネイタルケア編集部編：家族への説明に使える！　イラストでわかる新生児の疾患・治療・ケア．メディカ出版；2005．

野口美和子ほか：新体系看護学全書　呼吸機能障害／循環機能障害　第2版．メヂカルフレンド社；2007．

日野原重明ほか監，山本一彦編：看護のための最新医学講座11 免疫アレルギー疾患．第2版．中山書店；2009．

日野原重明ほか監，岡村州博編：看護のための最新医学講座15 産科疾患．第2版．中山書店；2005．

松尾宣武ほか編：新体系看護学全書　健康障害をもつ小児の看護．メヂカルフレンド社；2013．

丸　光恵ほか：成人移行期支援看護師のための看護ガイドブック．思春期看護研究会；2011．

水原春郎ほか監：看護必携シリーズ10　小児看護．学研メディカル秀潤社；1996．

道又元裕編著：人工呼吸ケア「なぜ・何」大百科．照林社；2005．

村井潤一編：発達の理論をきずく（別冊発達4）．ミネルヴァ書房；1986．

室月　淳：遺伝カウンセリングとは．産婦人科の実際 2015；64（3）．

森口隆彦編著：口唇裂・口蓋裂の総合治療　第2版．克誠堂出版；2003．

山崎洋次ほか編：小児のストーマ・排泄管理の実際．へるす出版；2003．

山高篤行編：小児外科看護の知識と実際．メディカ出版；2010．

渡辺　敏ほか監：New　人工呼吸器ケアマニュアル．学研メディカル秀潤社；2000．

David W, et al.：Red Book 2015：Report of the Committee on Infectious Diseases．American Academy of pediatrics；p.564-568．

G Anderson, et al.：遺伝学，看護，公的政策の国際的な協議にむけて．看護 2001；53（8）：108-113．

G Butterworth, M Harris, 村井潤一監訳：発達心理学の基礎を学ぶ－人間発達の生物学的・文化的基盤．ミネルヴァ書房；1997．

J Bowlby, 作田　勉訳：ボウルビィ母子関係入門．星和書店；1981．

Kathleen M. Speer編，田村正徳ほか訳：看護診断にもとづく小児看護ケアプラン　第2版．医学書院；1999．

MFICU連絡協議会：MFICU母体・胎児ICUマニュアル．メディカ出版；2008．

日本遺伝看護学会
http://idenkango.com/
日本小児アレルギー学会
http://www.jspaci.jp/
難病情報センター
http://www.nanbyou.or.jp/
食物アレルギーの診療の手引き2014
http://www.foodallergy.jp/manual2014.pdf
京都府立医科大学泌尿器科学教室
http://kpum-urology.com/

索引

和文索引

あ

アイゼンメンジャー症候群　34
愛着の形成　20
あえぎ様呼吸　66
亜鉛華軟膏　203
悪性リンパ腫　207
遊びの発達　21
アダムス・ストークス発作　51
アデノイド顔貌　166
アデノイド増殖症　166
アデノウイルス感染症　184
アトピー性皮膚炎　203
アトピー素因　203
アヒル歩行　149
アプガールスコア　302
アフタ性口内炎　195
アペール症候群　81
アレルギー性紫斑病　222
アレルゲン特異的IgE抗体　205
アンブラッツァー閉鎖術　44

い

意識障害　338
　──の原因疾患　338
胃食道逆流　93
異所性妊娠　245
痛みのアセスメント　373
痛みのケア　373
痛みの強さ　374
一次救命処置　364
一次孔欠損　43
一次性頭痛　320
一絨毛膜一羊膜双胎　269
一絨毛膜二羊膜双胎　269
一酸化窒素吸入療法　304
遺伝カウンセリング　281, 369
遺伝看護　369
遺伝子診断記録　370
遺伝子治療　234
イリザロフ手術　140
医療費助成制度　219
イレウス　326
インスリン強化療法　240
インスリン自己注射　242
インスリン療法　240, 277
インターフェロン療法　288
咽頭結膜熱　184

院内トリアージ　364
インファントウォーマ　303, 351

う

ウイルス性髄膜炎　79
ウイルス性肺炎　70
ウィルムス腫瘍　213
右室肥大　53
右室流出路狭窄　53
右心不全　40
うっ滞性乳腺炎　271
ウリナスタチン　29
運動発達の順序　15
運動麻痺　90

え

栄養管理　346
栄養補充療法　315
エコーウイルス　190
壊死性腸炎　95, 350
エストロゲン　247
エネルギー量　276
遠城寺式・乳幼児分析的発達検査表　19
エンゼルケア　380
エンテロウイルス　190
エンテロバクター　191

お

嘔気・嘔吐　375
黄疸　243, 298
嘔吐　327
オッディ括約筋　108
オピオイド　375
オルソフィックス手術　140
温罨法　375
音声障害　159

か

カークリンの分類　34
カーボカウント法　241
外斜視　177
外水頭症　75
外性器出血　245
外性子宮内膜症　253
介達牽引　147
階段練習　142
外転荷重装具　150

開放性二分脊椎　88
海綿性リンパ管腫　238
潰瘍性大腸炎　97
外来看護　367
ガウンテクニック　363
下顎前突症　159
化学療法　207, 231, 233
　　　　──の副作用　226
核黄疸　298
顎骨延長法　164
拡張型心筋症　32
下斜視　177
過食嘔吐　315
下垂体腫瘍　231
肩呼吸　66
カタル症状　198
カテーテル治療　44
化膿性乳腺炎　271
下部尿路感染症　191
川崎病　28
肝悪性腫瘍　216
眼圧下降薬　181
肝炎後再生不良性貧血　220
感覚運動期　21
肝芽腫　216
眼球異常　333
眼球摘出術　235
眼球保存療法　235
間歇性斜視　177
観血的整復固定術　147
間欠熱　322
環軸椎亜脱臼　137
間質性肺炎　57, 70
冠状縫合早期癒合症　81
肝性脳症　99
関節液の貯留　157
関節可動域運動　142
関節拘縮　218
感染対策　351
完全流産　358
肝臓移植　307
眼底検査　276
カンピロバクター腸炎　186
肝不全　99, 342
陥没呼吸　66, 297, 336
顔面神経麻痺　170
関連痛（放散痛）　324
緩和ケア　373

き

気管狭窄　58
気管支炎　59

気管支拡張薬　59
気管支喘息　59, 61
気管挿管　361
器機出し　363
起座呼吸　336
偽性軟骨無形成症　140
気道確保　67, 333, 340
機能的イレウス　326
機能的耳管狭窄　159
機能的腸閉塞　118
ギプス　156
ギプスシャーレ　154
虐待　365
臼蓋形成不全　149
救急救命処置　364
急性胃腸炎　186
急性肝炎　286
急性肝不全　99
急性気管支炎　59
急性拒絶反応　309
急性出血　218
　　　　──性膀胱炎　184
急性上気道炎　59
急性腎盂腎炎　132
急性腎炎　122
急性腎障害　120
急性白血病　231
吸啜哺乳障害　159
胸郭再建用インプラントバー　317
胸郭の変形　317
胸腔減圧術　267
凝固因子補充療法　218
凝固能異常　130
胸鎖乳突筋部腫瘤　145
強直間代発作　84
局所麻酔薬中毒　352
拒絶反応　313
ギランバレー症候群　186
緊急度判定　365
均衡型子宮内胎児発育遅延　251
筋性斜頸　145
筋層内筋腫　247
緊張性頭痛　320

く

空気感染　188
グースネックサイン　37
空腹時血糖　277
クームス試験　243
クスマウル呼吸　336

索引

具体的操作期　21
苦痛のアセスメント　376
屈曲障害　147
グリーフケア　379
グリーフ段階　250
クリーンウォール管理　209
グリコアルブミン　276
クリューバー・ビューシー症候群　196
クルーゾン病　81
クループ　63
クループ症候群　198
グルカゴン注射　242
グルコースチャレンジテスト　276
クレブシエラ　191

け

頸管縫縮術　269
頸管無力症　269
経口挿管　345
警告出血　263
形式的操作期　21
痙性歩行障害　137
経腟超音波断層法　245
経腸栄養　350
頸椎固定装具　137
頸椎側屈・回旋訓練　146
経鼻持続陽圧呼吸療法　297, 300
経鼻挿管　345
経皮的ビリルビン値　13
頸部運動障害　137
頸部痛　137
傾眠　338
稽留熱　322
稽留流産　249, 358
痙攣　332
血液型不適合妊娠　243, 268
血液透析　135
血管炎　222
血管合併症　309
血管性腫瘍　231
血管柄付き骨移植　236
血漿交換療法　99
欠神発作　85
血栓症　130
血糖コントロール　241
血糖値　276
血友病　218
　──性関節症　218
　──性偽腫瘍　218
　──性囊腫　218
ケトン食療法　86
下痢　330
牽引治療　158
検眼鏡検査　306
献腎移植　311

こ

コイルアップサイン　106
抗アレルギー薬　203
高アンモニア血症　99
抗ウイルス薬　189
構音障害　159
口蓋扁桃摘出術　168
口蓋扁桃肥大　168
口蓋裂　159
高カリウム血症　122
抗がん剤　208, 231
抗がん性抗菌薬　236
抗凝固療法　257
後期流産　358
口腔ケア　160
抗痙攣薬　333
高血圧　273
　──性脳症　122
高血糖症状　240, 277
膠原病　255
硬口蓋　159
虹彩切開術　181
高脂血症　130
光視症　179
恒常性斜視　177
甲状腺機能異常　281
抗ショック療法　257
口唇ヘルペス　195
口唇裂　162
抗線溶療法　257
光線療法　298
拘束型心筋症　32
酵素免疫反応　199
後窒素血症　312
交通性水頭症　75
抗てんかん薬　85
後天性真珠腫　170
後天性水頭症　75
後天性免疫不全症候群　283
後天の子宮形態異常　281
行動療法　315
高度生殖医療　368
高度蛋白尿　130
高二酸化炭素血症　65
高熱　322
高ビリルビン血症　298
高頻度振動換気　342
抗ヘルペス薬　196
硬膜外血腫　352
硬膜外膿瘍　352
硬膜外麻酔単独法　352
硬膜穿刺後頭痛　352
肛門移行術　102
肛門形成術　102
肛門内圧測定　118
絞扼性イレウス　114
抗リン脂質抗体症候群　255, 281
誤嚥性肺炎　64, 70
コーヒー残渣様嘔吐　116

股関節痛　157
股関節の可動域制限　157
股関節の腫脹　157
呼吸　344
呼吸音の異常　336
呼吸窮迫症候群　297
呼吸困難　336
呼吸数　66
呼吸不全　65
呼吸様式　66
呼吸理学療法　68
呼吸リズムの異常　336
コクサッキーウイルス　190
極低出生体重児　348
骨延長術　140
骨障害　134
骨シンチグラフィ　225
骨髄移植　207, 231, 234
骨髄検査　225
骨髄性白血病　231
骨髄抑制　208
コット　351
骨膜反応　236
骨癒合　147
子ども支援センター　365
コプリック斑　198
鼓膜切開　172
コルチステロイド　223
昏睡　338
昏迷　338

さ

サーファクタント洗浄療法　304
サーファクタント補充療法　300, 304
細菌性髄膜炎　79
細菌性肺炎　70
再生不良性貧血　220
臍帯血移植　231
臍帯脱出　261
在宅移行支援　371
在宅相談室　371
在宅療養患者　371
在宅療養指導管理料　371
サイトメガロウイルス　195
サイナソイダルパターン　243, 268
臍ヘルニア　101
錯乱　338
鎖肛　102
左心不全　40
サラセミア　268
サルモネラ　186
酸塩基平衡の異常　134
産科DICスコア　279
産科危機的出血　280
産後クラス　11
産褥期　9
産褥熱　244

酸素療法　67
三胎　269

し

次亜塩素酸ナトリウム　187
シーソー呼吸　66
肢位の異常　90
シェーグレン症候群　255
耳下腺腫脹　201
子癇　273
耳管通気療法　172
磁気共鳴胆管膵管造影　108
子宮外妊娠　245
子宮鏡下筋腫核出術　247
子宮筋腫　247
　──核出術　247
子宮形態異常　281
子宮収縮　257
　──薬　244, 354
　──抑制薬　251, 259, 266
子宮胎盤臍帯循環　251
子宮内感染症　244
子宮内胎児死亡　249
子宮内胎児発育遅延　251
子宮内膜症　253
子宮内容除去術　249
子宮肉腫　247
子宮破裂　355
自己血糖測定　242
事故防止　365
自己免疫異常　281
自己免疫疾患合併妊娠　255
自己誘発嘔吐　315
四肢短縮型小人症　140
四肢短縮症　140
矢状縫合早期癒合症　81
施設間搬送　364
弛張熱　322
失明　306
児童相談所　365
シトロバクター　191
歯肉口内炎　195
紫斑病　222
社会性の発達　23
社会的苦痛　376
弱視　178
若年性特発性関節炎　144
斜頸　145
視野欠損　179
斜視　177
シャント術　75
周期熱　322
周産期　352
周手術期　360
周手術期合併症　313
重症患児　348
集団療法　315
絨毛膜下血腫　259
手術室準備　361
出血傾向　218

出血時補充療法　218
出血予防　233
術前訪問　360
授乳　272
　――技術　10
腫瘍出血　213
腫瘍摘出術後　214
腫瘍破裂　213
腫瘍用プロステーシス　236
循環不全　31
常位胎盤早期剥離　257
漿液性腫瘍　295
小顎症　164
症候性てんかん　84
硝子体手術　179, 306
上斜視　177
情緒の発達　23
小児救急　364
小児急性熱性皮膚粘膜リンパ
　節症候群　28
小児二次救命処置　364
小脳失調症状　231
上部尿路感染症　191
漿膜下筋腫　247
静脈洞型欠損　43
小葉性肺炎　70
上腕骨顆上骨折　147
除去食療法　205
食事療法　276
褥瘡予防　346
食道拡張術　104
食道狭窄症　104
食道狭窄部部分切除術　104
食道ブジー　104
食道閉鎖症　106
食物アレルギー　205
食物負荷試験　205
ショックインデックス　279
ショックの徴候　246
徐脈・頻脈症候群　51
腎移植　135
心因性頭痛　320
心エコー　343
腎炎　122
呻吟　66, 336
心筋症　32
神経芽腫　225
神経管理　346
神経膠腫　231
神経障害性疼痛　374
神経鞘腫　231
神経症状　340
神経性食思不振症　315
神経損傷　147
神経特異エノラーゼ　225
神経麻痺　147
人工栄養　292
人工換気療法　300
人工肝補助療法　99
人工呼吸管理　344
人工呼吸器　344

　――管理　67
　――関連肺炎　346
人工授精　368
進行性変化　9
人工破膜法　354
人工羊水　293
進行流産　358
腎後性　120
心室中隔欠損(症)　34, 53
真珠腫性中耳炎　170
滲出性中耳炎　172
腎性　120
　――骨症　312
新生児一過性多呼吸　297
新生児黄疸　298, 350
新生児肝炎症候群　110
新生児呼吸窮迫症候群　300
新生児重症仮死　302
新生児遷延性肺高血圧症
　304
新生児溶血性黄疸　243
腎前性　120
腎臓移植　311
腎代替療法　135
身体的苦痛　376
陣痛促進薬　249
陣痛の誘発・促進　354
心内膜床欠損症　37
心拍出量低下　41
心不全　40
腎不全　342
心房中隔欠損症　43

す

頭蓋骨縫合早期癒合症　81
錐体路症状　196
垂直牽引　148
水痘　188
水痘-帯状疱疹ウイルス
　188, 195
水頭症　75
水痘ワクチン　188
水分バランスの異常　134
水平外転牽引　149, 150, 157
髄膜炎　79
髄膜刺激状　201
髄膜腫　231
水様便　330
頭蓋内圧亢進　196, 231, 346
頭蓋内合併症　170
頭蓋内原発性肉腫　231
スキンケアの実施　204
スキントラクション　147
スクイージング　72
スクラッチテスト　205
頭痛　320
ステロイドの副作用　223
ステント交換　175
ストーマ　102, 118
ストレッチ　145

スピリチュアルペイン　377
スライド気管形成　58
スリープスタディ　137

せ

成育医療　2
　――の概念　2
　――の対象　3
正期産前期破水　261
性器出血　257
性器ヘルペス　195
性索間質性腫瘍　295
正常褥婦　9
正常新生児　13
正常妊婦　4
正常分娩　6
成人T細胞白血病　290
成人移行期支援　24
精神・心理的苦痛　376
精巣萎縮　201
生体肝移植　307
生体腎移植　311
生体ドナー　307
声帯麻痺　173
成長と発達　15
成長ホルモン療法　140
生理的黄疸　298
脊髄髄膜瘤　83
脊椎麻酔・硬膜外麻酔併用法
　352
摂食制限　315
セッティング　142
切迫早産　259
切迫流産　259, 358
セラチア　191
前期破水　261
潜在性二分脊椎　88
染色体異常　281
全身性エリテマトーデス
　255, 281
全前置胎盤　263
前操作的段階　21
尖足　156
喘息様気管支炎　59
前置胎盤　263
先天性後鼻孔閉鎖症　174
先天性股関節脱臼　149
先天性子宮奇形　281
先天性腫瘍　231
先天性耳瘻孔　176
先天性真珠腫　170
先天性水頭症　75
先天性内反足　156
先天性嚢胞性腺腫様奇形腫
　264
先天性の骨成長障害　140
先天性風疹症候群　193
先天性免疫不全症　234
前頭縫合早期癒合症　81
全般発作　84

喘鳴　336
せん妄　338, 375

そ

挿管チューブ　345
臓器移植術後　342
早期型感染症　79
早期前期破水　261
臓器提供者　307
早期流産　358
造血幹細胞移植　207, 220,
　231
造血不全　231
巣症状　231
双胎　269
　――間輸血症候群　266
側頭葉症状　196
鼠径ヘルニア　124
咀嚼・嚥下障害　159

た

ターナー症候群　240
ターミナルケア　376
体圧分散マットレス　346,
　362
体位ドレナージ　72
体温管理　343, 349, 361
体外受精-胚移植　368
体外循環補助装置　342
体幹ギプス　150
退行性変化　9
第三脳室底開窓術　76
胎児嚥下運動の低下　294
胎児仮死　304, 355
胎児カルテ　3
胎児機能不全　273
胎児胸水　267
胎児ジストレス　304
胎児徐脈　352
胎児心拍数モニタリング
　354
胎児水腫　268
胎児推定体重　251
胎児尿産生　293
胎児肺葉切除術　264
胎児貧血
代謝性アシドーシス　96,
　297
代謝性アルカローシス　116
胎児様屈曲姿勢　350
胎児レーザー手術　269
体性痛　324, 374
大腿四頭筋等尺運動　142
大腿四頭筋等張運動　142
大腸菌　191
胎動　257
耐糖能異常　275
大動脈騎乗　53
大動脈縮窄症　46

胎嚢　245
体肺動脈吻合術　48
胎盤機能検査　276
胎盤血流障害　251
胎盤循環不全　273
胎盤吻合血管レーザー凝固術　266
胎便吸引症候群　304
胎便排泄遅延　118
タイミング指導　368
大葉性肺炎　70
ダグラス窩穿刺　245
タクロリムス　203
多呼吸　336
多臓器不全　342
多胎クラス　269
多胎妊娠　269
立会いクラス　5
タッピング　72
脱力発作　85
玉ねぎ殻様陰影　236
短期母乳栄養　292
胆汁うっ滞性肝硬変　110
単純子宮全摘術　247
単純性股関節炎　157
単純性リンパ管腫　238
単純ヘルペスウイルス　195
単純ヘルペス脳炎　195
単心室症　48
弾性墜下性跛行　149
男性ホルモン薬　126
胆道拡張症　108
胆道合併症　309
胆道閉鎖症　110
蛋白同化ステロイド療法　220
蛋白尿　273

ち
チアノーゼ　297
チェーン・ストークス呼吸　336
腟坐薬法　354
腟式子宮全摘術　247
遅発型感染症　79
中耳炎　170, 198
中耳真珠腫　170
中耳伝音障害　172
虫垂炎　112
注腸造影　118
腸管細菌　191
腸管出血性大腸菌　186
腸間膜リンパ節炎　112
腸球菌　191
腸重積　114
超低出生体重児　348
聴力障害　159
直接縫合閉鎖術　35
直腸肛門奇形　102
直腸粘膜生検　118

鎮静スケール　345
鎮痛薬　375

て
手足口病　190
低アルブミン血症　130
低栄養状態　346
帝王切開　356
定期補充療法　218
低血圧　352
低血糖症状　240, 277
低血糖発作　240
低酸素血症　65, 297
低酸素性虚血性脳症　302
低出生体重児　348
泥状便　330
低身長　140
低体温　297
　——管理　343
　——療法　302
低蛋白血症　116, 130
停留精巣　125
デニス・ドラッシュ症候群　213
転移性脳腫瘍　231
電解質異常　134
てんかん　84
　——性頭痛　320
デンバー発達判定法　18

と
凍結母乳栄養　292
凍結融解胚移植　368
洞性徐脈　51
疼痛　257
　——の種類　148
洞停止型・洞房ブロック　51
糖尿病　240, 275
　——合併妊娠　275
　——昏睡　240
　——性ケトアシドーシス　241
　——性神経障害　240
　——性腎症　240
　——性網膜症　240
洞不全症候群　51
特発性間質性肺炎　57
特発性血小板減少性紫斑病　186, 222, 255
特発性心筋症　32
特発性てんかん　84
徒手整復　149
ドナー　307
吐物の性状　328
トラベクレクトミー　181
トラベクロトミー　181
トリアージナース　365
努力呼吸　66, 304, 336
ドレッシング材　125

トレンデンブルグ跛行　149

な
内視鏡的逆行性胆道膵管造影　108
内視鏡的尿道切開術　128
内斜視　177
内水頭症　75
内臓痛　324, 374
内転　156
内反　156
内反肘　147
内分泌異常　281
ナスバー　317
軟口蓋　159
軟骨低形成症　140
軟骨無形成症　140
軟便　330

に
肉芽腫　234
にこにこクラス　11
二次孔欠損　43
二次性胸水　267
二次性頭痛　320
二重盲検食物負荷試験　205
二絨毛膜二羊膜双胎　269
二分脊椎　88
二峰性発熱　198, 322
日本臓器移植ネットワーク　307
乳腺炎　271
乳頭亀裂　272
乳び漏出　267
尿中hCG　245
尿道炎　128
尿道下裂　126
尿道狭窄症　128
尿道形成異常　126
尿道形成術　126
尿毒症　134, 312
尿路感染症　191
妊娠高血圧症候群　273
妊娠中絶　358
妊娠中の推奨体重増加量　277
妊娠糖尿病　275
認知行動療法　315
認知発達理論　21

ね
熱性痙攣　332
ネフローゼ症候群　130
眠気　375
粘液性腫瘍　295
粘膜下筋腫　247
粘膜下口蓋裂　159

の
脳炎　186, 198
脳死肝移植　307
脳室ドレナージ　75
脳死ドナー　311
脳腫瘍　231
脳性麻痺　90
脳浮腫　346
脳保護　302
脳梁膨大部脳炎　186
ノロウイルス　186
ノンストレステスト　243

は
肺炎　70, 198
肺合併症　309
敗血症　342, 346
胚細胞性腫瘍　295
肺水腫　312
肺動脈絞扼術　37, 48
肺嚢胞症　73
肺分画症　73
排便回数　330
排便管理　343
排便コントロール　340
肺葉外分画症　73, 264
肺葉内分画症　73
バクテリアルトランスロケーション　346
白内障　178
跛行　157
播種性血管内凝固症候群　279
波状熱　322
バセドウ病　255
バックリング手術　306
白血病　231
発達課題　20
パッチ閉鎖術　35
発熱　322
バニリルマンデル酸　225
原田のスコア　29
パリビズマブ　182
バルーン心房中隔裂開術　55
パルボウイルスB19感染症　268
ハローベスト　137
汎血球減少症　220
半昏睡　338
反対咬合　164
汎発性腹膜炎　112

ひ
ピアサポートグループ　370
ビオー呼吸　336
肥厚性幽門狭窄症　116
非交通性水頭症　75
鼻孔プロテーゼ　162

鼻性注意不能症　166
肥大型心筋症　32
ビタミンD　134
ビタミンK欠乏症　110
悲嘆　379
ヒトTリンパ球向性ウイルス
　1型　290
ヒト胎盤ラクトーゲン　275
皮内テスト　205
泌尿器合併症　313
微熱　322
皮膚テスト　205
飛蚊症　179
非ホジキンリンパ腫　207
病原性大腸菌　186
標準予防策　286, 289
表層上皮性・間質性腫瘍
　295
病的黄疸　298
鼻翼呼吸　66, 336
ヒルシュスプルング病　118

ふ

ファロー四徴症　53
不育症　281
風疹　193
プール熱　184
フェイススケール　374
フェノバルビタール　302
フォルクマン拘縮　147
不均衡型子宮内胎児発育遅延
　251
不均衡型短肢小人症　140
腹腔鏡下筋腫核出術　247
腹式呼吸　72
腹式子宮全摘術　247
副腎皮質ステロイド　222
副腎皮質ホルモン薬　208
腹痛　324
腹部ベルト　151
腹部膨満　346
腹膜透析　135
浮腫　130
不食　315
不整脈源性右室心筋症　32
不全流産　358
不適切な養育　365
不妊症　368
部分前置胎盤　263
部分発作　84
プライバシー保護　370
プラダー・ウィリー症候群
　240
プリックテスト　205
プレパレーション　360
プロスタグランジン製剤
　46, 48
プロテウス　191
噴水状嘔吐　116
分娩監視装置　354

分娩経過　6
分娩遷延　352
分娩のメカニズム　6
分類不能心筋症　32

へ

ベックウィズ・ウィードマン
　症候群　213
ベッドの選択　351
ヘモグロビン産生障害　268
ペルテス病　157
ヘルペス感染症　195
ヘルペス脳炎　195
辺縁前置胎盤　263
変形性股関節症　149
扁桃腺　168
扁桃摘出術　166
便秘　375

ほ

保育器　349, 351
膀胱炎症状　132
膀胱尿管逆流症　128, 132
膀胱留置カテーテル　127
放射線療法　207, 215
　──の有害事象　226
ホームケア指導　366
ホールディング　350
保健所　365
母子感染　283, 286, 288, 290
ホジキン病　207
ポジショニング　350, 375
母体ミラー症候群　264
発作性夜間血色素尿症　220
発疹　334
母乳外来　11, 272
母乳支援施設　272
哺乳障害　162
ポビドンヨード　203
ホモバニリン酸　225

ま

マイクロバブルテスト　261,
　297
マイコプラズマ肺炎　70
麻疹　198
麻酔導入　361
末期腎不全　134
マックバーニー圧痛点　112
マッサージ　375
末梢血幹細胞移植　231
末梢循環不全　41
松葉杖歩行練習　142
慢性滑膜炎　218
慢性肝炎　286
慢性関節炎　144
慢性肝不全　99
慢性腎炎　122

慢性腎臓病　134
慢性中耳炎　172
慢性肉芽腫症　234
慢性白血病　231

み

ミオクロニー発作　85
未熟(児)網膜症　306
看取りの援助　378
ミニマムハンドリング　301
脈絡叢焼灼術　76
ミルクアレルギー　350

む

無月経　245
無呼吸　66, 336
　──発作　349
無酸素発作　53
無症候性キャリア　290
無痛性出血　263
無痛分娩　352
ムンプスウイルス　201

め

メシル酸ガベキサート　279
メトロイリーゼ　354
免疫グロブリン療法　29
免疫抑制薬　310
免疫抑制療法　220

も

網膜芽腫　235
網膜症　276
網膜剥離　179, 306
網膜裂孔　179
毛様体凝固術　181

や

夜尿症　166

ゆ

ユーイング肉腫　236
誘発分娩　354
輸液管理　343
輸液チェックリスト　362
癒着性中耳炎　172

よ

溶血性尿毒症症候群　186
羊水過少　293
羊水過多　294
羊水吸引　266, 294
羊水指数　293
羊水ポケット法　293

羊水流出　261
要保護児童対策地域協議会
　365
抑制ベスト　151
予備的補充療法　218

ら

落陽現象　76
ラミナリア(法)　249, 354
卵管内膜炎　245
卵管妊娠　245
卵管破裂　245
卵細胞質内精子注入法　368
卵巣チョコレート嚢胞　253
卵巣嚢腫　295
卵膜用手剥離　354

り

リハビリテーション　92,
　142
リプロダクションサイクル
　2
流行性角結膜炎　184
流行性耳下腺炎　201
流産　245, 358
硫酸アトロピン療法　116
両側完全唇顎口蓋裂　159
両大血管右室起始　55
緑内障　181
緑膿菌　191
リンパ管腫　238
リンパ性白血病　231
リンパ節腫脹　193, 207

る

ルーベンシュタインの分類
　51

れ

冷罨法　323, 375
冷却部位　323
霊的苦痛　377
レイノー現象　255
レーザー光凝固法　306
レシピエント　307, 311
レスキュードーズ　375
裂孔原性網膜剥離　179

ろ

瘻孔造影　102
漏斗胸　317
ローレンツ型開排ギプス固定
　149
肋軟骨の発育異常　317
ロタウイルス　186

欧文索引

A
ABCDE評価　321
ACTH療法　85
AFI法　293
AIDS　283
　──関連症候群　283
AKI　120
APS　255
ASD　43
ATL　290
AVPU　339

B
BAS　55
BLS　364
BMI　277
B型肝炎　286

C
CCAM　264
　──の分類　264
CKD　134
CoA　46
CP　90
CSEA　352
CTG　354
C型肝炎　288

D
DCM　32
DD双胎　269
DIC　279, 342
DM　275
DORV　55

E
EBウイルス　195
ECD　37
ECMO　342
EFBW　251
EIA法　199
ELS　264
ERCP　108

F
Fanconi貧血　220
FGR　251
Fontan手術　48
Forrester分類　40
Furlow変法　159

G
GCS　339
GDM　275
GER　93
Glenn手術　48
Grossの分類　106
γグロブリン　29
　──静注療法　222

H
HbA1c　275
HBV　286
hCG検査　245
HCM　32
HCV　288
HELLP症候群　273
HFO　342
HIV　283
　──抗原検査　283
　──抗体スクリーニング検査法　283
HPL　275
HTLV-1　290
HUS　186

I
ICU　342
　──シンドローム　347
ITP　222
IUFD　249
IUGR　251

K
KD　28

M
MAS　304
Matsonの体位　83
MCLS　28
MD双胎　269
MM双胎　269
MRCP　108

N
NAM　162
NCPAP　297, 300, 349
NEC　95
NICU　348
NRS　374

O
O157　186

P
PALS　364
PDPH　352
PICU　364
PIH　273
PNH　220
PPHN　304
PROM　261
Push-Back法　159

Q
Quinteroのステージ分類　266

R
RASS　345
RAST　205
RCM　32
RDS　297, 300
RICE　219
ROM運動　142
RSウイルス感染症　182

S
SI　279
Silverman's retraction score　66
SLE　255, 281
SLR　142
SSS　51
STSC　7

T
TIP　186
TOF　53
TTTS　266

V
VSD　34

W
WAGR症候群　213
WISC-Ⅳ知能検査　20

数
1型糖尿病　240
2型糖尿病　240
3-3-9度方式　339
75g OGTT　275
80°外転装具　150

中山書店の出版物に関する情報は，小社サポートページを御覧ください．
http://www.nakayamashoten.co.jp/bookss/define/support/support.html

---

すぐに役立つ　小児&周産期の疾患とケア
成育看護の基準として　全訂第2版

2009年8月1日　　初　版第1刷発行
2013年9月10日　　　　第2刷発行
2016年3月31日　　第2版第1刷発行©　　〔検印省略〕

編集 ─── 国立成育医療研究センター看護基準手順委員会
発行者 ─── 平田　直
発行所 ─── 株式会社 中山書店
　　　　　〒112-0006　東京都文京区小日向4-2-6
　　　　　TEL 03-3813-1100（代表）　振替 00130-5-196565
　　　　　http://www.nakayamashoten.co.jp/

装丁・デザイン ── 臼井弘志（公和図書デザイン室）
DTP・印刷・製本 ── 三松堂印刷株式会社

Published by Nakayama Shoten Co., Ltd.　　　Printed in Japan
ISBN 978-4-521-74366-0
落丁・乱丁の場合はお取り替えいたします

・本書の複製権・上映権・譲渡権・公衆送信権（送信可能化権を含む）は株式会社中山書店が保有します．

・**JCOPY**〈(社)出版者著作権管理機構委託出版物〉
本書の無断複写は著作権法上での例外を除き禁じられています．複写される場合は，そのつど事前に，(社)出版者著作権管理機構（電話 03-3513-6969，FAX 03-3513-6979，e-mail：info@jcopy.or.jp）の許諾を得てください．

本書をスキャン・デジタルデータ化するなどの複製を無許諾で行う行為は，著作権法上での限られた例外（「私的使用のための複製」など）を除き著作権法違反となります．なお，大学・病院・企業などにおいて，内部的に業務上使用する目的で上記の行為を行うことは，私的使用には該当せず違法です．また私的使用のためであっても，代行業者等の第三者に依頼して使用する本人以外の者が上記の行為を行うことは違法です．